心電図
チェックリスト120

池田隆徳 杏林大学医学部第二内科・不整脈センター教授 ――［編著］

中外医学社

執筆者一覧 (執筆順)

池田 隆徳	杏林大学医学部第二内科・不整脈センター教授
高橋 尚彦	大分大学医学部臨床検査・診断学講座准教授
江崎 かおり	大分大学医学部臨床検査・診断学講座
難波 経豊	姫路獨協大学医療保健学部臨床工学科教授
岩永 史郎	慶應義塾大学循環器内科講師
酒部 宏一	桜新町サカベ内科循環器科クリニック院長
内山 達司	藤田保健衛生大学循環器内科講師
渡邉 英一	藤田保健衛生大学循環器内科准教授
鈴木 誠	亀田総合病院循環器内科部長
丹野 郁	昭和大学医学部内科学講座循環器内科学部門准教授
網野 真理	東海大学循環器内科講師
吉岡 公一郎	東海大学循環器内科准教授
四倉 正之	杏林大学保健学部臨床工学科教授
芦原 貴司	滋賀医科大学呼吸循環器内科・不整脈センター助教
笠巻 祐二	日本大学医学部内科学系循環器内科学分野講師
野呂 眞人	東邦大学医療センター大橋病院循環器内科講師
杉 薫	東邦大学医療センター大橋病院循環器内科教授

序

　心電図は日常臨床においてもっとも活用度の高い検査であるが，心電図の読みを苦手としている医師は多い．なぜ心電図の読みが難しいかということを考えた場合，いくつかの理由が考えられる．1つは，心電図は心エコーや冠動脈造影などの画像検査と違って，目で見て異常を確かめることができないことである．あくまでも心臓内の電気現象を紙面で記録したものであるため，その背後に隠れている病態までも考慮した洞察力が要求される．2つ目は，心電図には正常例においてもバリエーションがあり，どこまでを正常とし，どこからを異常とするかという明確な境界がないことである．正常例，異常例を含めてある一定以上の数の心電図を判読した人でないと正確な診断ができない．3つ目は，専門用語が他に比べて多いことである．若い医師にとってはなんだか敷居が高いように感じるのかもしれない．それらを払拭するには，まずは日常臨床で遭遇することの多い心電図異常の典型例を専門用語とともに少しずつ覚えていくしかない．日本全国に英会話教室が溢れているが，どの教室でも通うようになってすぐに英語をうまく話せるようになった人がいないように，やはり地道に時間をかけてコツコツとやっていくしかない．ただ，それには王道ともいえるべき良書を見つけることである．

　本書は，書名および出版社からもわかるように，1989年に小沢友紀雄先生の編集で出された「心電図診断基準110」の後継版である．初版発刊後20年以上経過し，時代の流れとともに心電図領域にも新しい疾患が登場し，また，診断基準も見直され，時代に即した心電図の教科書が必要になったということである．評判の高かった良書の後継ということで責任は重大である．知恵を振り絞って，さらなる良書を目指すことにした．書名を「心電図チェックリスト120」とし，I章とII章の2部で構成することにした．I章では「心電図判読のための知識の整理」と題して，心電図判読に必要な基本的知識，不整脈の診断法や治療法などを図と表のみで簡潔に解説することにした．心電図判読のための言わば扉と位置づけている．II章は本書が目指す実際の心電図判読のための解説であり，ぜひともおさえておきたい心電図リストを120項目設定し，判読の際に注意すべき要点をコンパクトにまとめた．基本的に1項目につき見開き2ページの構成で，左ページに項目タイトルと実際の心電図，右ページには「診断のポイント」，次いで「本例の診断」，「鑑別診断」，「臨床指針」を記述している．呈示されている心電図は，その項目の典型例と考えてよい．通読して学習することを目指しているが，辞書のように個別の診断項目ごとにチェックし知識を整理することも可能である．

　本書を分担執筆していただいたのは，心電図を分かりやすく解説することにおいては抜きんでた先生方である．随所に心電図判読のためのポイントとコツが織り込まれており，心電図診断のみならず，臨床的な対処法についてもコメントしている．まさに心電図を理解するための教科書が出来上がったと思っている．本書を診療の傍らに置き，末永くご愛用していただければ幸いである．

2010年2月

編者　池田隆徳

目　次

I 章　心電図判読のための知識の整理　〈池田隆徳〉 1

II 章　チェックリスト　9

1. 正常心電図（成人）……………………………〈高橋尚彦，江崎かおり〉 10
2. 正常心電図（小児） 12
3. 左軸偏位 14
4. 右軸偏位 16
5. 時計方向回転 18
6. 反時計方向回転 20
7. 右胸心 22
8. 早期再分極 24
9. 非特異的 ST-T 変化 26
10. 陰性 U 波 28
11. 低電位差 30
12. 洞性頻脈 …………………………………………………〈難波経豊〉 32
13. 洞性徐脈 34
14. （呼吸性）洞性不整脈 36
15. 移動性ペースメーカ 38
16. 異所性調律異常 40
17. 左房負荷（僧帽性 P） 42
18. 右房負荷（肺性 P） 44
19. 左室肥大 46
20. 右室肥大（原発性肺高血圧） 48
21. 両室肥大 50
22. 完全右脚ブロック ………………………………………〈岩永史郎〉 52
23. 不完全右脚ブロック 54
24. 完全左脚ブロック 56
25. 左脚前枝ブロック 58
26. 左脚後枝ブロック 60
27. 2 束ブロック（右脚ブロック＋左脚前枝ブロック） 62
28. 2 束ブロック（右脚ブロック＋左脚後枝ブロック） 64
29. 3 束ブロック 66
30. 洞機能不全症候群（洞停止） 68

31.	洞機能不全症候群（洞房ブロック）	70
32.	洞機能不全症候群（徐脈頻脈症候群）	72
33.	1度房室ブロック 〈酒部宏一〉	74
34.	Wenckebach型2度房室ブロック	76
35.	Mobitz II 型2度房室ブロック	78
36.	2：1型房室ブロック	80
37.	高度房室ブロック	82
38.	発作性房室ブロック	84
39.	3度（完全）房室ブロック	86
40.	等頻度性房室解離	88
41.	心室補充収縮	90
42.	心停止	92
43.	心房期外収縮（単源性，多源性） 〈内山達司，渡邉英一〉	94
44.	非伝導性の心房期外収縮	96
45.	変行伝導を伴う心房期外収縮	98
46.	心室期外収縮（単源性，多源性）	100
47.	心室期外収縮（代償性，間入性）	102
48.	心室期外収縮（2段脈，3段脈）	104
49.	心室期外収縮（2連発，ショートラン）	106
50.	心室期外収縮（R on T型）	108
51.	副収縮	110
52.	房室接合部期外収縮	112
53.	房室接合部調律	114
54.	発作性心房細動 〈池田隆徳〉	116
55.	（持続性）頻脈性心房細動	118
56.	（持続性）徐脈性心房細動	120
57.	（心室内）変行伝導を伴う心房細動	122
58.	WPW症候群に伴う心房細動（偽性心室頻拍）	124
59.	完全房室ブロックを伴う心房細動	126
60.	通常型心房粗動（4：1伝導） 〈鈴木　誠〉	128
61.	2：1伝導の心房粗動	130
62.	1：1伝導の心房粗動	132
63.	非通常型心房粗動	134
64.	異所性心房頻拍	136
65.	多源性心房頻拍	138
66.	発作性上室性頻拍（P波がQRS波のなかにあるタイプ）	140
67.	発作性上室性頻拍（P波がQRS波の直後にあるタイプ）	143
68.	発作性上室性頻拍（P波がQRS波の前方にあるタイプ）	146
69.	非持続性心室頻拍（単形性，多形性） 〈丹野　郁〉	148

70.	持続性心室頻拍（右脚ブロック）	152
71.	持続性心室頻拍（左脚ブロック）	156
72.	多形性心室頻拍	160
73.	2方向性心室頻拍	162
74.	促進性心室固有調律（スロー心室頻拍）	164
75.	torsades de pointes	166
76.	心室細動（発症早期）	168
77.	心室細動（晩期）	170
78.	心静止	172
79.	WPW症候群（type A） 〈網野真理，吉岡公一郎〉	174
80.	WPW症候群（type B）	177
81.	WPW症候群（type C）	180
82.	LGL症候群	183
83.	先天性QT延長症候群	186
84.	（陰性T波を伴う）後天性QT延長症候群	189
85.	Brugada症候群（coved型）	192
86.	Brugada症候群（saddle back型）	196
87.	J波	199
88.	労作性狭心症 〈四倉正之〉	202
89.	冠攣縮性（異型）狭心症	206
90.	急性前壁中隔梗塞（超急性期）	208
91.	急性前壁中隔梗塞	210
92.	陳旧性前壁中隔梗塞	212
93.	急性下壁梗塞	214
94.	右室梗塞	216
95.	陳旧性下壁梗塞	218
96.	急性側壁梗塞	220
97.	急性後壁梗塞	222
98.	左冠動脈主幹部閉塞による急性心筋梗塞	224
99.	非Q波心筋梗塞	226
100.	肥大型心筋症 〈芦原貴司〉	228
101.	心尖部肥大型心筋症	232
102.	拡張型心筋症	235
103.	不整脈源性右室心筋症（ε波）	238
104.	たこつぼ型心筋症（急性期）	241
105.	急性心筋炎	244
106.	急性心膜炎	247
107.	心房中隔欠損症 〈笠巻祐二〉	250
108.	Fallot四徴症	252

109. ジギタリス効果 ……………………………………………………………… 255
110. 高カリウム血症 ……………………………………………………………… 258
111. 低カリウム血症 ……………………………………………………………… 261
112. 高カルシウム血症 …………………………………………………………… 264
113. 低カルシウム血症 …………………………………………………………… 267
114. 心房ペーシング（AAI ペースメーカ）………………〈野呂眞人，杉　薫〉 270
115. 心室ペーシング（VVI ペーシング）……………………………………… 274
116. 心房・心室ペーシング（DDD ペースメーカ）…………………………… 277
117. ペーシング不全 ……………………………………………………………… 282
118. センシング不全 ……………………………………………………………… 286
119. 電極の付け間違い …………………………………………………………… 290
120. アーチファクト（筋電図）………………………………………………… 294

索　引 ……………………………………………………………………………… 296

I章 心電図判読のための知識の整理

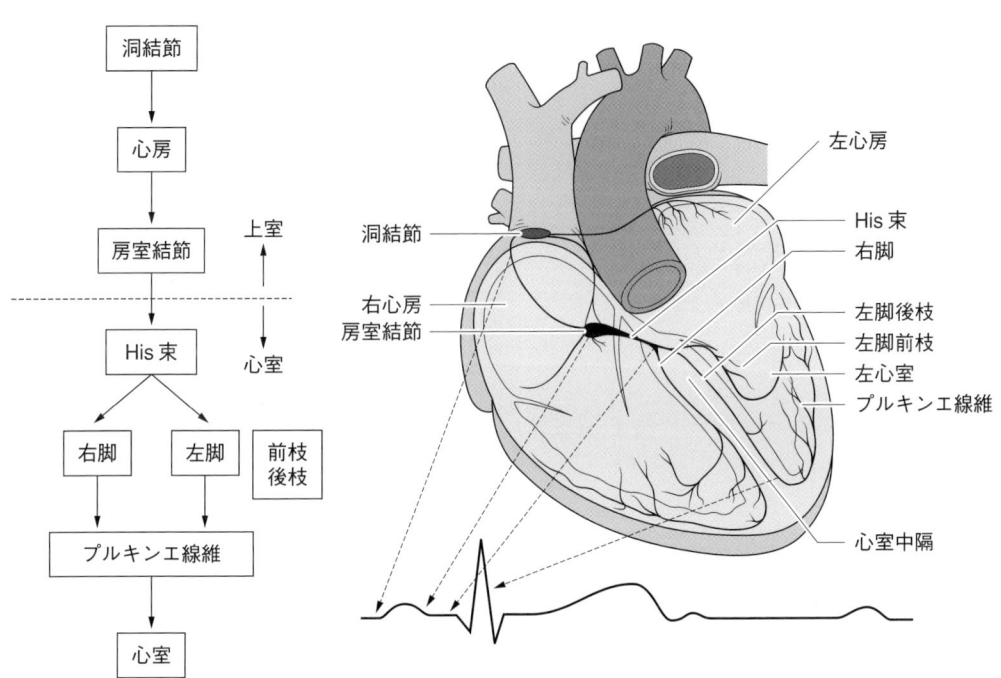

図1 心臓内の刺激伝導系と心電図波形との関連性

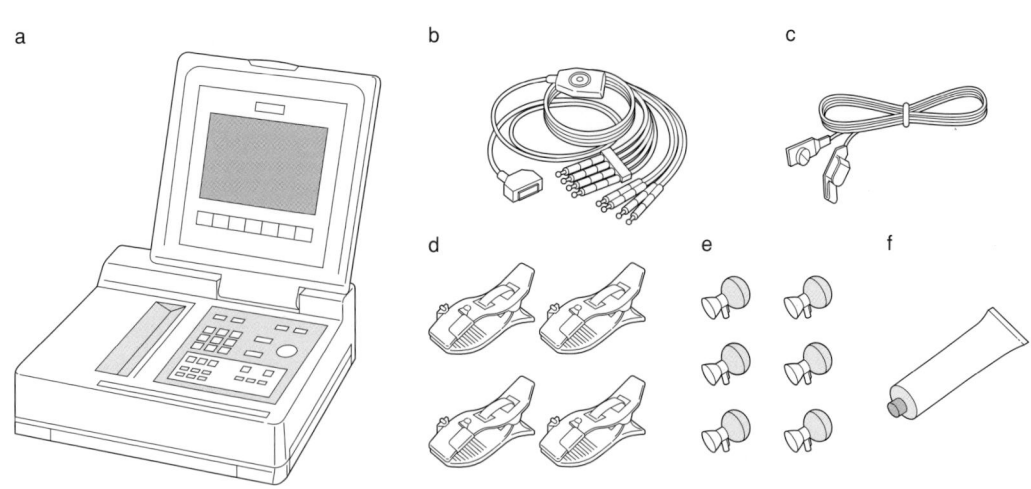

図2 12誘導心電図記録に必要な装置と器具
a：心電計，b：誘導コード，c：アースコード，d：四肢電極（はさみ式）4個，e：胸部電極（スポイト式）6個，f：ケラチンクリーム

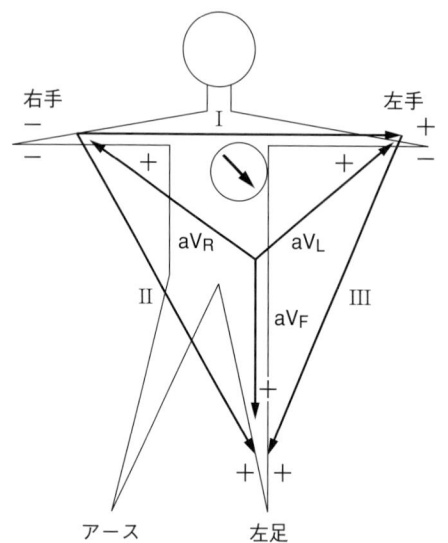

図3 肢誘導の原理とその解説

双極誘導
・I誘導：左手と右手の間の電位差
・II誘導：左足と右手の間の電位差
・III誘導：左足と左手の間の電位差

単極誘導
・aV_R誘導：3電極の中心点と右手の間の電位差
・aV_L誘導：3電極の中心点と左手の間の電位差
・aV_F誘導：3電極の中心点と左足の間の電位差

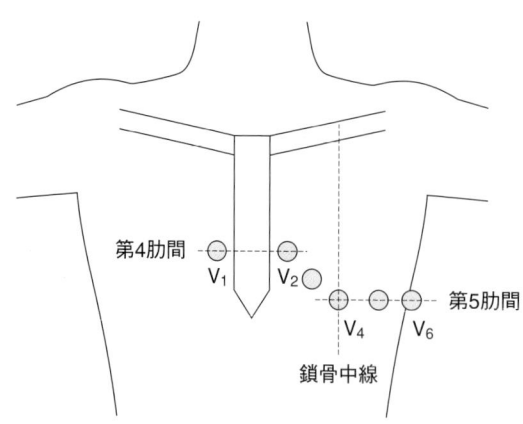

図4 胸部誘導の電極位置

胸部誘導（単極電極）の位置
・V_1誘導（赤）：第4肋間胸骨右縁
・V_2誘導（黄）：第4肋間胸骨左縁
・V_3誘導（緑）：V_2とV_4の間を直線で結んだ中点
・V_4誘導（茶）：第5肋間鎖骨中線上の点
・V_5誘導（黒）：V_4と同じ高さで左前腋窩線上の点
・V_6誘導（紫）：V_4と同じ高さで左中腋窩線上の点

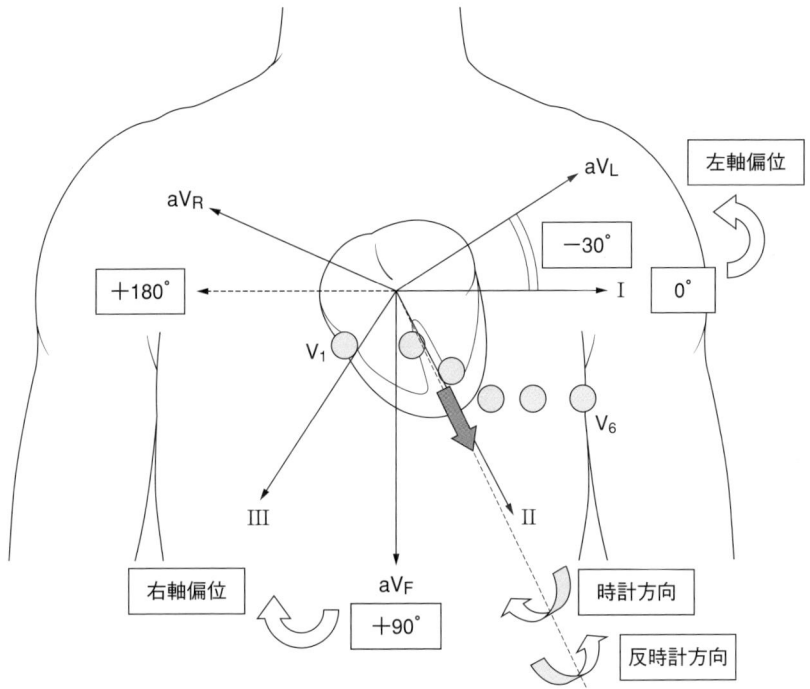

図5　電気軸と軸偏位の解釈

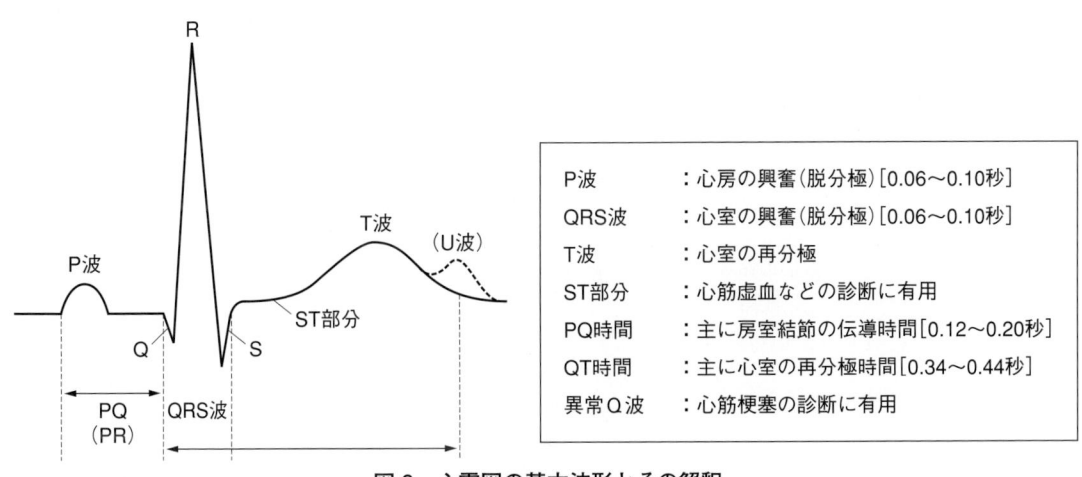

図6　心電図の基本波形とその解釈

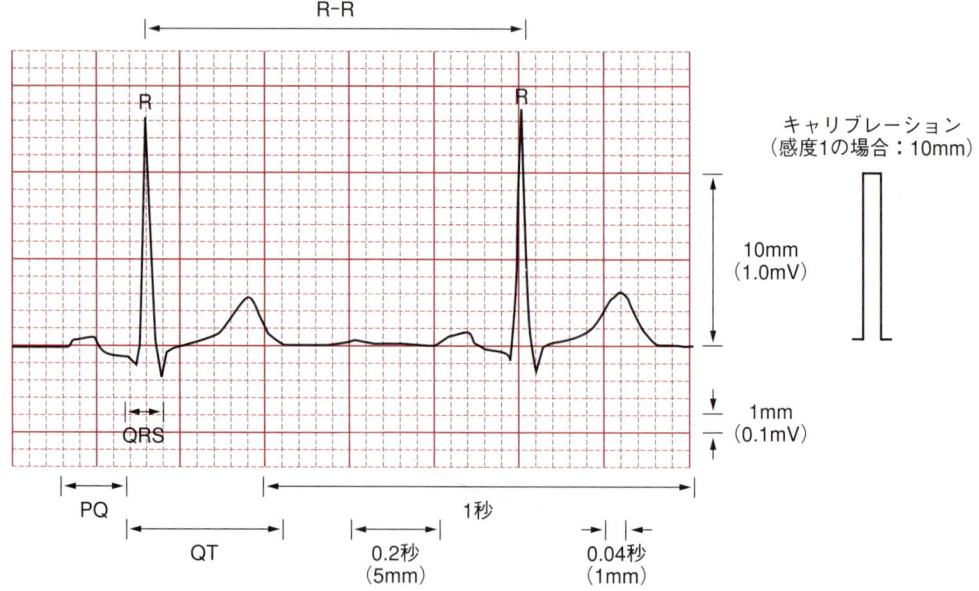

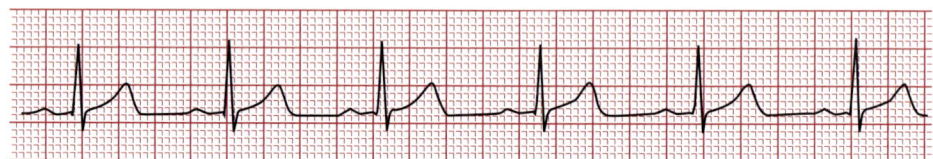

図7 心電図の標準的記録条件と読み方

表1 波形の正常値

波形の幅と間隔の正常値		
P波幅		< 10 ms
PQ（R）間隔		< 120 ms
QRS幅		< 10 ms
QT間隔	男性	< 0.44 ms
	女性	< 0.46 ms)
RR間隔		> 600 ms
		< 1200 ms
波形の振幅の正常値（絶対値）		
P波高		< 2.5 mm
Q波深	肢誘導	< 1.0 mm
	胸部誘導	< 2.0 mm
R波高	肢誘導	< 15 mm
	胸部誘導	< 25 mm
ST上昇/低下	肢誘導	< 1 mm
	胸部誘導	< 2 mm
T波高	肢誘導	< 10 mm
	胸部誘導	< 15 mm

表2　不整脈の分類と種類

Ⅰ．徐脈性不整脈（心拍数：50/分以下） 　　洞不全症候群・房室ブロック　※心静止
Ⅱ．頻脈性不整脈（心拍数：100/分以上） 　　1. 上室性不整脈 　　　洞性頻脈・心房期外収縮・心房細動・心房粗動・心房頻拍・発作性上室頻拍 　　2. 心室性不整脈 　　　心室期外収縮・心室頻拍・torsades de pointes・心室細動
Ⅲ．伝導障害（心拍数は正常） 　　脚ブロック・ヘミブロック
Ⅳ．不整脈をきたす恐れのある疾患 　　WPW症候群・QT延長症候群・Brugada症候群

表3　不整脈の診断法

Ⅰ．心電図 　1. 標準12誘導心電図 　　心電図診断の基本 　2. モニター心電図 　　入院中あるいは緊急時の不整脈の検出に有用 　3. 携帯型心電図（Holter心電図・イベントレコーダ） 　　発作性の不整脈の検出に有用 　4. 運動負荷心電図 　　（トレッドミル負荷試験，自転車エルゴメータ負荷，マスター2階段試験） 　　運動誘発性の不整脈の検出に有用
Ⅱ．心臓電気生理検査（観血的検査） 　　不整脈の確定診断のための侵襲的検査 　　（電極付きのカテーテルを心腔内に挿入し，各部位の電位記録や電気刺激を行う）

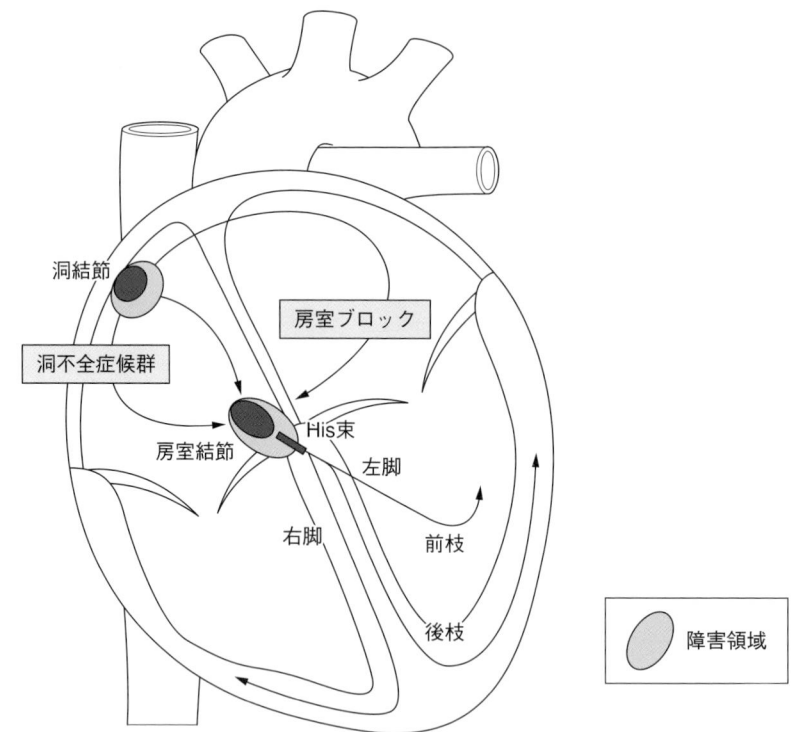

図8　不整脈の成立機序：徐脈性不整脈

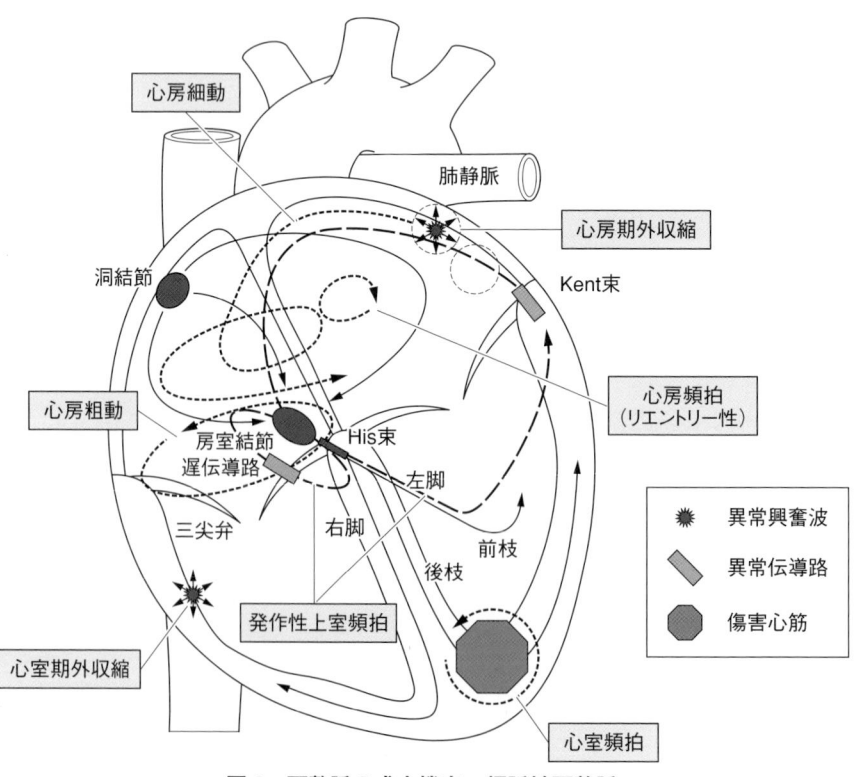

図9　不整脈の成立機序：頻脈性不整脈

表4 不整脈の治療法の種類

Ⅰ. 薬物療法
　抗不整脈薬，心拍数調節薬，心機能改善/保護薬，抗凝固薬
Ⅱ. 迷走神経刺激
　発作性上室頻拍に対して適応
Ⅲ. 直流電気ショック・自動体外式除細動器（AED）
　心室頻拍・細動には緊急的，心房細動には待機的に適応
Ⅳ. カテーテルアブレーション
　頻拍症に対する根治療法
Ⅴ. ペースメーカ
　徐脈性不整脈に対して適応
Ⅵ. 植込み型除細動器（ICD）・心臓再同期療法機能付き：CRT-D
　致死性が高い心室性不整脈に対して適応
Ⅶ. 外科手術

表5 抗不整脈薬の分類（Vaughan Williams 分類と Sicilian Gambit 分類）

1. Vaughan Williams 分類
　a. Ⅰ群（Ⅰa群，Ⅰb群，Ⅰc群）
　b. Ⅱ群（β遮断薬）
　c. Ⅲ群
　d. Ⅳ群（Caチャネル遮断薬）
2. Sicilian Gambit 分類
　a. チャネル遮断薬（Naチャネル遮断薬，Kチャネル遮断薬，Caチャネル遮断薬）
　b. 受容体遮断薬（β受容体遮断薬，α受容体遮断薬，M受容体遮断薬）
　c. Na/K ポンプ遮断薬

M：ムスカリン

表6 不整脈の種類と主な治療法の組み合わせ

不整脈の種類		主な治療法
Ⅰ. 徐脈性不整脈	・洞不全症候群	→ ペースメーカ/薬物
	・房室ブロック	→ ペースメーカ/薬物
Ⅱ. 頻脈性不整脈		
1. 上室性不整脈	・心房期外収縮	→ 観察/薬物
	・心房細動	→ 薬物/アブレーション
	・心房粗動	→ アブレーション/薬物
	・心房頻拍	→ 観察/薬物
	・発作性上室頻拍	→ アブレーション/薬物
2. 心室性不整脈	・心室期外収縮	→ 観察/薬物
	・心室頻拍	→ ICD/薬物
	・torsades de pointes	→ ICD/薬物
	・心室細動	→ ICD

アブレーション：カテーテルアブレーション，ICD：植込み型除細動器

II章　チェックリスト

1 正常心電図（成人）

39歳, 女性

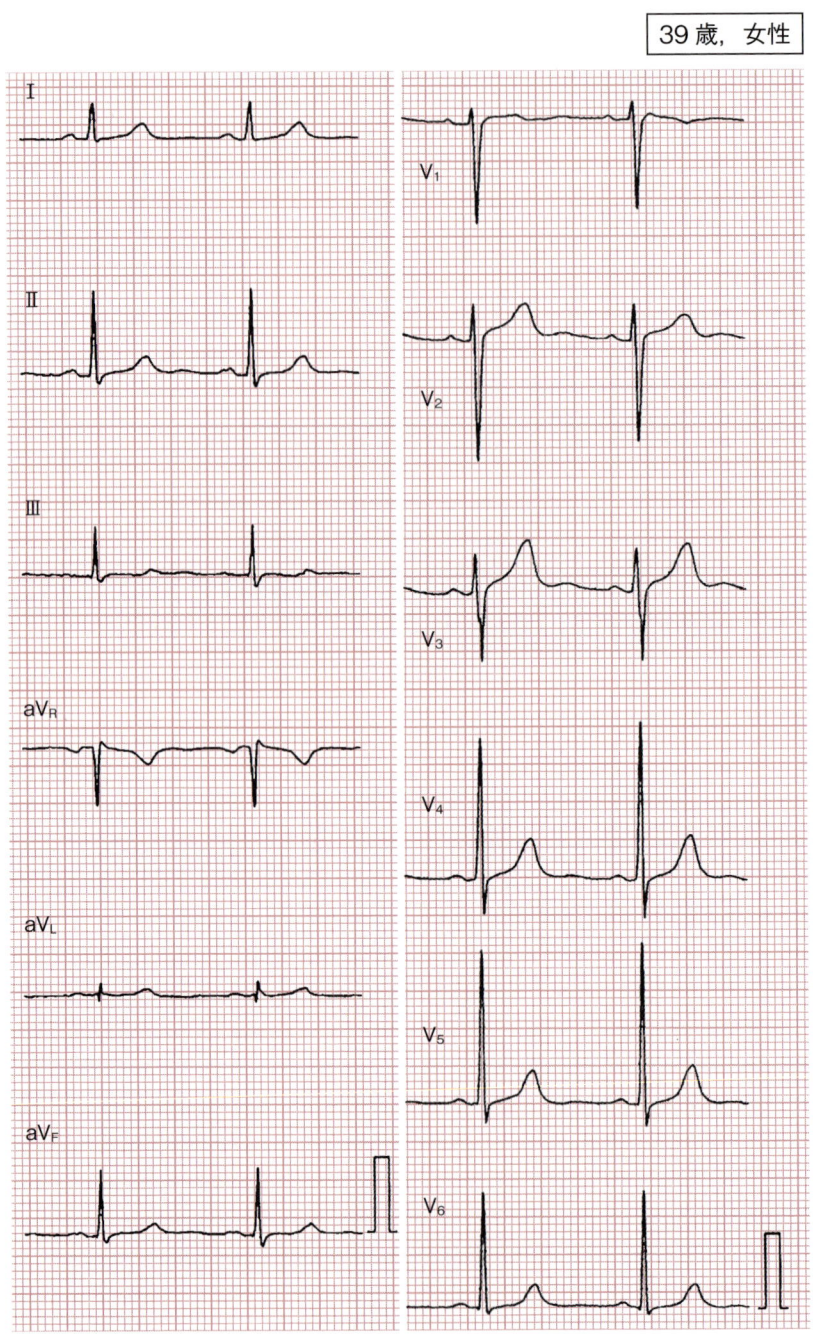

診断のポイント

1) 正常洞調律（60～100/分）であり，期外収縮などの不整脈がない．
2) P波はⅠ，Ⅱ，aV_F，V_3～V_6で陽性，幅が0.11秒以内で高さは0.25 mV未満．
3) PR間隔は0.12～0.20秒，QRS幅は0.10秒未満．
4) QTc間隔は0.34～0.44秒．
5) QRS電気軸は0°～+90°（または+30°～+90°）．
6) R波増高（左室肥大）がなく，低電位差もない．
7) V_1はR/S＜1で，移行帯はV_3もしくはV_4．
8) V_5，V_6に深いS波がない．
9) T波高は1.2 mV未満であり，その誘導の1/10以上の波高を有する．
10) aV_R，Ⅲ，aV_L，V_1（もしくはV_2まで）では陰性T波がみられてもよい．
11) 早期再分極を認めない．
12) ST低下がない．
13) 異常なU波（0.2 mV以上，陰性U波）を認めない．

▶ 本例の診断

　洞調律で心拍数は66/分（正常洞調律）．正常電気軸（+56°）．QRS波の移行帯はV_4でST-T異常を認めない．R波高も正常範囲で，PR間隔は0.14秒．QRS幅は0.08秒，QTc間隔は0.42秒．
　洞結節から発生した興奮は，前額面でみると心房を右上方から左下方へ向かって興奮させるため，四肢誘導のP波は，ⅠとⅡで陽性になる．aV_Lでは陰性の場合が多いが，陰性/陽性の2相性となることもある．aV_Fは通常陽性であるが2相性のこともある．Ⅲでは陽性，2相性，または陰性となる．水平面でみると，心房興奮は右後方から左やや前方に向かうため，V_3～V_6では陽性になる．V_1およびV_2では2相性のことが多く，前半の陽性波が右房興奮を，後半の陰性波は左房興奮を示す．心房全体を脱分極させた興奮は房室結節に進入するが，房室結節の容量は小さいので心電現象には反映されず心電図は基線に戻る．心室の脱分極はQRS波を形成する．心室興奮は，心室中隔基部を左室から右室へと横切るように始まる．この興奮が，Ⅰ，V_5，V_6でq波を，V_1，V_2でのr波を形成するが，認められない場合もある．R波高はV_1からV_5にかけて徐々に高くなりV_6では少し低くなる．このV_1～V_5にかけての連続性が認められない場合は異常所見である．逆にS波はV_1からV_6にかけて徐々に浅くなる．R/S≒1となる誘導を移行帯と呼び，通常，V_3またはV_4である．QRS幅は心室興奮が開始してから心室全体に伝播するまでの時間を意味し，0.10秒以内が正常である．QRS波は心室の脱分極過程を反映するのに対し，T波は心室筋の再分極過程を反映する．通常T波はQRS波と同じ方向を向く．QRSの開始からT波終末までの間隔をQT間隔と呼ぶ．QT間隔は心拍数に大きく影響されるため，Bazettの式で補正したQTc（QTc = QT/$\sqrt{R\text{-}R}$）で表されることが多い．0.34～0.44秒が正常である．

▶ 鑑別診断

　正常亜型が多く存在する．

▶ 臨床指針

　心電図はあくまで15秒程度の記録であって，ある時点で記録された心電図が正常であっても不整脈や心疾患がないとは限らない．安静時の心電図は正常波形を示す心疾患は多い（例えば発作性心房細動や労作性狭心症）．

2　正常心電図（小児）

4歳，男児

12　II. チェックリスト

> **診断のポイント**
>
> 1) P波の幅は幼稚園児で＜0.08秒，小学生で＜0.09秒，P波高は0.25 mV以内．
> 2) 電気軸は乳児期で＋30°〜＋110°，幼児期を過ぎると0°〜＋90°．
> 3) QRS幅は，5歳未満で＜0.08秒，14歳未満で＜0.09秒．
> 4) 幼稚園〜小学生時のV_1〜V_3の陰性T波は正常所見．

▶ 本例の診断

洞調律で心拍数は103/分．正常電気軸（＋68°）．移行帯はV_3でV_1〜V_3で陰性T波となっている．R波高は正常範囲で，PR間隔は0.14秒．QRS幅は0.07秒，QTc間隔は0.41秒．

成人の場合と同様に，洞調律であるか→心拍数→P波の波高，幅→PR間隔→QRS波の振幅，幅，電気軸→T波の極性，QT間隔という順で判読する．胎児→幼児→小児と成長するにつれ，成人の心電図波形に近付く．幼児では相対的な右室肥大が存在するため，正常でも右側胸部誘導（V_1〜V_3）の高いR波と陰性T波が認められる．ただしV_1にqを認めない．電気軸も右軸偏位を示すことがある．PR間隔は年齢とともに延長する．小児期（5歳以上）になると，右側胸部誘導（V_1〜V_3）の高いR波は減高するが，陰性T波は10歳代まで残存することがある．電気軸は徐々に左方（上方）に向かい正常軸（0°〜＋90°）をとるようになる．QT間隔の上限は，幼児期が0.35秒，学童期が0.37秒とされる．心拍数が速い場合，Bazettの式で補正すると過大評価されてしまうので注意を要する．

▶ 鑑別診断

1) 正常成人心電図と比較した場合，小児心電図に特徴的な所見として，①心拍数が高い（洞性頻脈），②QRS幅が狭い，③右側胸部誘導（V_1，V_2）における陰性T波（若年性T波＝juvenile T wave pattern），④右側胸部誘導（V_1，V_2）におけるR波増高（生理的右室優位所見），が挙げられる．

2) 重要な点は，若年性T波や生理的右室優位所見が，真に生理的なものか病的なものか（先天性心疾患，心筋症など）を鑑別することである．

3) 病的な右室肥大が存在する場合，右房負荷所見（II，III，aV_F，V_1，V_2におけるP波の尖鋭化や増高）や著明な右軸偏位およびIII，aV_FにおけるT波陰転化が認められることが多い．

▶ 臨床指針

不完全右脚ブロックやV_1におけるR/S＞1の所見が得られた場合，心エコー図検査まで行い左右短絡先天性心疾患を除外する必要がある．小児の心電図は正常亜型を示すことが多く，二次検診にまわってくる小児のほとんどに異常を認めない．しかし心電図所見が軽微でありながら，先天性心疾患など明らかな基礎心疾患が存在する場合も少なくないので注意を要する．

3 左軸偏位

42歳, 男性

診断のポイント

1) QRS 電気軸が−30°より左方（上方）を向く．
2) 水平位心で認められる．
3) 高度の左軸偏位（−45°以上）を示す場合は左脚前枝ブロック（58 頁参照）と診断する．

▶ 本例の診断

洞調律で心拍数は 73/分．電気軸は−31°．Ⅱ，Ⅲ，aV_F には深い S 波を認める．胸部誘導における QRS の移行帯は V_4 であり，ST-T 異常を認めない．R 波高は正常範囲で，PR 間隔は 0.15 秒．QRS 幅は 0.10 秒，QTc 間隔は 0.43 秒．

▶ 鑑別診断

1) 心電図で QRS 波の軸偏位を判読する場合，心臓の前額面（前後軸）での回転をイメージする（図 1）．一般的に正常軸は 0°〜＋90°であるが，New York Heart Association の基準では＋30°〜＋90°が正常軸とされている．＋30°から反時計回りに−90°までが左軸偏位，＋90°から時計回りに−90°までが右軸偏位となる．

2) 表 1 に左軸偏位をきたす病態や状態をあげた．水平位心では心室興奮のベクトルは左方に向くため，健常者であっても左軸偏位を示す．しかしその程度は−30°程度までであり，−45°を超える左軸偏位は左脚前枝ブロックと診断するのが適切である．「左軸偏位はあくまで心電図所見である．左脚前枝ブロックは心室内伝導障害の 1 つであり，その心電図所見は高度の左軸偏位を示す」との理解でよい．

▶ 臨床指針

左軸偏位をきたす疾患を否定する．基礎疾患がなく左軸偏位のみを示す場合は治療を要さない．

図 1　正常軸，左軸偏位，右軸偏位

表 1　左軸偏位をきたす病態や状態

- 心筋梗塞—下壁梗塞ではⅡ，Ⅲ誘導の Q 波が深く左軸偏位様になる．
- 先天性心疾患—心内膜床欠損など．
- 水平位心—肥満，妊娠，腹水など．

4 右軸偏位

34 歳,男性

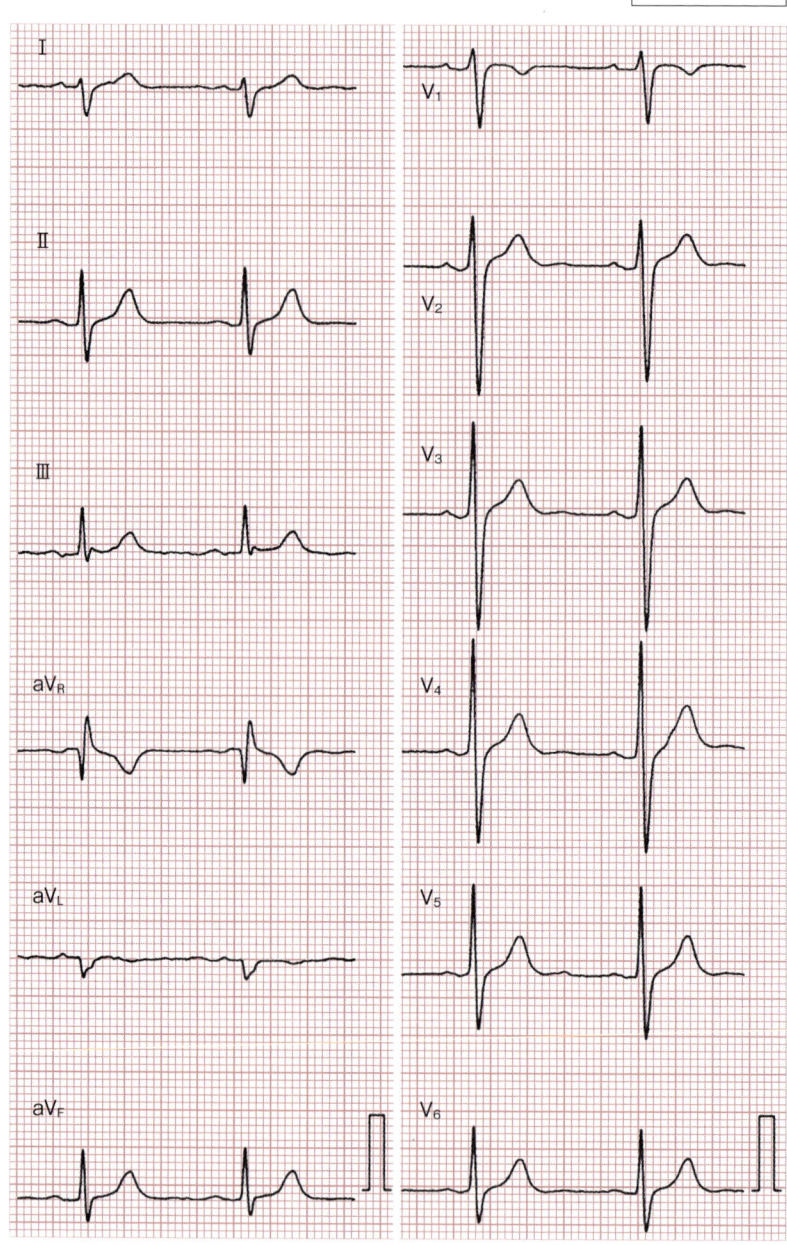

> **診断のポイント**
> 1) QRS電気軸が＋90°より右方（下方）を向く．
> 2) 垂直位心で認められる．
> 3) ＋120°を超える著明な右軸偏位は左脚後枝ブロックと診断する．

▶ 本例の診断

洞調律である．心拍数は65/分．IではR/S<1で，下壁誘導（Ⅱ，Ⅲ，aV_F）は高いR波を示し，QRSの電気軸は＋106°である．移行帯はV_4であり，ST-T異常を認めない．R波高は正常範囲で，PR間隔は0.15秒．QRS幅は0.11秒と軽度に延長している．QTc間隔は0.43秒．

▶ 鑑別診断

1) 表1に右軸偏位をきたす病態や状態をあげた．垂直位心では心室興奮のベクトルは右方に向くため，健常者であっても右軸偏位を示す．しかしその程度は＋120°程度までであり，＋120°を超える左軸偏位は左脚後枝ブロックと診断するのが適切である．「右軸偏位はあくまで心電図所見である．左脚後枝ブロックは心室内伝導障害の1つであり，その心電図所見は高度の右軸偏位を示す」との理解でよい．

2) 図1に水平位心（A）と垂直位心（B）のシェーマを示す．水平位心では左側胸部誘導（V_6）とaV_Lの波形が似る．一方，垂直位心では左側胸部誘導（V_6）とaV_Fの波形が似る．

▶ 臨床指針

右軸偏位をきたす疾患を否定する．右軸偏位のみでは治療の対象にならない．

表1 右軸偏位をきたす疾患や病態

・右室肥大―僧帽弁狭窄症，肺高血圧症，先天性心疾患など
・心筋梗塞―側壁梗塞
・垂直位心―滴状心

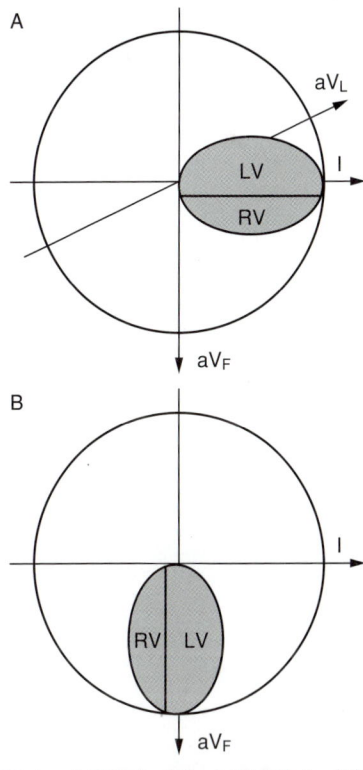

図1 水平位心（A）と垂直位心（B）

5 時計方向回転

49歳, 女性

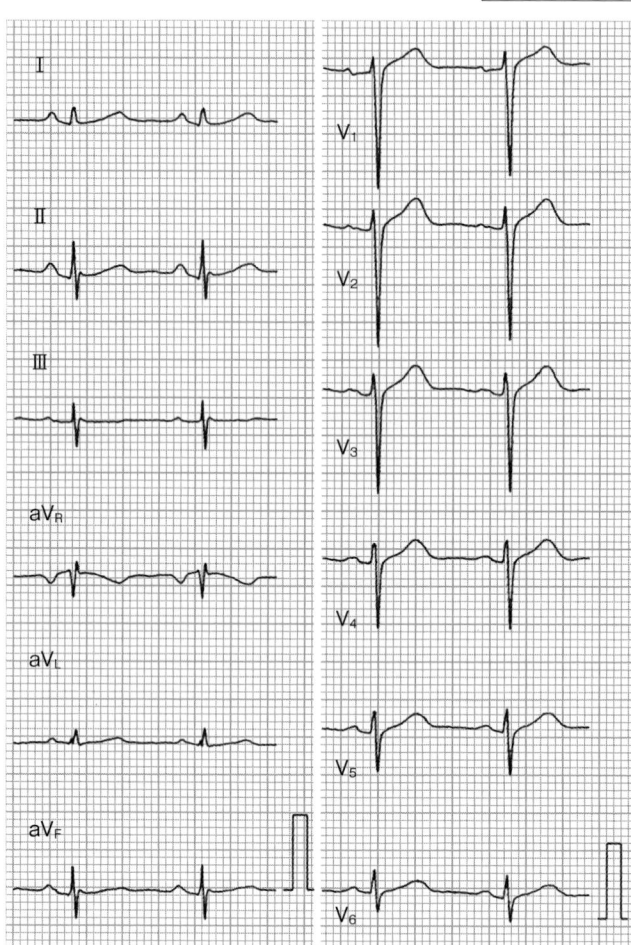

診断のポイント

移行帯が V_5 より左側に存在する．

本例の診断

洞調律で心拍数は84/分．V_1 でrS型，V_2 から V_6 にかけてのR波の増高が不良で，V_6 でようやくR/Sがほぼ1になっている．$V_4 \sim V_6$ にかけて深いS波が存在する．PR間隔は0.14秒．電気軸は+30°．心エコー図検査等で異常を認めなかった．

鑑別診断

1）図1に水平面，すなわち長軸方向に対する心臓の回転のシェーマを示す．CT画像を下（足先）から見上げて，時計方向回転あるいは反時計方向回転をイメージする．時計方向回転では移行帯が通常より左方に偏位し，胸部誘導におけるR波増高不良（poor r progression）が生じる．一方，反時計方向回転では移行帯が V_2 もしくは V_1 に偏位する．

2）したがって，時計方向回転では，前壁中隔梗塞に伴うR波増高不良との鑑別が必要になる．両者とも，$V_1 \sim V_3$ にかけてのr波高がほとんど変わらない．V_1 から V_3 にかけてr波がむしろ減高する場合は明らかに異常所見であり，ほとんどの場合，前壁中隔心筋梗塞など起電力が喪失する病態の疾患を有している．

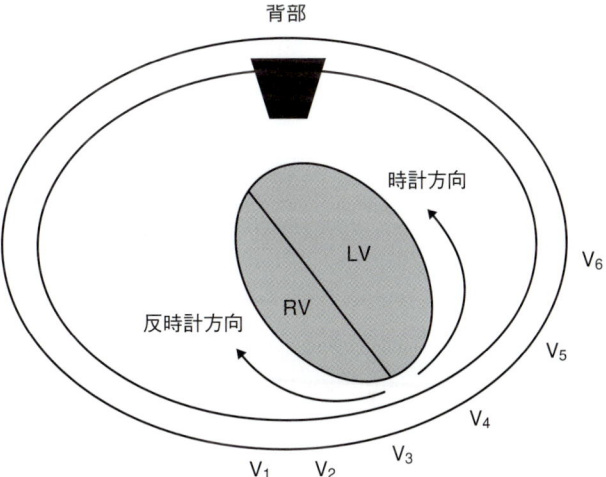

図1 時計方向回転と反時計方向回転

臨床指針

前壁中隔梗塞の除外が重要．時計方向回転だけでは治療の対象にならない．

6 反時計方向回転

75歳，女性

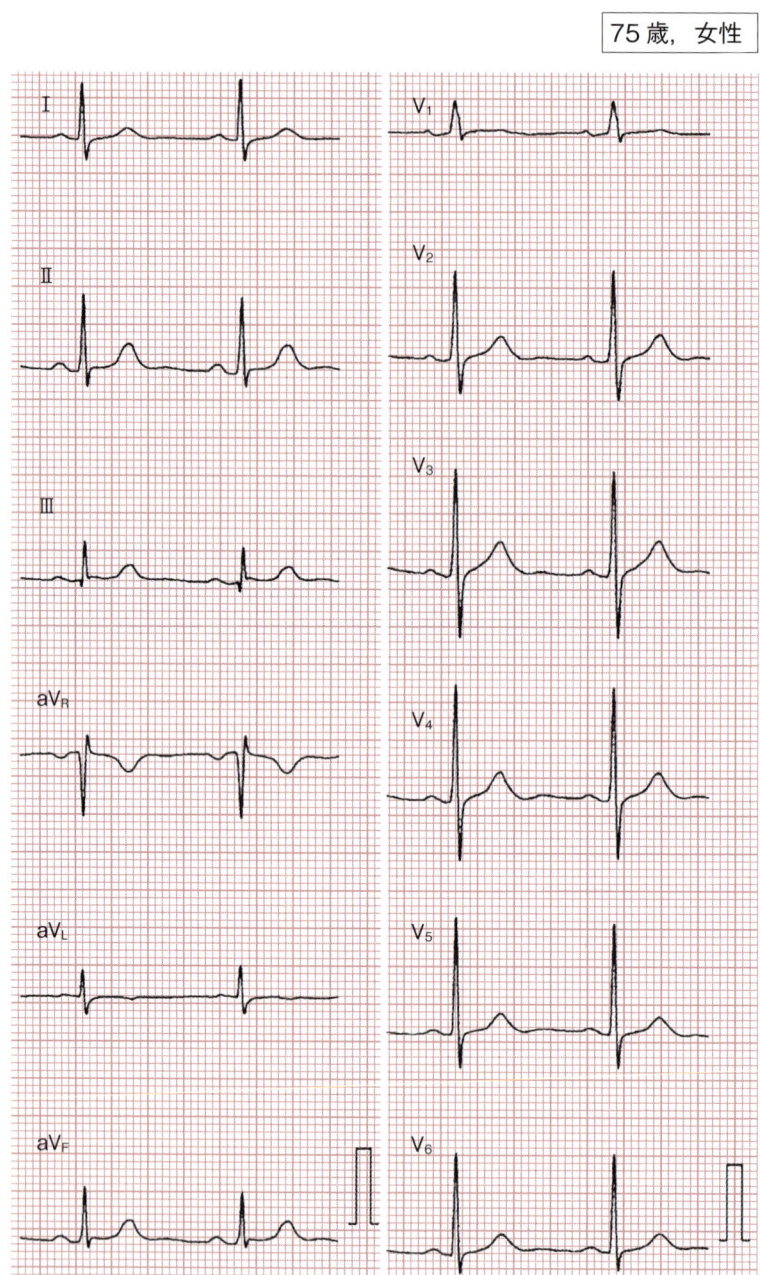

20　Ⅱ．チェックリスト

診断のポイント

移行帯が V_2 もしくは V_1 にある．

▶ 本例の診断

　洞調律で心拍数は 69/分（正常洞調律）．正常電気軸（+62°）．V_1 で R/S>1 であり，R 波高は V_3 で最大になっていて 1.4 mV．V_4 から V_6 にかけて R 波高は減少している．PR 間隔は 0.15 秒．QRS 幅は 0.08 秒，QTc 間隔は 0.41 秒．75 歳女性の心電図であるが，心エコー図検査等で右室肥大などの異常所見を認めなかった．V_1 ですでに R/S>1 を示しているが，V_2 で R/S>1 となる心電図も反時計方向回転と診断される．

▶ 鑑別診断

　1）右室肥大→右室肥大の場合，右軸偏位がみられたり，左側胸部誘導（V_4〜V_6）で深い S 波がみられたりすることが多い．

　2）後壁梗塞→急性期のものは自覚症状を伴い，心電図波形も時間経過とともに変化していくので診断は容易である．陳旧性のものでは判断が困難なことがあるが，下壁梗塞を合併している場合，Ⅱ，Ⅲ，aV_F に幅の広い異常 Q 波が認められ QRS 幅が延長する．

▶ 臨床指針

　反時計方向回転のみでは治療の対象にならない．

7 右胸心

6歳，女児

診断のポイント

1) Ⅰが上下裏返し（鏡面像）になっている．
2) ⅡとⅢ，aV$_R$とaV$_F$がそれぞれ入れ替わったような波形になる．
3) V$_{3R}$〜V$_{6R}$誘導を記録して正常波形であれば右胸心と診断できる．

▶ 本例の診断

まずⅠでP波，QRS波，T波のすべてが陰性を向いており，鏡面像（上下を裏返す）にすれば正常波形である．逆にaV$_R$では，通常，P波，QRS波，T波はすべて陰性になるはずであるが，この心電図では陽性になっている．この所見がみられたときは，①左右の手の電極の付け間違い，②右胸心，のどちらかである．胸部誘導をみると，V$_1$〜V$_6$のすべてでR/S<1であり，R波高はV$_1$からV$_6$にかけて減高しQRS波の振幅も小さくなっている．本症例の左右の手の電極を付け替え，右側胸部誘導（V$_{3R}$〜V$_{6R}$）を記録した際の心電図波形を示す（図1）．6歳としてほぼ正常の心電図波形である．以上から右胸心と診断される．本症例はすべての内臓の位置が左右逆転していた．

▶ 鑑別診断

左右の手の電極の付け間違いであれば胸部誘導は正常波形を示すので鑑別は難しくない．

▶ 臨床指針

右胸心 dextrocardia は，内臓逆位を伴う場合と伴わない場合があるが，前者では心奇形の合併が少ないとされる．心奇形の合併がなければ血行動態は正常であるため治療を必要としない．内臓逆位はカルタゲナー（Kartagener）症候群を合併することが多い．これは気管支拡張症，内臓逆位および慢性副鼻腔炎を三主徴とする先天性の繊毛運動機能障害で，遺伝形式は常染色体劣性遺伝である．

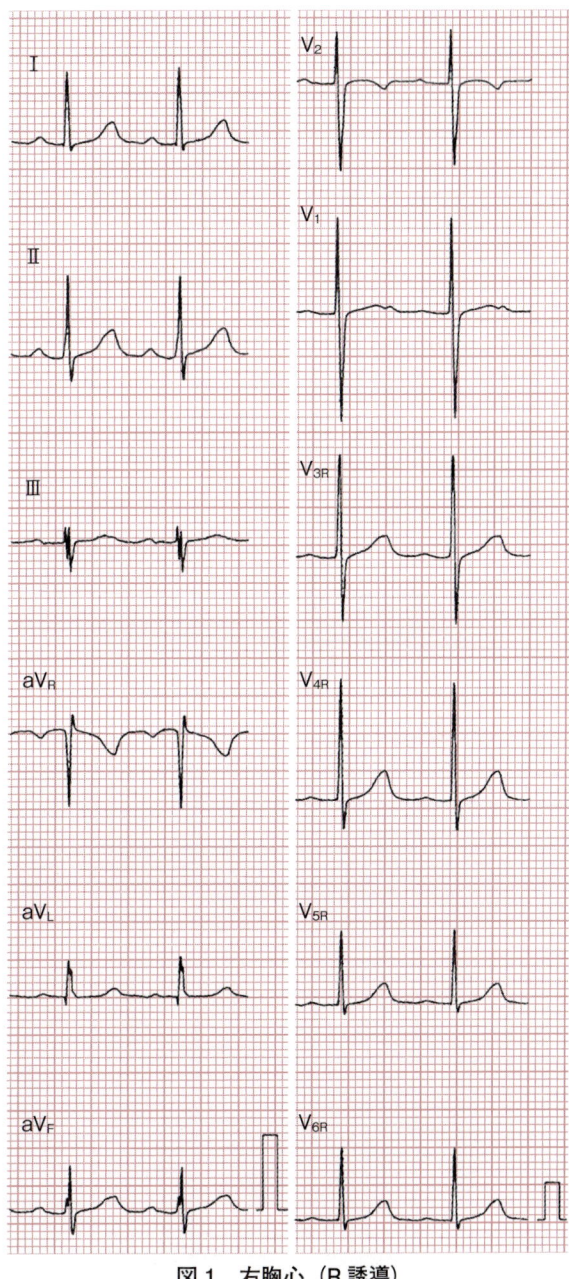

図1 右胸心（R誘導）

8 早期再分極

24歳，男性

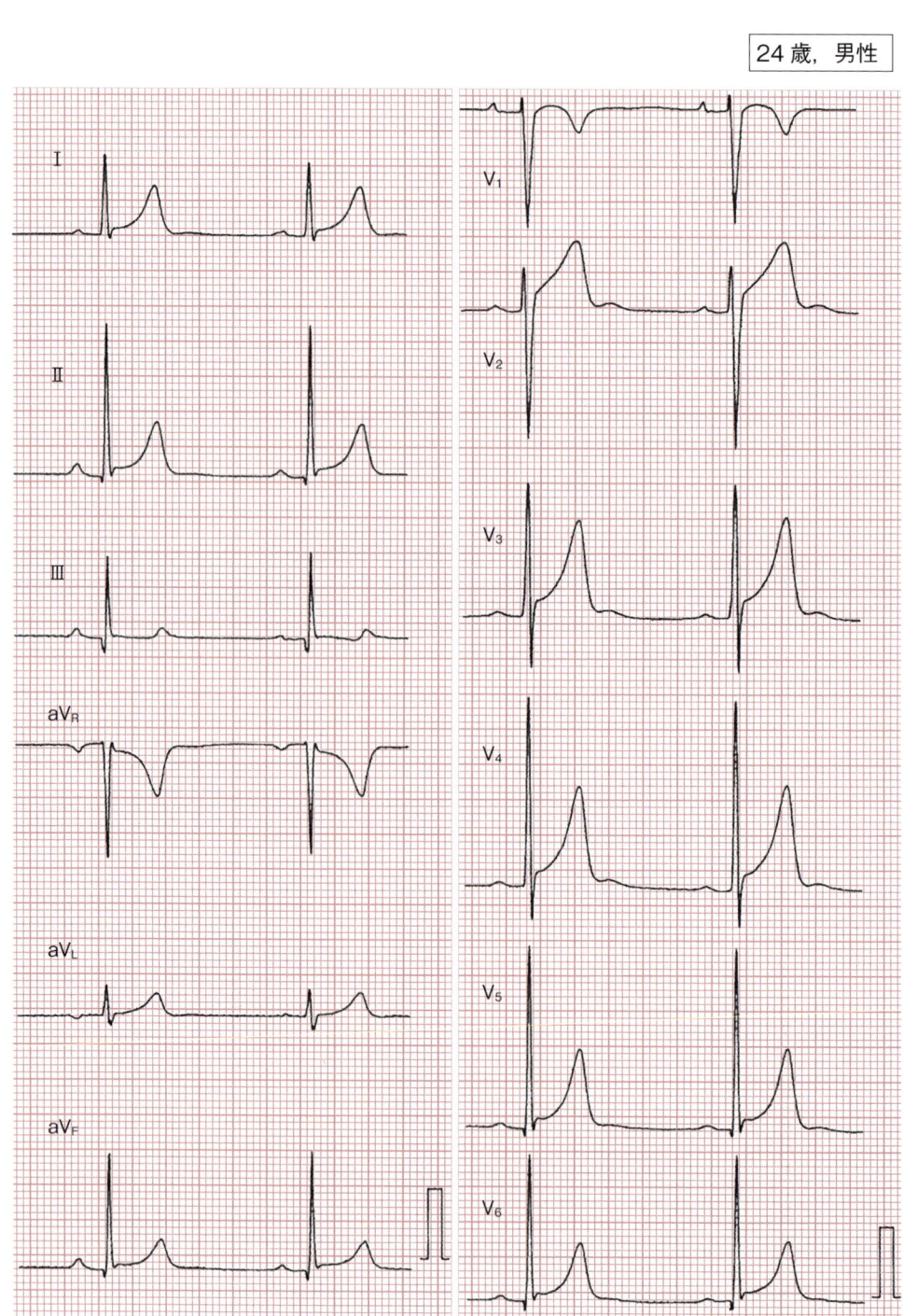

24　Ⅱ．チェックリスト

診断のポイント

1) 少なくとも2つ以上の誘導で，0.1 mV 以上のJポイント（QRS-ST接合部）上昇を認める．
2) 明らかなJ波を認めなくてもQRS後半のスラー，ノッチなども早期再分極の指標となる．
3) 早期再分極の認められる誘導は下壁誘導（II，III，aV_F），側壁誘導（I，aV_L），左側胸部誘導（V_4～V_6）．

▶ 本例の診断

健康な24歳男性の心電図である．洞調律で心拍数は47/分と洞性徐脈である．四肢誘導では，I，II，aV_F で 0.2 mV 以上の ST 上昇を認める．胸部誘導では，V_2～V_4 で 0.2 mV 以上の ST 上昇を伴うJポイント上昇を認め，V_5，V_6 では上に凸のJ波が形成されている．

▶ 鑑別診断

1) Brugada 症候群（192, 196頁参照）→右側胸部誘導（V_1～V_3）で 0.2 mV 以上の ST 上昇を認める．右脚ブロック型を呈することが多い．

2) 特発性心室細動（199頁参照）→図1に示す心電図は，42歳の特発性心室細動患者から記録したもので，心室細動発作直前の12誘導心電図である．II，III，aV_F のJ点増高および V_4～V_6 のノッチ状J波が明らかである．

▶ 臨床指針

最近，特発性心室細動（Brugada 症候群が否定された心室細動）患者は早期再分極（J波）を示すことが多いことが判明し注目を集めている．しかし早期再分極を示す対象のなかで，特発性心室細動の危険のある患者はごくわずかであり，ほとんどの場合は正常亜型である．

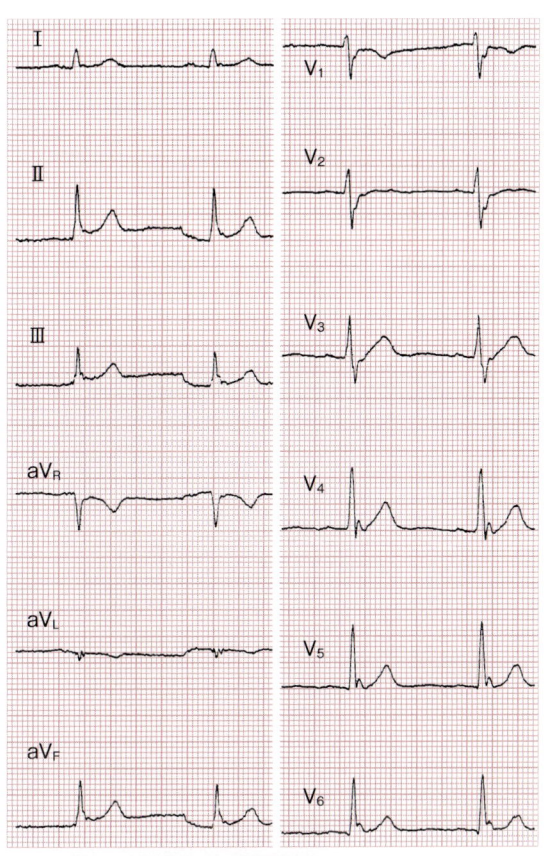

図1 特発性心室細動患者にみられたJ波
（II，III，aV_F および V_4～V_6）

9 非特異的 ST-T 変化

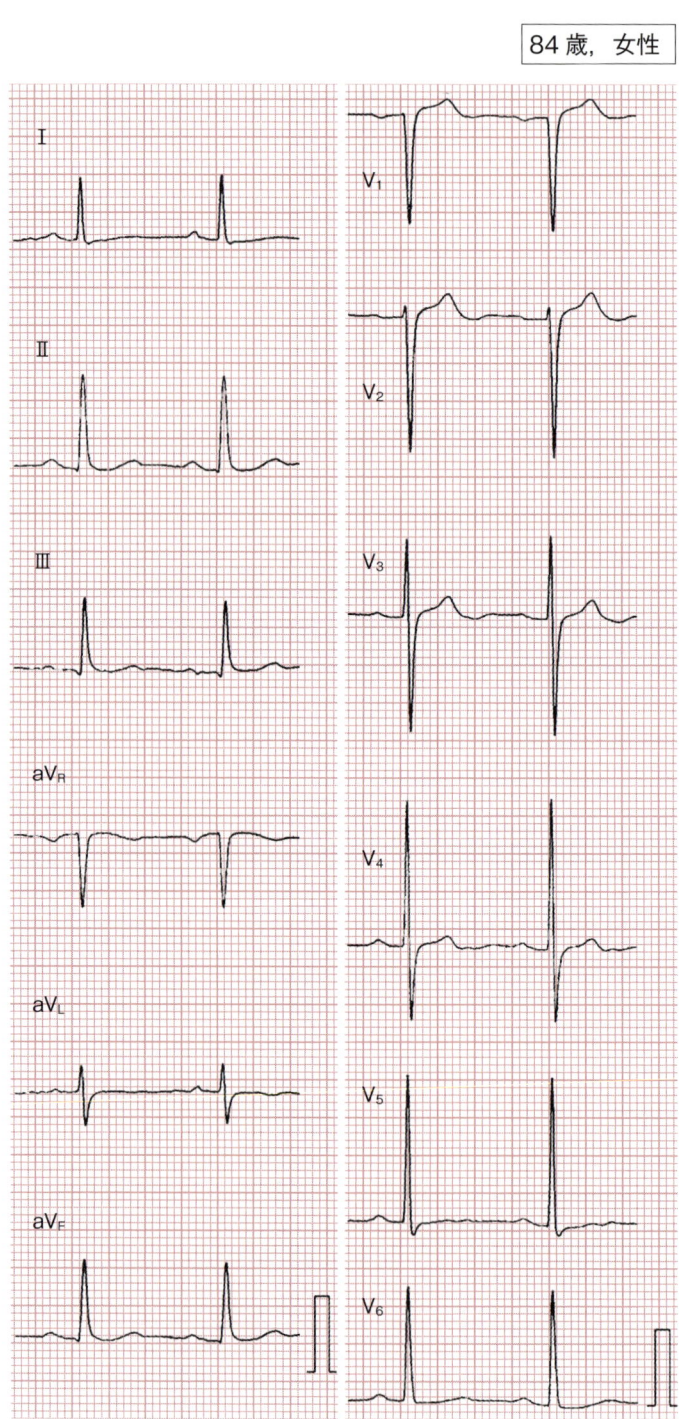

84歳,女性

> **診断のポイント**
> 1) 虚血によらない ST-T 変化を非特異的 ST-T 変化と呼ぶ．
> 2) T 波の平低化や軽度の ST 低下を示すことが多く中高年の女性に多くみられる．

▶ 本例の診断

　洞調律で心拍数は 75/分．PR 間隔は 0.19 秒．QRS 幅は 0.09 秒．V_4〜V_6 で T 波の平低化が認められる．V_5, V_6 では軽度の ST 低下も認められる．右室肥大や左室肥大の所見はない．本症例は非典型的な胸部違和感を訴えた高齢女性の心電図である．冠動脈造影で有意狭窄もなく冠攣縮も誘発されなかった．また心エコー図検査でも異常所見を認めなかった．

▶ 鑑別診断

　虚血性心疾患による ST-T 変化を除外することがもっとも重要である．
　冠動脈の主要な枝には狭窄がないものの，心筋内を走行する細い血管の狭窄や攣縮によって胸痛と心電図変化を生じる微小血管狭心症（microvascular angina）である可能性もある．これは更年期女性に多くみられ，ニトログリセリンはあまり効果がなく Ca 拮抗薬の有用性が示唆されている．

▶ 臨床指針

　中高年女性の ST 低下や T 波平低化は非特異的変化であることが多い．運動負荷後に ST 低下が顕著になる場合もあるので真の虚血性心疾患との鑑別に苦慮する．典型的な症状の有無や冠動脈疾患の危険因子等から総合的に判断し，必要に応じて，負荷心筋シンチグラフィーや冠動脈 CT で精査を行う．安易な冠動脈造影は避けるべきである．表 1 に ST-T 変化を示す病態や状態を示したが，明らかな原因が特定できれば，その疾患の治療・管理を行う．

表 1　ST-T 変化をきたす病態や状態

- 心膜炎，心筋炎，心筋症
- 内分泌疾患：甲状腺機能異常など
- 低体温
- 電解質異常：低 K 血症，低 Na 血症，低 Ca 血症，低 Mg 血症
- 脳疾患：脳腫瘍，脳卒中，くも膜下出血
- 胸郭異常：漏斗胸
- 薬剤：ジギタリス（ST 部の盆状低下），向精神薬
- 膠原病

10 陰性U波

75歳, 女性

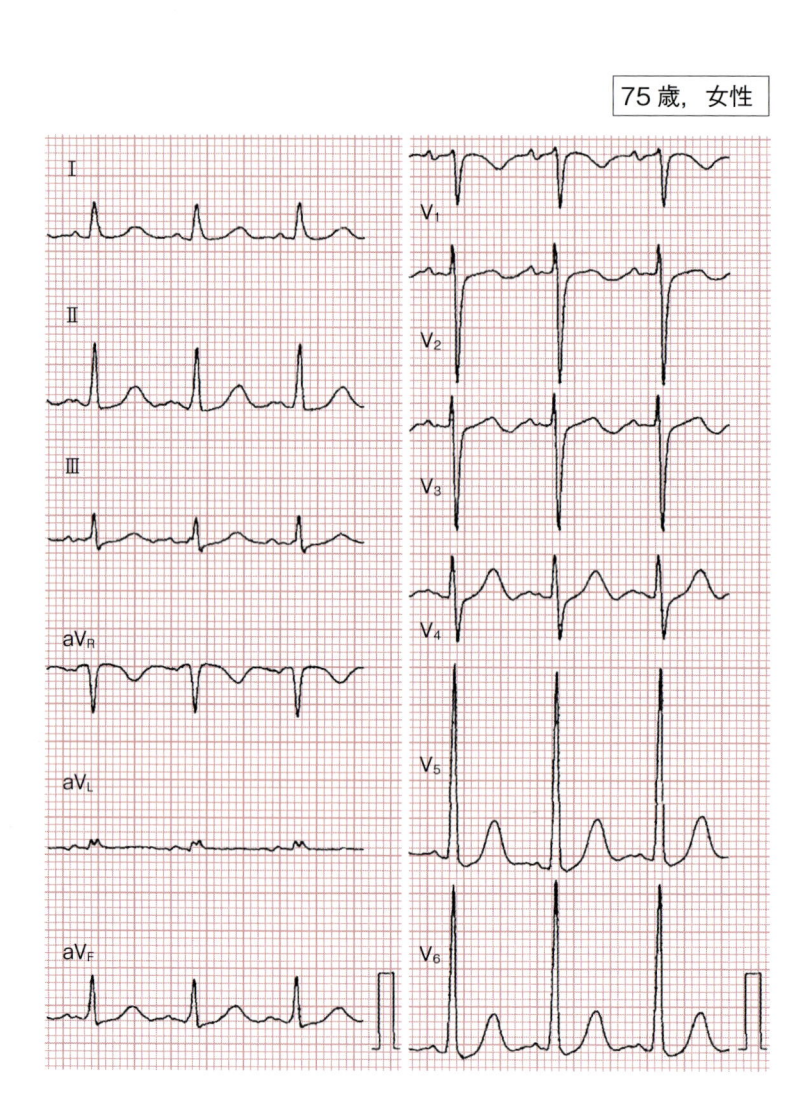

- 診断のポイント

T波の直後に認められる緩やかな陰性波

28　Ⅱ. チェックリスト

▶ 本例の診断

洞調律で心拍数は106/分と洞性頻脈である．PR間隔は0.15秒でQRS幅は0.08秒．V_1のT波は陰転化しているが，V_2からV_4にかけてT波の直後に明らかな陰性波を認め，V_3では0.2 mV以上の深さである．V_5のR波高は2.8 mVであり左室肥大の診断基準を満たす．本症例は不安定狭心症の75歳女性から記録されたもので，この心電図が記録された直後の冠動脈造影で左冠動脈主幹部の高度狭窄が判明し冠動脈バイパス術が施行された．

▶ 鑑別診断

陰性U波の診断は比較的容易である．原疾患によりU波が認められる誘導が異なる．陰性U波の認められる病態を表1に示した．

表1 陰性U波の認められる病態

- ・虚血性心疾患：
  冠動脈疾患では虚血部位に相当する誘導で認められる．ST低下に伴って陰性U波が認められる場合は重症の冠動脈疾患が存在する可能性が高い．
- ・左室肥大をきたす疾患（圧負荷，容量負荷，高血圧性心臓病）
  左室肥大による陰性U波は，I，aV_Lおよび左側胸部誘導（V_4〜V_6）で認められる．
- ・右室肥大をきたす疾患
  右室肥大による陰性U波は，III，aV_F，右側胸部誘導（V_1，V_2）に認められる．

1）QT延長症候群（186，189頁）でも陰性U波が認められる．図1は，遺伝子検索でLQT2が判明した42歳女性の12誘導心電図（V_1〜V_3のみ）であるが，V_2では2相性T波の陰性部分と呼ぶべきか陰性U波と呼ぶべきかまぎらわしい陰性波が認められる．このようにQT延長症候群ではT波とU波が明らかに区別できない場合が多く，TU complexと呼ばれることが多い．

2）原発性アルドステロン症や周期性四肢麻痺などに伴う低カリウム血症でも同様にQT延長およびU波が認められることが多い．急性の下痢や消耗性疾患に伴う低カリウム血症も同様である．

▶ 臨床指針

陰性U波は明らかな異常所見であり，重症冠動脈疾患を念頭に慎重に対処する．原因が特定できれば原疾患に対する治療を行う．

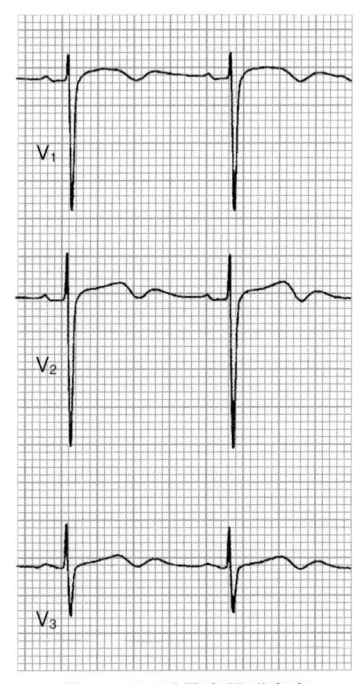

図1 QT延長症候群患者（LQT2）のTU complex

11 低電位差

15歳，女性

診断のポイント

Ⅰ，Ⅱ，ⅢのQRS波の振幅が0.5 mV以下の場合，もしくは胸部誘導QRS波の振幅のいずれもが1.0 mV以下の場合．

本例の診断

洞調律で心拍数は 51/分，PR 間隔は 0.12 秒で短めである．QRS 幅は 0.09 秒で QTc 間隔は 0.38 秒．電気軸は +88°．四肢誘導の QRS 波振幅はいずれも 0.5 mV 以下である．胸部誘導では V_2 を除いたすべての誘導で QRS 振幅は 1.0 mV 以下である．四肢誘導は低電位の診断基準を満たしているが胸部誘導は満たしていない．したがって厳密には "四肢誘導で低電位差を示す心電図" の診断になる．しかし胸部誘導では，V_3 から V_6 にかけて R 波の増高が不良で，かつ S 波も浅くなっており，明らかに QRS 波の振幅が小さい異常心電図と判断される．この心電図は神経性食思不振症の 15 歳女性から記録されたもので，患者は多量の心嚢液貯留を呈していた．

鑑別診断

1) 表1に低電位差の原因を示した．多くみられるものに，① 心筋障害による起電力減少と，② 心嚢液が貯留している場合など電気を通しやすい良導体によって短絡している場合，の2つが挙げられる．

表1　低電位差の原因

・心筋障害による起電力の減少—心筋梗塞，心筋炎，心筋症など
・心嚢液貯留—甲状腺機能低下症や膠原病など
・肺含気量の低下—肺水腫
・その他—高度肥満，全身性浮腫など

2) 胸部誘導の QRS 波振幅は正常であるが四肢誘導のみで低電位差を示す場合がある．これは必ずしも異常を意味しない．QRS 波の起電ベクトルは右上後方から左下前方へ向かうが，一般に上方から下方に向かうベクトルが大きく後方から前方に向かうベクトルは小さい．しかし体型や心臓の位置偏位により，後方から前方への成分が増し，上方から下方への成分が小さくなれば，前額面に投影される四肢誘導の QRS 波振幅は小さくなる．

3) R 波高に関連する用語に "Brody 効果" がある．これは，「心腔内血液は周囲組織と比較して伝導性が高いため，心腔内血液量の減少や左室前負荷の減少によって R 波高が減少する」という考え方である．たとえば貧血治療中のヘマトクリット値上昇に伴う R 波高減少や，健常人の運動負荷時の心腔内血液量減少による R 波高減少などが Brody 効果で説明されている．しかし Brody 効果では，「均一な大きな媒体のなかにある完全な伝導性を有する球を心臓とする」ことを前提としており，ヒトの心電現象説明に応用するのは困難との見方もある．

臨床指針

四肢誘導，胸部誘導ともに低電位差の診断基準を満たす心電図はまれである．四肢誘導のみにみられる低電位差よりも胸部誘導のみにみられる低電位差の方が明らかに病的意義が高い．低電位差を呈する心電図をみたときには，たとえ上記の診断基準は満たさずとも，低電位差の傾向を示す異常心電図として認識し，原因を検索する必要がある．また経時的に心電図を記録している患者で QRS 波の振幅減少がみられた際にも原因検索を行う必要がある．

12 洞性頻脈

28歳，女性

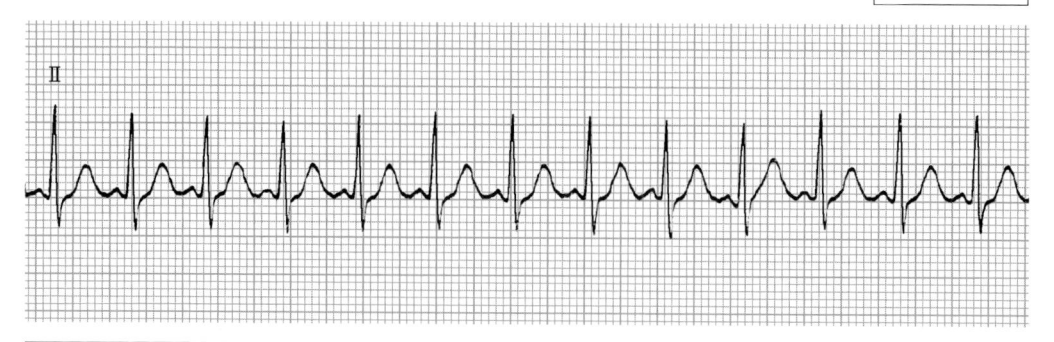

II

器質的心疾患なし（運動中）

> **診断のポイント**
>
> 1) RR 間隔が 600 msec より短い．すなわち，心拍数が 100/分以上である．
> 2) RR 間隔は一定である．
> 3) QRS 波の前に正常 P 波がみられる．

▶ 本例の診断

心拍数が 100/分以上の正常洞調律を洞性頻脈（sinus tachycardia）という．

▶ 鑑別診断

1) 発作性上室性頻拍→P 波の波形が正常洞調律と異なる．
2) 頻脈性心房細動→P 波のかわりに基線の動揺（f 波）がみられる．QRS 波は，特別な場合を除き，洞調律と同じ形である．RR 間隔は不定で，平均的に短縮している．
3) 頻脈性心房粗動→P 波のかわりに鋸歯状波（F 波）がみられる．QRS 波は，特別な場合を除き，洞調律と同じ形である．RR 間隔は房室伝導比に依存するが，一定であることが多く，短縮している．
4) 心室頻拍→QRS 波は幅広い．P 波はみられない．

▶ 臨床指針

洞性頻脈は，運動，緊張，発熱など生理的現象のほか，貧血，脱水，交感神経緊張，甲状腺機能亢進症，うっ血性心不全などが原因となる．また，カテコラミンや硫酸アトロピンなどの薬剤投与も洞性頻脈の原因となる．

無症候性も多いが，頻脈が高度になれば，動悸や息切れなどの症状を呈する．症候性の場合は β 遮断薬を用いて心拍数を減少させる場合もある．

13 洞性徐脈

41歳，男性

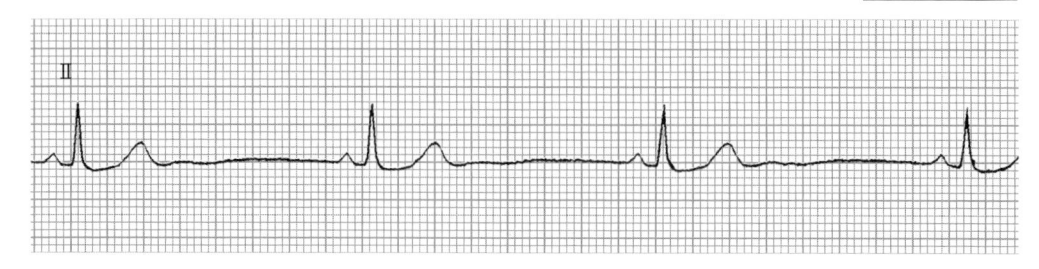

器質的心疾患なし（就寝中）

> **診断のポイント**
> 1) RR 間隔が 1,200 msec より長い．すなわち，心拍数が 50/分未満である．
> 2) RR 間隔は一定である．
> 3) QRS 波の前に正常 P 波がみられる．

▶ 本例の診断

　心拍数が 50/分未満の正常洞調律を洞性徐脈（sinus bradycardia）という．心拍数が 30/分未満の高度の洞性徐脈は，洞不全症候群（sick sinus syndrome: SSS）の Rubenstein I 型に分類される．洞不全症候群とは洞結節の慢性的な機能不全により徐脈や頻脈を生じる病態であり，Rubenstein I 型のほか，洞結節から心房筋への興奮伝導の障害により心房興奮が脱落する II 型（洞房ブロック），徐脈と頻脈を繰り返す III 型（徐脈頻脈症候群）がある．

▶ 鑑別診断

　1) 房室ブロックを伴う上室性期外収縮の 2 段脈→洞調律の P 波に QRS 波が続いた後，上室性期外収縮による P 波が現れるが，これには QRS 波が続かない．これを繰り返すため，RR 間隔は 2 倍近くに延長，すなわち心拍数は半分近くに減少する．
　2) 房室結節性調律→ QRS 波は洞調律と同じ波形であるが，その前に P 波がみられない．RR 間隔は一定で，延長している．
　3) 徐脈性心房細動→ P 波のかわりに基線の動揺（f 波）がみられる．QRS 波は，特別な場合を除き，洞調律と同じ形である．RR 間隔は不定で，平均的に延長している．
　4) 徐脈性心房粗動→ P 波のかわりに鋸歯状波（F 波）がみられる．QRS 波は，特別な場合を除き，洞調律と同じ形である．RR 間隔は房室伝導比に依存するが，一定であることが多く，延長している．

▶ 臨床指針

　洞性徐脈は，迷走神経（副交感神経）緊張，洞不全症候群，甲状腺機能低下症，スポーツ心などが原因となる．β遮断薬や Ca 拮抗剤，また，塩酸メトキサミンのように末梢血管抵抗の増大による昇圧剤などの薬剤投与も洞性徐脈の原因となる．
　無症候性も多いが，徐脈が高度になれば，めまい，ふらつき，意識消失などの症状を呈する．症候性の場合，徐脈が一時的ならば，硫酸アトロピンやイソプレテレノールの静注，体外式ペースメーカ挿入によるペーシング刺激などによって心拍数を増加させる．症候性の徐脈が持続したり断続的に発生したりする場合は，体内式ペースメーカ植込みの適応となる．また，キサンチン誘導体やシロスタゾールの内服でも心拍数は増加傾向を呈する．

14 （呼吸性）洞性不整脈

32歳, 男性

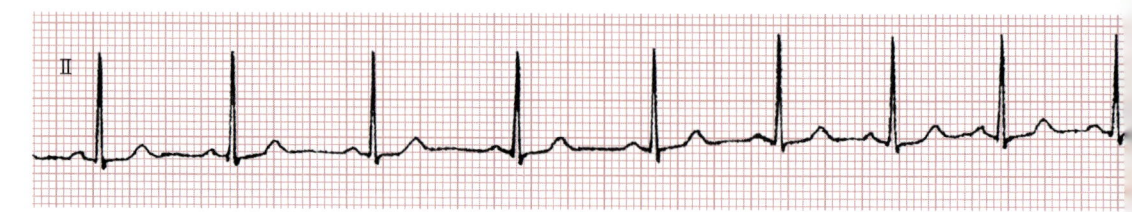

II

器質的心疾患なし

診断のポイント

1) 吸気時にRR間隔が短縮し，心拍数が増加する．
2) 呼気時にRR間隔が延長し，心拍数が減少する．

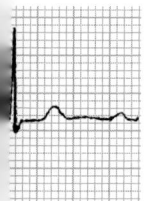

▶ 本例の診断

洞性不整脈は，呼吸によって RR 間隔が変動する生理的反応である．
　吸気時には，胸腔内圧がより陰圧に傾き，肺血管床が拡大するため，左心への血液還流が減少し，心拍出量および血圧が低下する．これにより，頸動脈洞や大動脈弓にある圧受容体を介して迷走神経活動が抑制される．また，延髄にある迷走神経中枢は吸気時に呼吸中枢から抑制的な干渉を受ける．これらの反応によって吸気時には心拍数が増加する．
　一方，呼気時には迷走神経活動への抑制が外れるので，心拍数は減少する．

▶ 鑑別診断

発作性上室性頻拍→洞性不整脈では心拍数が漸増漸減するのに対し，発作性上室性頻拍では頻拍の発生と停止は突然である．P波は頻拍前と異なる波形を呈する場合が多い．QRS波は，特別な場合を除いて，頻拍前と同じ波形を呈する．

▶ 臨床指針

洞性不整脈は生理的現象なので，当然，自覚症状はなく，治療の対象にもならない．
　心タンポナーデなど左室拡張不全では，吸気時の左心への血液還流の低下がより著しくなり，心拍出量・血圧・心拍数の呼吸性変動は顕著になる．吸気時の血圧が呼気時より 10 mmHg 以上の低下を認める現象を奇脈という．

15 移動性ペースメーカ

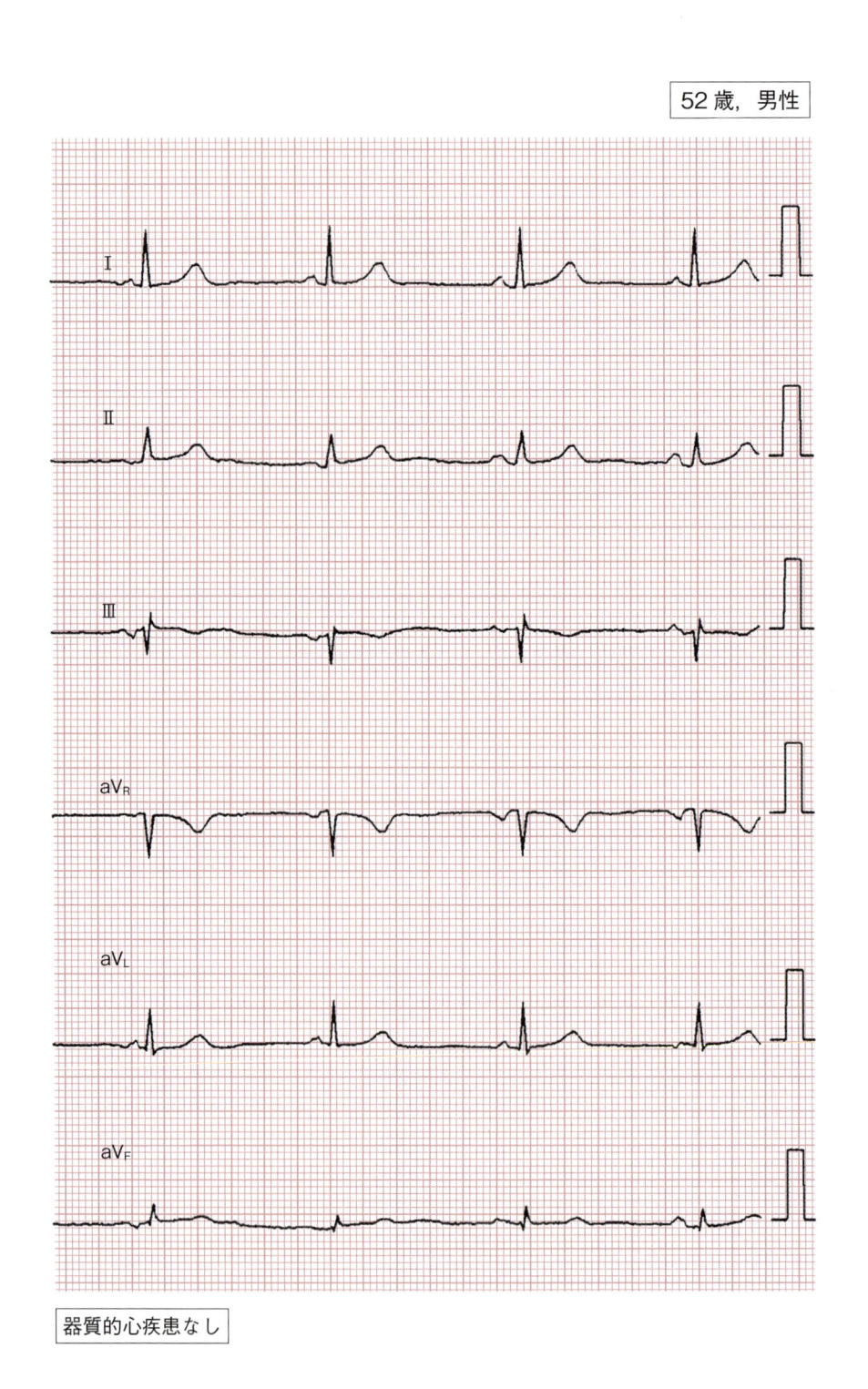

52歳, 男性

器質的心疾患なし

診断のポイント

1）P 波の波形が持続的に変化する．
2）P 波以外の波形には影響しない．

▶ 本例の診断

　移動性ペースメーカ（wandering pacemaker）とは，心房内での刺激の発生部位が徐々に移動する現象であり，心電図では P 波の波形が持続的に変化する．一般に刺激の発生部位が房室接合部に近いほど RR 間隔は延長するが，その位置の決定は困難であり，臨床的にも意味はない．

▶ 鑑別診断

　1）ペースメーカ移動（pacemaker shift）→心房内での刺激の発生部位が突然移動する現象であり，P 波の波形は断続的に変化する．
　2）上室性期外収縮→洞調律とは異なる形の P 波が早期に現れる．

▶ 臨床指針

　移動性ペースメーカに自覚症状はない．臨床的意義は乏しく，治療の対象にならない．

16　異所性調律異常

53歳，男性

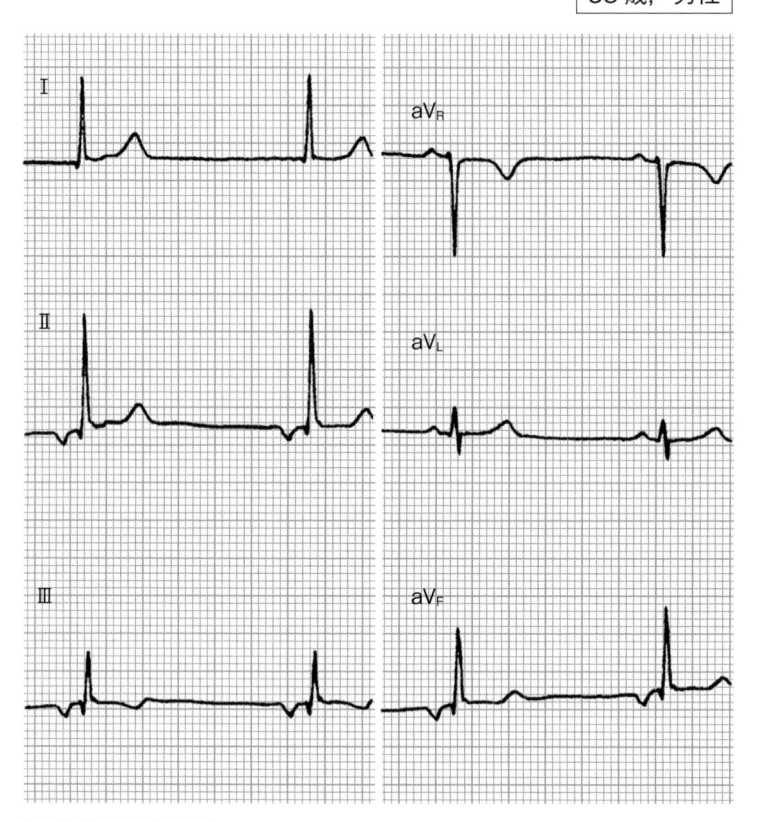

器質的心疾患なし

40　Ⅱ．チェックリスト

診断のポイント

1) P波の波形が正常洞調律のP波と異なる．
2) P波以外の波形には影響しない．

▶ 本例の診断

　正常洞調律では，洞結節で発生した刺激が興奮波となって心臓全体に伝播するため，洞結節の調律が心臓全体の調律となる．洞結節は右房の右上方の上大静脈との接合部にあるため，洞調律での心房内の興奮波は洞結節から房室結節に向かって左下方向に伝播する．このため洞調律のP波は，下方を向いたⅡ・Ⅲ・aV_F誘導では上向きになり，右上方を向いたaV_R誘導では下向きになる．
　異所性調律異常では，刺激が洞結節以外の場所で発生するため，心房興奮波の伝播方向は洞調律と異なる．このためP波は洞調律と異なる波形を呈す．

▶ 鑑別診断

　1) 正常洞調律→P波の波形が正常である．
　2) 房室結節回帰性頻拍（fast-slow型）→QRS波の直前に逆行性P波（Ⅱ・Ⅲ・aV_F誘導で下向き，aV_R誘導で上向き）がみられるため，頻脈を伴った異所性調律異常と類似の波形となる．逆行性P波は頻拍発作の開始で発生し，停止で消失する．頻脈発作の開始と停止は突然である．

▶ 臨床指針

　明らかな原因がない場合が多いが，洞機能不全に対する補充調律の場合もある．自覚症状はない．異所性調律異常そのものは治療の対象にならない．原因疾患があれば，その疾患が治療の対象となる場合がある．

17 左房負荷（僧帽性P）

55歳，女性

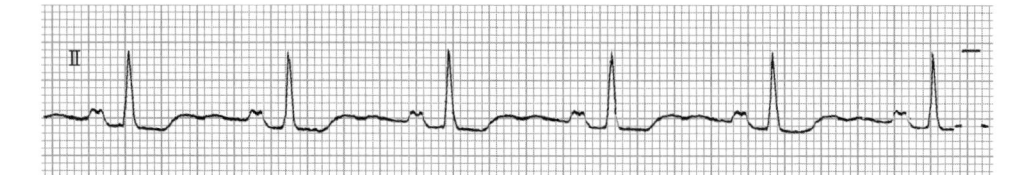

II

僧帽弁閉鎖不全症

> **・診断のポイント・**
> 1) P波幅が120 msec以上に増大する．
> 2) Ⅱ誘導のP波が2峰性に分裂する．
> 3) V₁誘導のP波が2相性となり，後半の陰性成分の幅と深さの積が40 (mm・ms) 以上となる (Morris' index)．
> 4) P波高は正常範囲である．

本例の診断

洞調律では，心房興奮は右房から左房に向かうので，P波は前半の右房成分と後半の左房成分で構成される．左房の興奮は，Ⅱ誘導からみると近づくことになるため左房成分は陽性となり，V₁誘導からみると後方に遠ざかることになるため左房成分は陰性となる．

左房に負荷が加わり左房拡大をきたすと，左房の興奮時間が延長し，左房興奮の極期が遅れる．このため，P波後半で左房成分が顕在化し，P波幅は増大する（図1）．Ⅱ誘導では左房成分が陽性であるため2峰性P波となり，V₁誘導では左房成分が陰性であるため2相性P波となる．ただし，V₁誘導の2相性P波をすべて左房負荷と診断すべきでなく，一般に陰性成分の幅と深さの積が40（mm・ms）以上がV₁誘導での左房負荷の診断基準となっている（Morris' index）．

鑑別診断

右房負荷→Ⅱ誘導やV₁誘導でP波が尖鋭増高化する．P波の幅は正常またはやや短縮する．

臨床指針

左房負荷（僧帽性P）は，血行動態的に左房に負荷が加わり，左房拡大をきたす場合にみられる．僧帽弁膜症（僧帽弁狭窄症，僧帽弁閉鎖不全症）ではその程度が顕著である．急性左室不全では拡張末期圧の上昇に伴って左房負荷が出現し，左室不全の改善とともにその程度は改善する．このほか，高血圧症，虚血性心疾患，心筋症，大動脈弁疾患などでもみられる．

原因疾患の治療と合併症の予防が主な治療方針である．左房拡大には，左房内血栓による血栓塞栓症や，心房細動が合併しやすく，また，心房細動が合併すると血栓塞栓症の発生率がさらに高まる．このため，心房細動を合併していなければアスピリンやチクロピジンなどの抗血小板薬を，心房細動を合併していれば抗凝固薬であるワーファリンを内服して，左房内血栓の形成を予防する．

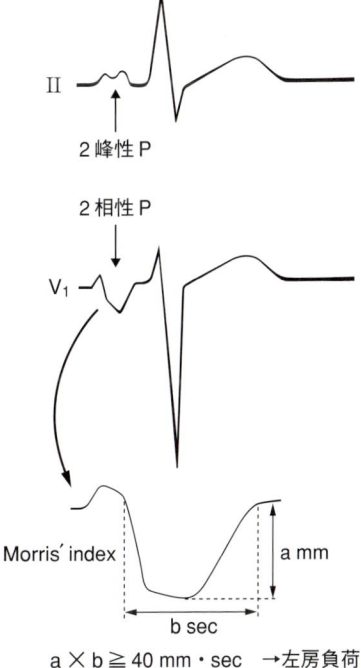

図1 a×b≧40 mm・sec →左房負荷

18 右房負荷（肺性 P）

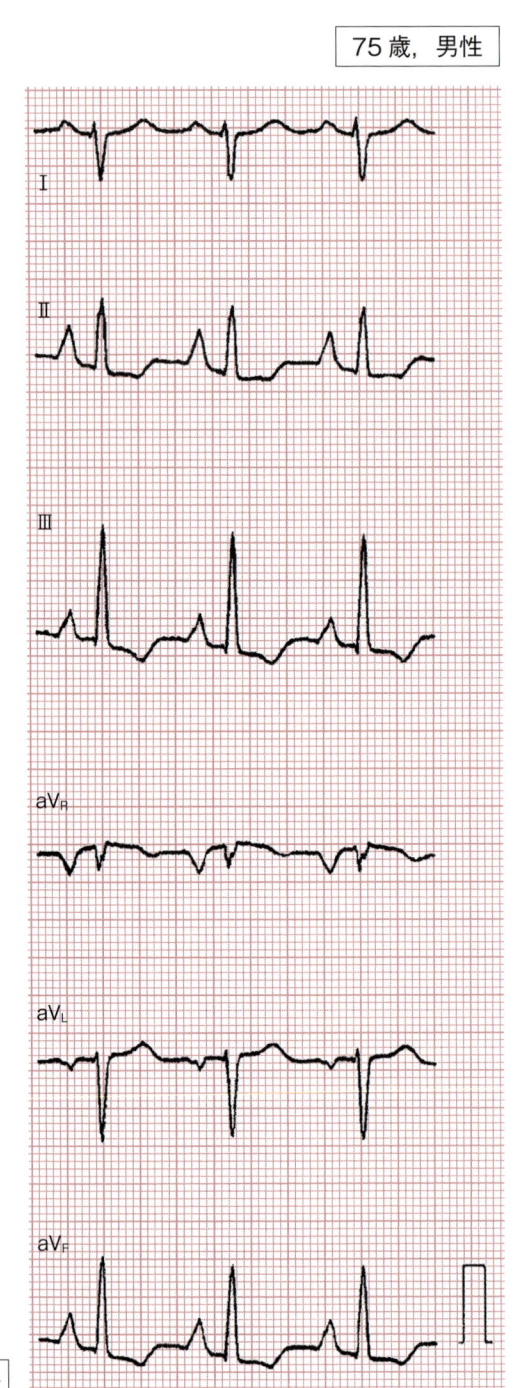

75 歳，男性

重症肺気腫に伴う肺性心

44　II．チェックリスト

> **診断のポイント**
>
> 1) Ⅱ誘導のP波が尖鋭増高化し，振幅が0.25 mV以上となる．
> 2) V_1誘導のP波が尖鋭増高化し，振幅が0.20 mV以上となる．
> 3) P波幅は正常範囲（110 msec未満）である．

▶ 本例の診断

　洞調律では，心房興奮は右房から左房に向かうので，P波は前半の右房成分と後半の左房成分で構成される．左房の興奮は，Ⅱ誘導からみると近づくことになるため左房成分は陽性となり，V_1誘導からみると後方に遠ざかることになるため左房成分は陰性となる．

　右房に負荷が加わり右房拡大をきたすと，右房の興奮時間が延長し，右房興奮の極期が遅れる．このため，P波は尖鋭増高化する（図1）．P波の振幅が，Ⅱ誘導ならば0.25 mV以上，V_1誘導ならば0.20 mV以上で，右房負荷と診断される．

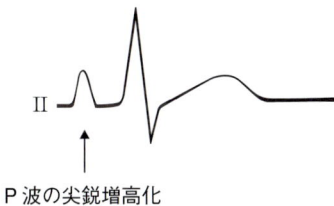

▶ 鑑別診断

　左房負荷→P波幅が増大し，Ⅱ誘導では2峰性，V_1誘導では後半の陰性成分が増大して2相性となる．P波の振幅には影響しない．

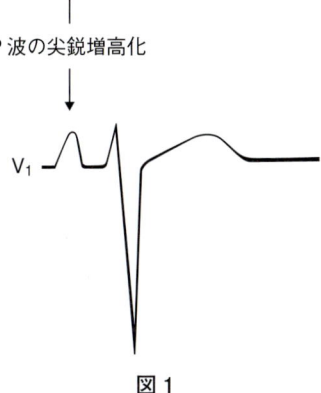

▶ 臨床指針

　右房負荷（肺性P）は，血行動態的に右房に負荷が加わり，右房が拡大する場合にみられる．急性および慢性肺疾患（肺感染症，慢性閉塞性肺疾患，気管支喘息，肺線維症，原発性肺高血圧症，肺塞栓症，肺癌など），先天性心疾患（心房中隔欠損症，肺動脈狭窄症，Fallot四徴症など），三尖弁膜症などが，その主な原因である．左房負荷と同様に原因疾患の病勢を反映して敏感に変化する．右房負荷そのものは治療の対象にならず，原因疾患が治療の対象となる．

図1　P波の尖鋭増高化

19 左室肥大

61 歳, 男性

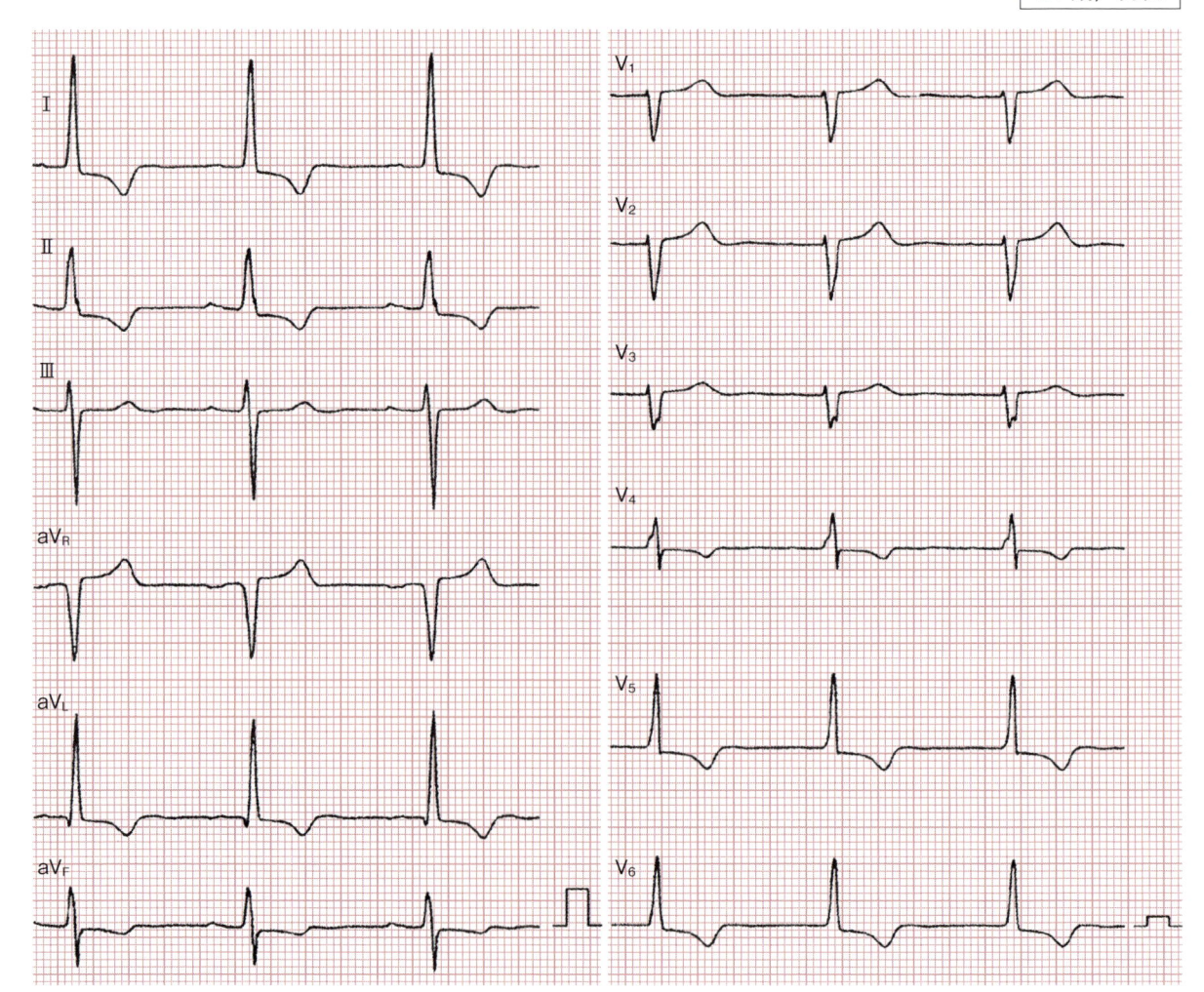

大動脈弁狭窄症

表1 小児心電図心室肥大判定基準

		RV5	RV6	RV5＋SV1	RV6＋SV1
3〜11歳		≧4.0 mV	≧3.0 mV	≧6.5 mV	≧5.0 mV
12歳以上	男	≧4.0 mV	≧3.0 mV	≧6.0 mV	≧4.0 mV
	女	≧3.5 mV	≧2.5 mV	≧5.0 mV	≧4.0 mV
思春期以降		≧2.6 mV	≧2.6 mV	≧3.5 mV	≧3.5 mV

(大国真彦. 小児心電図心室肥大判定のめやす. 日本小児循環器学会. 1987; 3: 382.)

診断のポイント

1) Ⅰ・aV_L・V_5・V_6誘導でR波が増高し，V_1・V_2誘導でS波が深くなる．
   - V_5（またはV_6）誘導のR波＋V_1誘導のS波≧3.5 mV
   - V_5（またはV_6）誘導のR波＞2.6 mV
   - Ⅰ誘導のR波＋Ⅲ誘導のS波＞2.5 mV
   - aV_L誘導のR波＞1.2 mV
2) V_5・V_6誘導で心室興奮時間（VAT）が延長する（≧50 msec）．
3) Ⅰ・aV_L・V_5・V_6誘導で，左室肥大が左室への圧負荷による場合はストレイン型の陰性T波が，容量負荷による場合は尖鋭増高化したT波がみられる．

▶ 本例の診断

　左室肥大（left ventricular hypertrophy: LVH）では，Ⅰ・aV_L・V_5・V_6誘導でR波が増高し，V_1・V_2誘導やⅢ誘導でS波が深くなる．V_5・V_6誘導では心室興奮時間（QRS波の開始からR波の頂点までの時間）が延長する．

　左室への圧負荷（収縮期負荷）が原因である場合はⅠ・aV_L・V_5・V_6誘導でストレイン型（緩やかに下降し急に上昇するタイプ）の陰性T波がみられ，容量負荷（拡張期負荷）が原因である場合はこれらの誘導でT波の尖鋭増高化がみられる（図1）．また，心筋肥大が心尖部に限局する心尖部肥大（apical hypertrophy: APH）ではV_3・V_4誘導に巨大陰性T波がみられる．

　V_1誘導のr波とV_5・V_6誘導のq波は，圧負荷では小さくなり，容量負荷では維持されるか増大する傾向となる．

▶ 鑑別診断

1) 小児の正常心電図→小児の心電図は高電位となる．小児の左室肥大の判定は小児心電図の基準に則って行う（表1）．
2) 左脚ブロック→V_1誘導のS波が深いため，左室肥大の基準を満たす場合がある．左脚ブロックでは，V_5（またはV_6）誘導のq波が消失し，QRS波に分裂またはノッチを認める．

図1　圧負荷：2.7mV以上、陰性T波（ストレイン型）
　　　容量負荷：2.7mV以上、増高T波

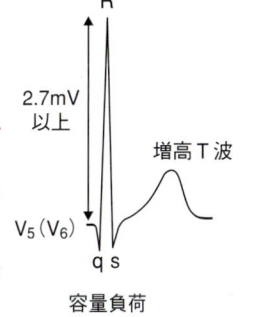

▶ 臨床指針

　心電図での左室肥大の所見は，左室の壁肥大や内腔拡大でみられ，左室の圧負荷や容量負荷，心筋症などが原因となる．左室の圧負荷の原因には，高血圧症，大動脈弁狭窄症，大動脈縮窄症など，容量負荷の原因には，大動脈弁閉鎖不全症，僧帽弁閉鎖不全症，心室中隔欠損症，動脈管開存症などがある．

　左室壁の肥大は拡張不全を，菲薄化は収縮不全をしばしば伴い，いずれも左心不全の原因となる．また，いずれも致死性不整脈の発生率が高く，心臓突然死の原因となる．

　原因疾患の治療と合併症の予防が，左室肥大の主な治療方針となる．

20 右室肥大（原発性肺高血圧）

18歳，女性

原発性肺高血圧症

48　Ⅱ.チェックリスト

診断のポイント

1) V_1 誘導でR波が増高（≧0.7 mV）してS波の振幅を超える（R/S比＞1.0）．
2) V_5・V_6 誘導でS波が深くなりR波の振幅を超える（R/S比＜1.0）．
3) V_1・V_2 誘導でストレイン型 ST–T 下降がみられる．
4) V_1・V_2 誘導で心室興奮時間（VAT）が延長する（≧30 msec）．
5) ＋110度を超える著しい右軸偏位を呈す．
6) 右房負荷の所見がみられる．

▶ 本例の診断

右室肥大（right ventricular hypertrophy: RVH）では，V_1 誘導でR波が増高し，V_5・V_6 誘導ではS波が深くなる．また，V_1・V_2 誘導ではストレイン型（緩やかに下降し急に上昇するタイプ）の陰性T波がみられ，心室興奮時間（QRS波の開始からR波の頂点までの時間）が延長する．さらに右軸偏位と右房負荷がみられる．

右室への圧負荷（収縮期負荷）が原因の場合は，V_1 誘導のR波は 0.7 mV 以上に増高し，S波の振幅より大きくなる（R/S比＞1.0）．V_1 誘導の QRS 波が qR 型を呈す場合もある．V_5・V_6 誘導ではS波がR波の振幅より大きくなる（R/S比＜1.0）．

右室への容量負荷（拡張期負荷）が原因の場合は，心電図は不完全右脚ブロックの所見を呈す．V_1 誘導の QRS 波は rsR' 型を呈し，R' 波の高さは 0.5 mV を超える．

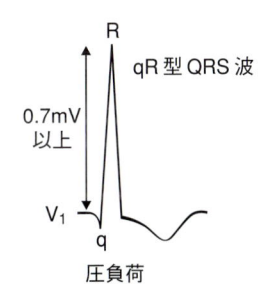

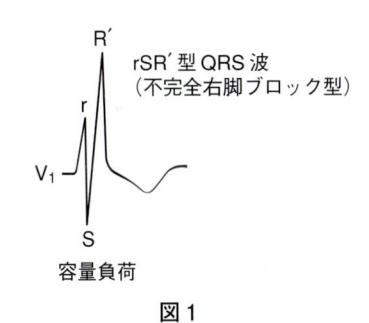

qR 型 QRS 波
0.7mV 以上
圧負荷

rSR' 型 QRS 波
（不完全右脚ブロック型）
容量負荷

図1

▶ 鑑別診断

1) WPW 症候群（A型）→ V_1 誘導のR波は増大するが，PQ 短縮とデルタ波がみられる．
2) 高位後壁梗塞→ V_1・V_2 誘導のR波は増大するが，右軸偏位や右房負荷はみられない．

▶ 臨床指針

右室への圧負荷の原因には，原発性肺高血圧症や2次性肺高血圧症（僧帽弁狭窄症，肺気腫，急性肺塞栓症，Eisenmenger 症候群など）による肺動脈抵抗の増大，肺動脈弁狭窄や Fallot 四徴症などによる右室流出路の狭窄などがある．

右室への容量負荷の原因には心房中隔欠損症が代表的である．ただし，一次孔欠損ならば左軸偏位，二次孔欠損ならば右軸偏位となる．このほか，三尖弁閉鎖不全症，肺動脈弁閉鎖不全症，肺静脈還流異常なども右室への容量負荷の原因となる．

右室肥大そのものは治療の対象にならず，原因疾患が治療の対象となる．

21 両室肥大

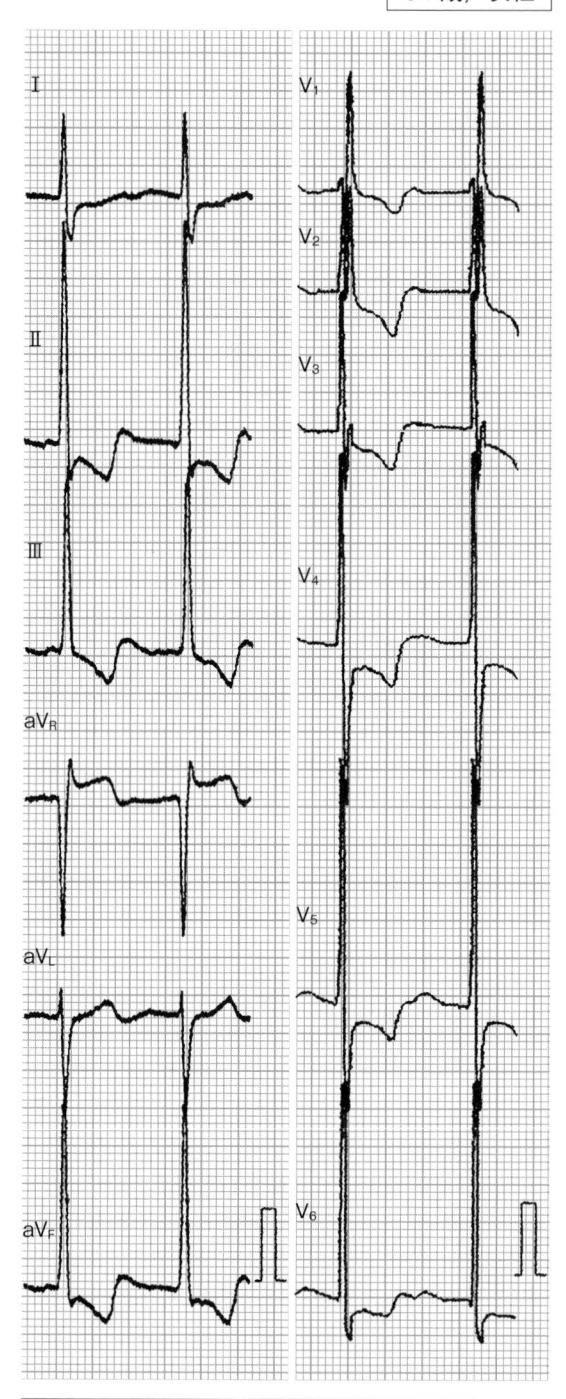

64歳, 女性

僧帽弁狭窄症＋大動脈弁狭窄症兼閉鎖不全症

診断のポイント

1) 右室肥大と左室肥大の基準をともに満たす．
2) V_2〜V_4誘導で高いR波と深いS波を呈す（Katz-Wachtel phenomenon）．

▶ 本例の診断

　両室肥大（Bi-ventricular hypertrophy: BVH）は，心電図に左室肥大と右室肥大の特徴が組み合わさった所見として現れる．右室肥大と左室肥大のいずれが優位であるかによって，心電図は様々な所見を呈す．

▶ 鑑別診断

1) 左室肥大→右室肥大の所見がみられない．
2) 右室肥大→左室肥大の所見がみられない．

▶ 臨床指針

　心室中隔欠損症や動脈管開存症など，左右短絡によって左室に容量負荷が加わる先天性心疾患では，病態が進行すると肺血管抵抗の増大によって肺高血圧症を伴い，右室に圧負荷が加わる．このため，心電図では左室肥大の所見に右室肥大の所見が加わり両室肥大となる．また，連合弁膜症も両室肥大の原因となる．治療は原因疾患が対象となる．

22　完全右脚ブロック

77歳，男性

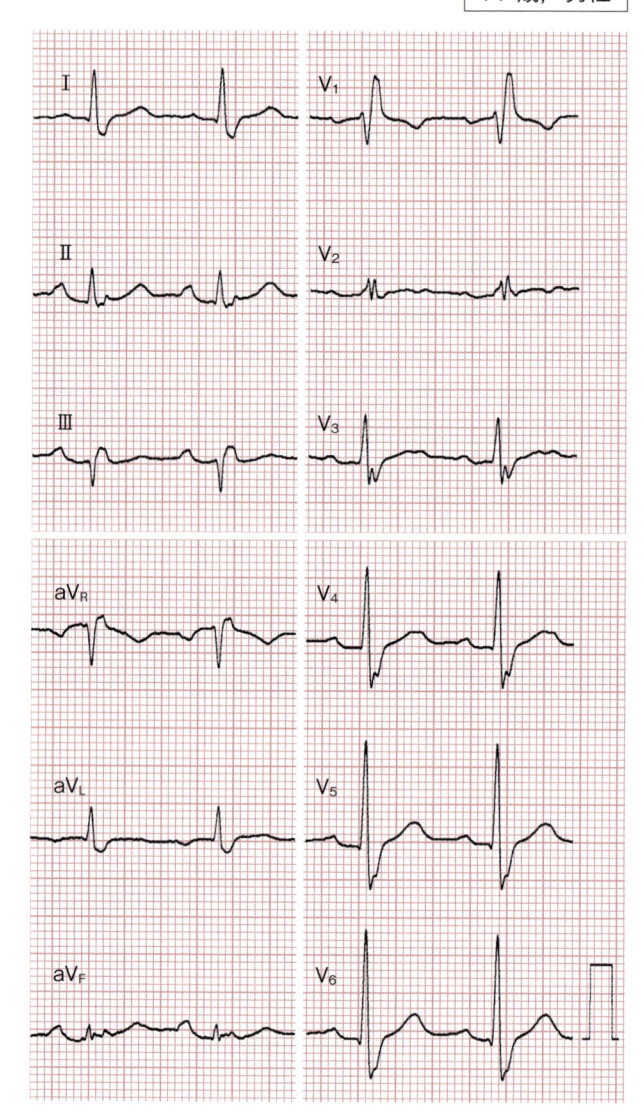

> **診断のポイント**
>
> 1) 右側胸部誘導(V_1, V_2)に初期r波よりも高電位な2番目のR波(R′波)があり，rsR′型またはrSR′型．
> 2) 左側胸部誘導(V_5, V_6)に幅が広いS波があり，しばしばノッチを伴う．
> 3) QRS幅が120 msec以上．

▶ 本例の診断

正常洞調律であり，電気軸は正常である．QRS 幅は 120 msec をやや超える．V₁ は rsR′ 型であり，R′ は初期 r 波よりも高電位で，ノッチを伴っている．V₂ では初期 R 波と R′ 波がほぼ等電位の RsR′s′ 型となっている．V₅,₆ には小さな q 波と高電位の R 波に引き続いて，幅の広い S 波が観察でき，S 波にはノッチがある．

▶ 鑑別診断

典型的な V₁ の rsR′ 型または rSR′ 型から診断は容易である．V₁ がノッチを有する分裂した R 型であり，基線を越えて陰性となる S 波がない場合には，完全右脚ブロックの診断が困難になる．この場合には，R 波の 2 番目の頂点と V₅,₆ の S 波の時相が一致することを確認する．完全右脚ブロックと同様の波形で，QRS 幅が 120 msec 未満である場合には，不完全右脚ブロックと診断する．

　1）反時計方向回転→ V₁,₂ に高い R 波があり，R 波が大きなノッチによって分裂している場合に鑑別が必要となる．R 波の 2 つ目の頂点が V₅,₆ の S 波よりも早期に出現していれば反時計方向と診断し，S 波の時相と一致していれば完全右脚ブロックと診断する．

　2）高位後壁梗塞→ V₁,₂ に立ち上がりがゆっくりとした幅の広い R 波がある．基線よりも陰性の ST 部分，陽性 T 波や陽性 U 波を伴っている場合には，高位後壁梗塞の可能性がある．これらは，順に ST 上昇，陰性 T 波，陰性 U 波の鏡像現象(reciprocal change)を示す．下壁梗塞や側壁梗塞，あるいは V₅,₆ の R 波減高(Q equivalent)など他領域の心筋梗塞を示唆する所見を伴っているか確認する．

　3）右室肥大→ V₁,₂ に高電位 R 波を生じる．右軸変位，右房負荷所見，V₅,₆ の深い S 波を伴うことが多い．心房中隔欠損に伴う肺高血圧が原因の場合には，右脚ブロックを伴うことが多い．

▶ 臨床指針

右脚は細長いために，左脚に比べて伝導障害を生じやすい．完全右脚ブロックは器質的心疾患を持たない症例に多いが，冠動脈疾患，高血圧症，弁膜症，心筋疾患など様々な病態で認められる．右心カテーテル検査や頻脈によって一過性に出現することも多い．先天性心疾患では，心内膜床欠損を含めた心房中隔欠損症や右心室を切開した心臓手術後にもみられる．病理学的に右脚が完全に断裂している症例は少なく，伝導遅延による機能的ブロックが多い．

完全右脚ブロックとなっても QRS 波形の前半 30～40 msec は正常の伝導様式をとるため，心筋梗塞による異常 Q 波の診断は可能である．また，ST-T 波の形態異常も rsR′ 型波形を呈する右側胸部誘導を除けば診断できる．しかし，完全右脚ブロックにより左側胸部誘導の R 波が減高するため，voltage criteria で診断すると左室肥大を見逃す可能性がある．

23 不完全右脚ブロック

61歳，男性

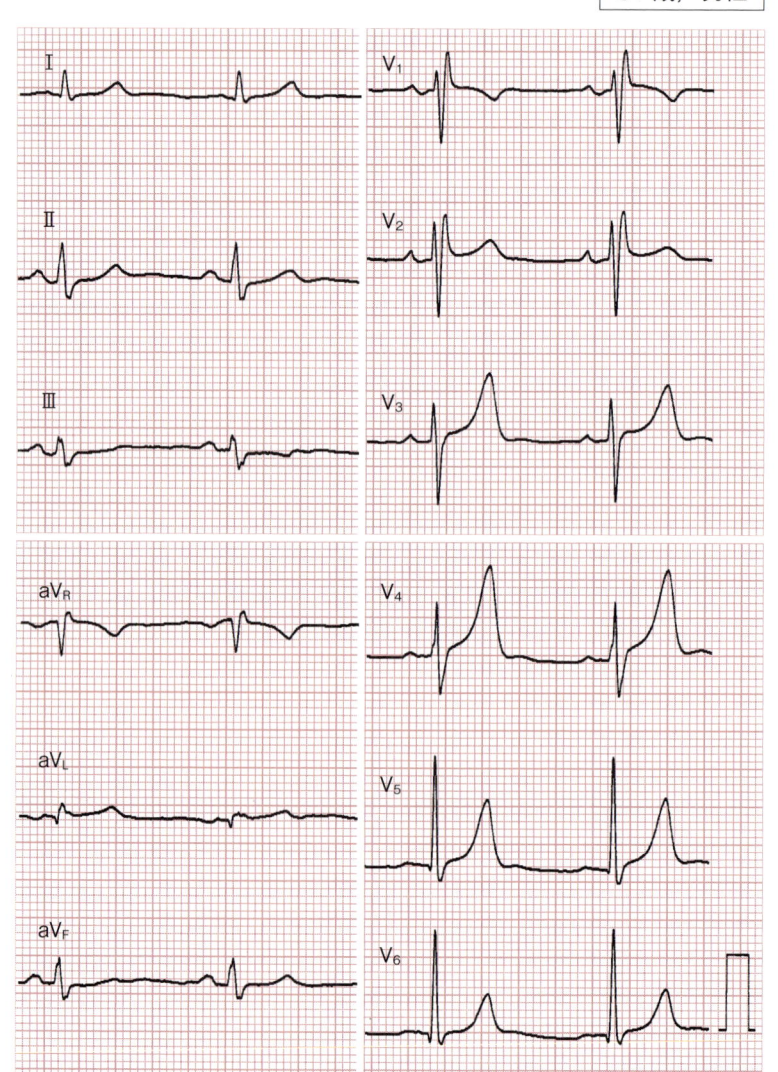

診断のポイント

1) 右側胸部誘導（V₁, V₂）に初期 r 波よりも高電位な 2 番目の R 波（R′波）があり，rsR′型またはrSR′型．
2) 左側胸部誘導（V₅, V₆）に幅が広い S 波がある．
3) QRS 幅は 120 msec 未満で，80〜110 msec のことが多い．

▶ 本例の診断

正常洞調律で，電気軸は正常である．QRS幅は110 msecである．$V_{1,2}$ともにrSr′型であり，r′は初期r波よりも高電位である．$V_{5,6}$には小さなq波と高電位のR波に引き続いて，q波よりも幅が広いS波がある．

▶ 鑑別診断

典型的なV_1のrsR′型またはrSR′型とQRS幅が120 msec未満であることから診断は容易である．V_1がノッチを有する分裂したR型で，基線を越えて陰性となるS波がない場合には，不完全右脚ブロックと診断しない．

　1) Conus pattern→右室流出路への生理的な伝導遅延によって$V_{1,2}$に出現するR′波であり，初期R波よりもR′波が低いことによって鑑別する．

　2) 反時計方向回転→$V_{1,2}$に大きなノッチによって分裂した高いR波がある場合には，反時計方向と診断する．

　3) 高位後壁梗塞→$V_{1,2}$に立ち上がりがゆっくりとした幅の広いR波がある．基線よりも陰性のST部分，陽性T波や陽性U波を伴っている場合には，高位後壁梗塞の可能性がある．下壁や側壁の梗塞，あるいは$V_{5,6}$のR波減高など近接する領域の心筋梗塞を示唆する心電図所見があるか確認する．

　4) 右室肥大→$V_{1,2}$に高電位R波を生じる．右軸変位，右房負荷所見，$V_{5,6}$の深いS波など右室肥大を示唆する他の所見を伴うことが多い．

　5) 胸郭異常(漏斗胸や扁平胸)→胸壁の前後径が狭い華奢な症例では，$V_{1,2}$にr′波が認められることが多い．通常，初期R波よりも低電位であり，Rsr′型またはRSr′型となる．

▶ 臨床指針

不完全右脚ブロックは，右脚の不完全な伝導障害によるものというよりは，右室の拡大や肥大によって生じる右室内伝導遅延が原因と考えられる．右脚に病理学的異常が発見される症例は少ない．完全右脚ブロックよりは器質的心疾患を持つ症例の割合が高く，心内膜床欠損を含めた心房中隔欠損症，Ebstein病や僧帽弁狭窄症，肺塞栓症などに伴うことが多い．特に，右室圧負荷が中等度までの症例(収縮期圧で70 mmHg未満)にみられる．より高度な右室圧負荷では$V_{1,2}$の初期R波が増高して，Rs型やR型となることが高い．

不完全右脚ブロックでもQRS波形の前半30〜40 msecは正常の伝導様式をとるため，心筋梗塞による異常Q波の診断は可能である．また，ST-T波の形態異常もrsR′型波形を呈する右側胸部誘導を除けば診断が可能である．しかし，不完全右脚ブロックにより左側胸部誘導のR波が減高するため，voltage criteriaで診断すると左室肥大を見逃す可能性がある．

24 完全左脚ブロック

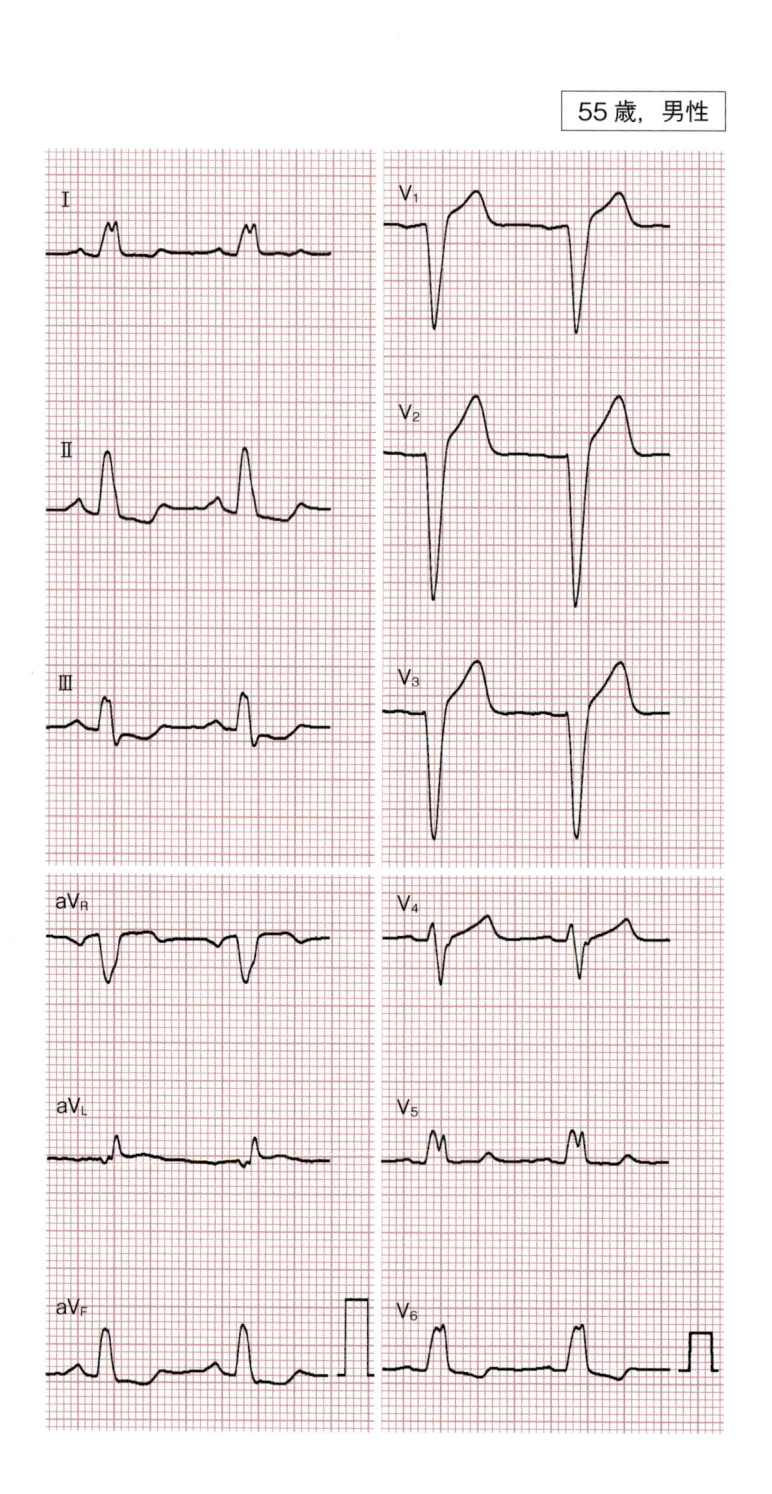

55歳, 男性

56　II. チェックリスト

> **診断のポイント**
> 1) 右側胸部誘導（V_1, V_2）の初期 r 波は小さく，rS 型または QS 型．
> 2) 左側胸部誘導（V_5, V_6）は q 波がなく，スラーやノッチを伴う立ち上がりが緩徐な R 型．低電位な場合が多い．
> 3) QRS 幅が 120 msec 以上．

▶ 本例の診断

　正常洞調律である．左軸偏位を伴う場合もあるが，本症例の電気軸は正常である．QRS 波は幅が 120 msec を超え，V_1 は QS 型，$V_{2,3}$ は rS 型で初期 r 波が極めて小さい．$V_{5,6}$ には q 波がなく，幅の広い R 型となっている．この R 波は低電位であり，ノッチによって 2 つに分裂しているようにみえる．

▶ 鑑別診断

　完全左脚ブロックと同様に $V_{5,6}$ に q 波がなく，その R 波にスラーを持つが，QRS 幅が 120 msec 未満である場合には，不完全左脚ブロックと診断する．QRS 幅は 100〜110 msec であることが多い．
　1) 前壁中隔心筋梗塞→$V_{1,2}$ の QS 型に加えて，他の誘導にも異常 Q 波を認める場合が多い．完全左脚ブロックの合併がなければ，QRS 幅は 120 msec 未満．
　2) 左室肥大→$V_{1,2}$ で初期 r 波が減高した rS 型となるが，$V_{5,6}$ は q 波と高電位 R 波からなる qR 型である．
　3) 心室ペーシング→鑑別には，QRS 波直前のペーシングスパイクを探す．
　4) WPW 症候群→PQ 時間の短縮を伴う．QRS 波初期成分にΔ波によるゆっくりとした立ち上がりの R 波や Q 波がないか確認する．

▶ 臨床指針

　完全左脚ブロックには，左脚本幹における伝導障害の他に，左脚の前枝と後枝の両方が障害された症例や末梢にある Purkinje 線維網が広範囲に障害された症例が含まれる．冠動脈疾患，高血圧症，心筋疾患，大動脈弁狭窄症を原因とする場合があるが，器質的心疾患が明らかでないこともある．器質的心疾患が明らかでない症例でも，病理解剖で刺激伝導系が変性する Lenegre 病や Lev 病が発見される場合がある．左脚は左冠動脈前下行枝と右冠動脈の二重支配を受けているため，急性心筋梗塞に伴って出現した症例では広範囲な虚血を伴う多枝病変が疑われる．いったん，完全左脚ブロックになってしまうと，心電図による心筋梗塞の診断は非常に困難となる．また，左室内の刺激伝導様式が変化するため，左室肥大や ST-T 波異常の診断も困難である．ただし，著明な左室拡大を持つ完全左脚ブロックでは $V_{5,6}$ に S 波が残るため，これらの誘導が RS 型であることから左室拡大の診断は可能である．

25 左脚前枝ブロック

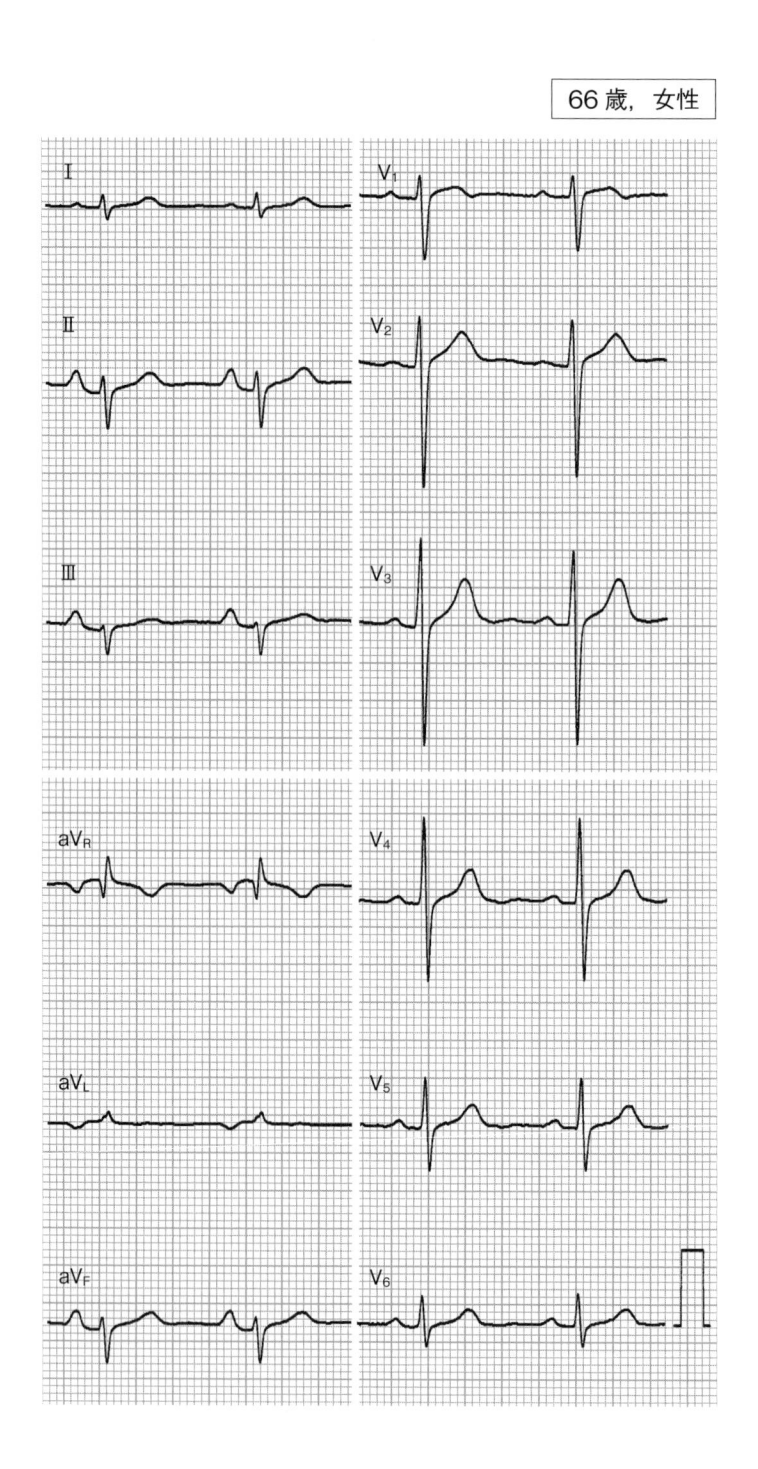

66歳, 女性

> **診断のポイント**
> 1) Ⅰ誘導のQRS波は主成分が上向きのqR型またはqRs型，Ⅱ誘導はS波が深いrS型であり，極端な左軸偏位（−30〜−90°）を示す．
> 2) Ⅲ誘導とaV_FもrS型，aV_LはqR型であることが多い．
> 3) 移行帯が左方に変位（時計方向回転）して，V_{5,6}にS波が残る．
> 4) QRS幅は軽度に延長するが，正常範囲内に留まる．

▶ 本例の診断

　正常洞調律である．Ⅰ誘導はRsまたはRS型，Ⅱ誘導はrS型であり，左軸偏位である．Ⅱ誘導のS波はr波に比べてかなり深く，aV_RでQ波よりもR波が高いため，−70°程度の極端な左軸偏位といえる．QRS幅は80 msecと狭い．胸部誘導の移行帯はV_4〜V_5間にあり，V_5のS波はR波と同等に大きく，V_6はRs型でs波が残っている．

▶ 鑑別診断

　1) 左軸偏位→左脚前枝ブロックによって極端な左軸偏位となるため，左軸偏位と左脚前枝ブロックの鑑別は困難である．しばしば，極端な左軸偏位と左脚前枝ブロックは同義語として使用される．
　2) 下壁梗塞→電気軸が左上方に向かうために左脚前枝ブロックと類似した心電図になるが，下壁梗塞ではⅡ，Ⅲ，aV_F誘導でQRS波初期成分のr波がなくなり，Q波となる．
　3) 左室の肥大や拡大→左軸偏位に加えてaV_LのR波が高電位になると左室肥大を疑わせるが，V_{5,6}のR波が高電位ではないことで鑑別する．また，V_{5,6}にS波が残るために左室拡大との鑑別を要する．
　4) 前壁中隔心筋梗塞→まれに右側胸部誘導（V_{1,2}）に小さなq波が出現して，qrS型となることがある．

▶ 臨床指針

　左脚前枝ブロックは人口のおよそ2〜5%に認められ，高齢男性に多い．器質的心疾患を伴わないことが多いが，心筋梗塞や冠動脈疾患，心筋症，高血圧症に伴う場合もある．心筋梗塞では特に前壁中隔や前側壁の梗塞が多い．明らかな器質的心疾患を有さない症例にも，病理学的には左脚前枝やその末梢に線維化が認められる．先天性心疾患では，心内膜床欠損，1次孔型心房中隔欠損，単心房，三尖弁閉鎖，大血管転位，両大血管右室起始に伴うことが多い．
　左脚前枝が左室の前壁と側壁にPurkinje線維を送るため，左脚前枝ブロックでは後枝領域である後下壁から脱分極が始まり，前側壁には興奮が遅れて伝わる．このため，QRS波後半のベクトルが左上方に向かい，電気軸は極端な左軸偏位となる．移行帯も時計方向に回転し，左側胸部誘導（V_{5,6}）のS波が深くなり，R波が減高する．QRS波初期成分の伝達は正常で，心室中隔に由来するⅠ，aV_LやV_{5,6}のq波や心筋梗塞による異常Q波に影響を及ぼさない．Ⅱ，Ⅲ，aV_F誘導ではQRS波主成分が陰性であるにも関わらず，T波は陽性であることが多いが（discordant），これら以外の誘導のST-T部分には変化をもたらさない．

26　左脚後枝ブロック

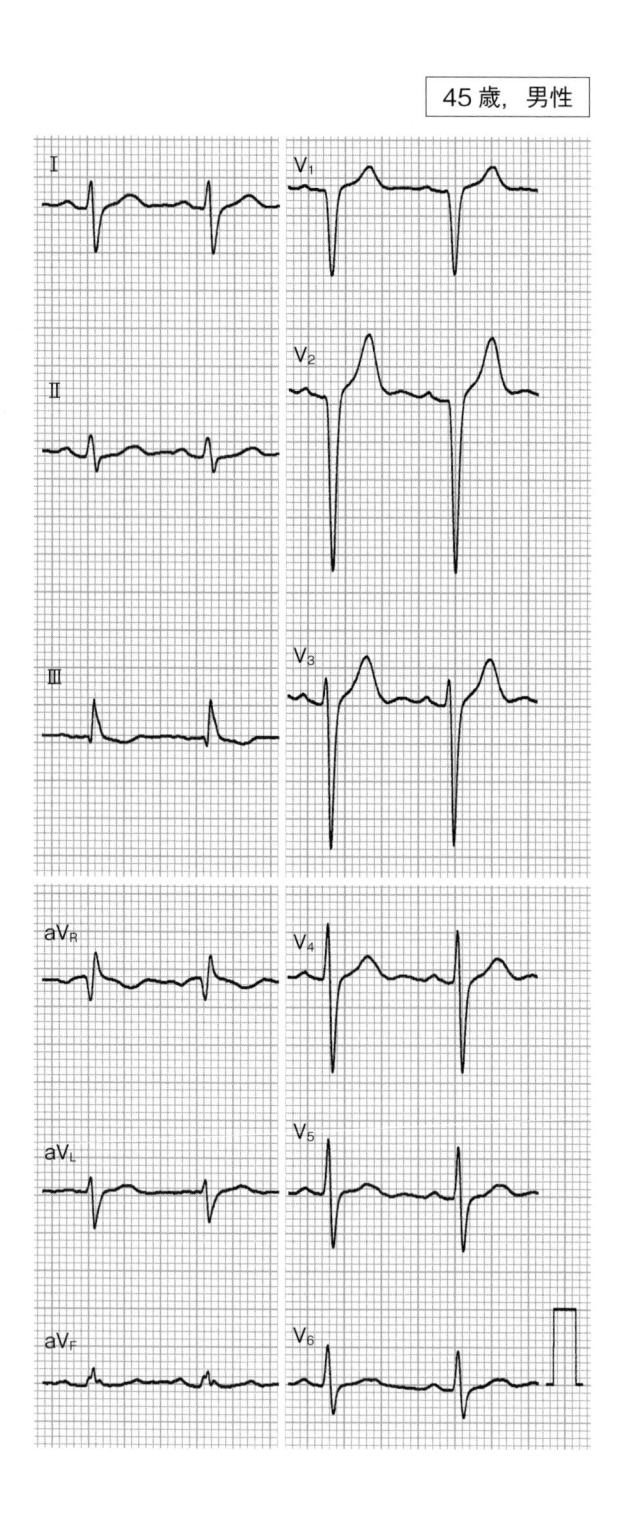

45歳，男性

> **診断のポイント**
> 1) Ⅰ誘導のQRS波は主成分が下向きのrS型，Ⅲ誘導はqR型でR波が高く，極端な右軸偏位（＋90～＋180°）を示す．
> 2) Ⅱ，aV_F誘導はqR型やqRs型，aV_LはrS型であることが多い．
> 3) 移行帯が左方に変位（時計方向回転）して，$V_{5,6}$にS波が残る．
> 4) QRS幅は軽度に延長するが，正常範囲内に留まる．

本例の診断

正常洞調律である．Ⅰ誘導はrS型，Ⅱ誘導はRs型，Ⅲ誘導はqR型であり，右軸偏位である．Ⅰ誘導のS波はr波に比べてかなり深く，aV_RでQ波とR波が同等の大きさであるため，電気軸が＋120°程度の極端な右軸偏位といえる．QRS幅は90 msecと狭い．胸部誘導の移行帯はV_5とV_6の間にあり，$V_{5,6}$のS波は深い．

鑑別診断

右軸偏位を来す疾患を鑑別する必要がある．
1) 右室肥大→右軸偏位と$V_{5,6}$の深いS波以外に，右室肥大を示唆する右房負荷，不完全右脚ブロック，$V_{1,2}$のR波増高のうち複数の所見が認められれば，右室肥大と診断する．
2) 立位心や肺気腫→Ⅰ誘導でQRS波の電位差が小さいRS型となることが多い．また，aV_RとaV_Lが類似した波形となる．
3) 広範囲な側壁梗塞→Ⅰ誘導とaV_LがQRS波初期成分にr波を持たないQS型となる．これらの誘導にST上昇や陰性T波を認める．

臨床指針

左脚後枝が左室の下壁と後壁にPurkinje線維を送るため，左脚後枝ブロックでは前枝の支配領域である前側壁から脱分極が始まる．後下壁の興奮が遅れてQRS波後半のベクトルが右下方に向かうために右軸偏位となる．QRS波初期成分は前側壁の興奮によって作られるため，Ⅰ誘導やaV_LのQRS波はq波を伴わないrS型となる．また，Ⅱ，Ⅲ，aV_Fには小さなq波が形成されて，qR型となることが多い．

左脚後枝ブロックは前枝ブロックに比べて極めてまれである．心筋梗塞や冠動脈疾患，心筋症に伴う場合もあるが，明らかな器質的心疾患がみられない症例もある．左脚後枝の病変を組織学的に確認できた報告は少なく，実験的に左脚後枝の伝導を障害させても必ずしも右軸偏位にならないと報告されている．心電図上の左脚後枝ブロック所見と左脚後枝の病理学的異常の関連性は証明されていない．

27　2束ブロック（右脚ブロック＋左脚前枝ブロック）

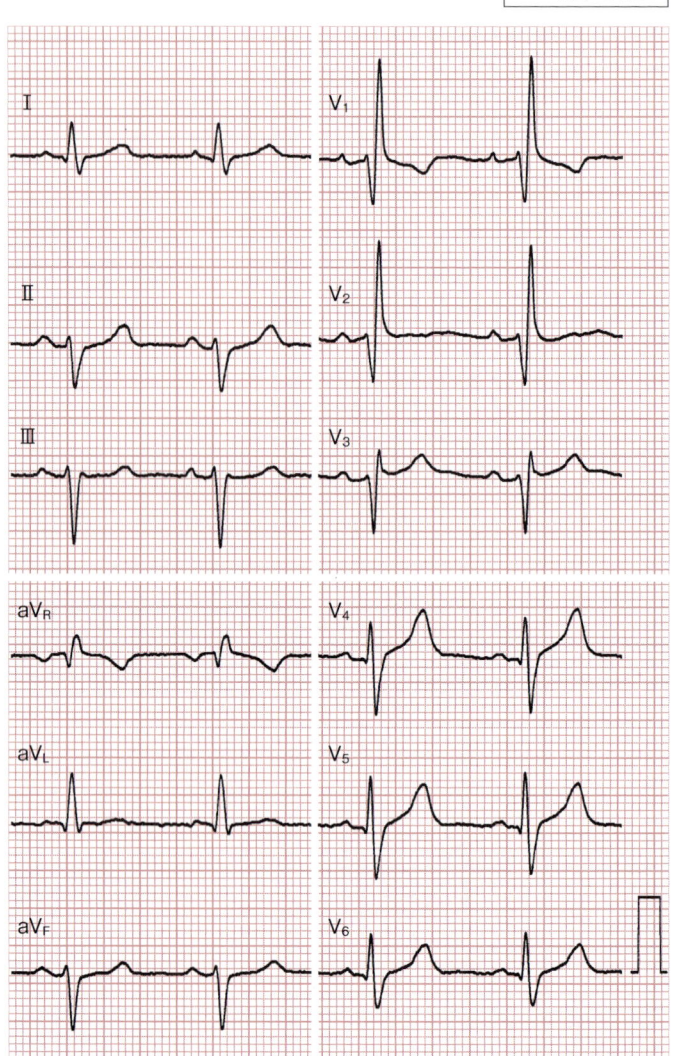

77歳, 男性

診断のポイント

1) Ⅰ誘導のQRS波は主成分が上向きのqR型またはqRs型, Ⅱ誘導はS波が深いrS型であり, 極端な左軸偏位（−30〜−90°）を示す.
2) 右側胸部誘導（V₁, V₂）に初期r波よりも高電位な2番目のR波（R′波）があり, rsR′型またはrSR′型.
3) 左側胸部誘導（V₅, V₆）に幅が広いS波があり, しばしばノッチを伴う.
4) QRS幅が120 msec以上

▶ 本例の診断

　正常洞調律である．Ⅰ誘導は qRs 型，Ⅱ誘導は rS 型であり，左軸偏位である．Ⅱ誘導の S 波は r 波に比べてかなり深く，aV_R で Q 波よりも R 波が大きいため，電気軸 $-70°$ 程度の極端な左軸偏位といえる．$V_{1,2}$ は rsR′ 型であり，R′ 波は初期 r 波よりも高電位である．$V_{5,6}$ は qRS 型であり，S 波は幅が広く深い．QRS 幅はほぼ 120 msec である．

▶ 鑑別診断

　1）左軸偏位→左脚前枝ブロックによって極端な左軸偏位となるため，左軸偏位と左脚前枝ブロックの鑑別は困難である．
　2）左室拡大→左軸偏位に加えて $V_{5,6}$ に S 波があるために左室拡大との鑑別を要する．
　3）下壁梗塞→左脚前枝ブロックではⅡ，Ⅲ，aV_F 誘導の QRS 波初期成分に r 波があるが，下壁梗塞では QRS 波初期成分の r 波がなくなり Q 波となる．
　4）1 次孔型心房中隔欠損（心内膜床欠損を含む）→左軸偏位を伴う不完全右脚ブロックを示すことが多いが，完全右脚ブロックを示すこともある．
　5）右室肥大→$V_{5,6}$ の深い S 波に加えて，$V_{1,2}$ の初期 R 波が高電位となると右室肥大との鑑別が必要となる．右軸変位ではなく，左軸偏位を示すことによって鑑別する．

▶ 臨床指針

　右脚ブロックと左脚前枝ブロックの合併は，2 束ブロックの中で最も高頻度である．心筋梗塞や心筋症，高血圧など種々の疾患に伴って認められることも，刺激伝導系の変性疾患である Lenegre 病や Lev 病で生じることもある．急性心筋梗塞の 5～7％に認められ，特に前壁中隔梗塞に伴うことが多い．これは，2 つの束が心室中隔基部を通り，左冠動脈前下行枝の分枝である第 1 中隔枝により灌流されることに起因する．また，この部位は大動脈弁に近く，高齢者や人工透析患者の石灰化が強い大動脈弁狭窄症に伴って認められることもある．先天性心疾患では心内膜床欠損に伴うことが多い．
　心室の脱分極は左脚後枝の支配領域である左室後下壁から始まり，やや遅れて左室前側壁に広がり，最後に右心室に伝導する．QRS 波前半は左脚前枝ブロックの特徴を有し，後半は右脚ブロックの形態をとる．症例の 10％程度が完全房室ブロックに移行するが，急性心筋梗塞に伴う場合には高頻度（24～43％）に完全房室ブロックに移行する．完全房室ブロックは左脚後枝ブロックの合併よりも，左脚本幹，His 束や房室結節などの伝導障害の合併が原因となることが多い．

28 2束ブロック（右脚ブロック＋左脚後枝ブロック）

83歳，男性

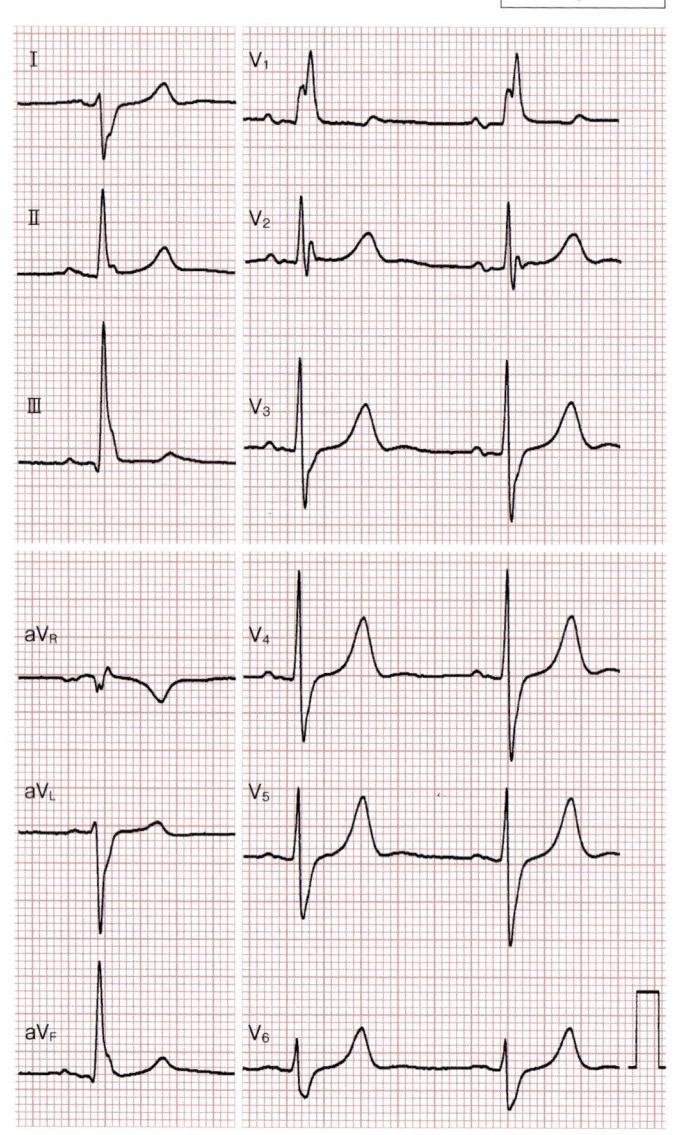

診断のポイント

1) I誘導のQRS波は主成分が下向きのrS型，Ⅲ誘導はqR型でR波が高く，極端な右軸偏位（＋90〜＋180°）を示す．
2) 右側胸部誘導(V_1, V_2)に初期r波よりも高電位な2番目のR波（R′波）があり，rsR′型またはrSR′型．
3) 左側胸部誘導(V_5, V_6)に幅が広いS波があり，しばしばノッチやスラーを伴う．
4) QRS幅が120 msec以上．

▶ 本例の診断

　正常洞調律である．I誘導はrS型，II誘導はR型である．III誘導はqR型で，R波がかなり高電位である．電気軸は＋110°程度の右軸偏位である．V_1はノッチによって2つに分裂したR型で，後方のピークがより高い．V_2はRsr′型であり，小さいがr′波を伴っている．$V_{5,6}$はq波がないRSまたはRS型であり，S波は幅広く深い．S波の上行脚にはスラーが観察される．$V_{1,2}$がrsR′型ではないが，QRS波は右脚ブロック型といえ，QRS幅も150 msecとかなり広い．

▶ 鑑別診断

　単独の左脚後枝ブロックと同様に右軸偏位を来す右室肥大，慢性肺気腫などの肺性心，立位心，側壁梗塞との鑑別が必要である．

　1）右軸偏位→左脚後枝ブロックによって右軸偏位となるため，右軸偏位と左脚後枝ブロックの鑑別は困難である．

　2）右室肥大→右軸偏位と$V_{5,6}$の深いS波に加えて，$V_{1,2}$の初期R波が高電位の場合には右室肥大との鑑別が必要となる．

　3）2次孔型心房中隔欠損→右軸偏位を伴う不完全右脚ブロックを示すことが多いが，完全右脚ブロックを示すこともある．

　4）立位心や慢性肺気腫→I誘導のQRS波が電位差の小さいRS型となることが多い．また，aV_RとaV_Lが類似した波形となる．

　5）広範囲な側壁梗塞→I誘導とaV_LのQRS波が初期成分にr波を持たないQS型となる．これらの誘導にST上昇や陰性T波を認める．

▶ 臨床指針

　右脚ブロックと左脚後枝ブロックの合併は，2束ブロックの中でもまれである．冠動脈疾患に伴うことが多いが，急性心筋梗塞でも1%未満の頻度でしかみられない．重症の3枝病変や，左冠動脈前下行枝と右冠動脈の2枝病変を有し，心室中隔が広範囲に壊死した症例にみられることが多い．完全房室ブロックへの移行率は10～63%と様々な報告があり，一定していない．

　心室の脱分極は左脚前枝の支配領域である左室前側壁から始まり，やや遅れて左室後下壁に広がり，最後に興奮が心室中隔を越えて右心室に伝導する．このため，QRS波前半は左脚後枝ブロックの特徴を呈し，後半は右脚ブロックの形態をとる．

29 3束ブロック

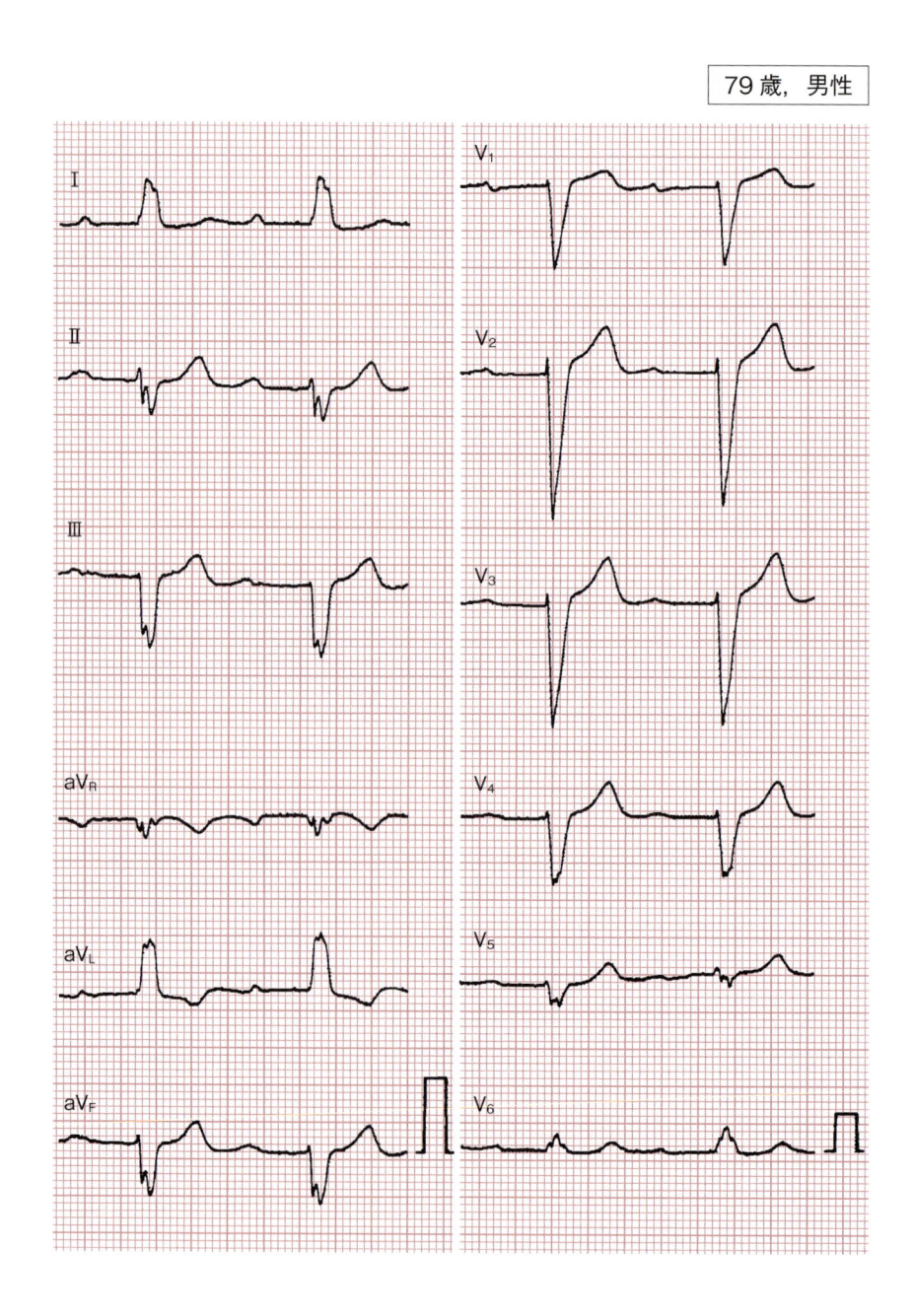

79歳, 男性

> **診断のポイント**
>
> 1) 完全右脚ブロック，左脚前枝ブロック，左脚後枝ブロックの 3 つのうち，1 束のブロックを持つ症例に他の 2 束のブロックが各々一過性に生じる．
>
> **3 束ブロックの疑い**
> 1) 2 束ブロック，つまり完全右脚ブロックに左脚前枝または後枝ブロックを伴うか，完全左脚ブロックがある．
> 2) 加えて，PQ 時間が著明に延長した 1 度房室ブロック，Mobitz II 型 2 度房室ブロック，一過性高度房室ブロックのいずれかがある．

▶ 本例の診断

　正常洞調律であるが，PQ 時間は 350 msec に延長していて，著明な 1 度房室ブロックである．電気軸は左軸偏位である．V_1〜V_4 は rS 型で初期 r 波が小さく，S 波が深い．これらの S 波は幅広く，上行脚にスラー（V_1〜V_3）やノッチ（V_4）が認められる．V_6 には q 波がなく，幅の広い R 型となっている．この R 波は低電位であり，ノッチによって分裂している．QRS 幅は 150 msec 程度に延長している．

▶ 鑑別診断

　完全右脚ブロック，左脚前枝ブロック，左脚後枝ブロックの 3 つのうち，1 束のブロックを持つ症例に他の 2 束のブロックが各々一過性に生じる場合のみが 3 束ブロックと確定診断できる．完全左脚ブロックか，完全右脚ブロックと左脚の前枝または後枝にブロックを持つ 2 束ブロックに，著明な 1 度房室ブロックか Mobitz II 型 2 度房室ブロックを伴う場合には「3 束ブロック疑い」と診断する．

　2 束ブロックと房室結節または His 束の伝導障害との合併→ 2 束ブロックの心電図所見と 1 度房室ブロックまたは Mobitz II 型 2 度房室ブロックの合併のみから 3 束ブロックと確定診断することはできない．長時間心電図記録や心内心電図検査で 3 束ブロックの可能性を精査する．

▶ 臨床指針

　右脚，左脚前枝，左脚後枝の全ての伝導が完全に遮断される 3 束ブロックでは完全房室ブロックとなるが，標準十二誘導心電図のみで房室結節や His 束のレベルで生じた完全房室ブロックと鑑別することは困難である．QRS 幅の狭い接合部性補充調律があれば上位のブロックの可能性が高く，QRS 幅が広い心室性補充調律があれば 3 束ブロックの可能性を示唆するが，正確な鑑別には His 束心電図が必要となる．2 束ブロックに著明な 1 度房室ブロックや Mobitz II 型 2 度房室ブロックを伴う症例には，His 束心電図で H-V 時間の延長を伴うものも伴わないものも存在し，残りの 1 束の伝導に障害があることを必ずしも示唆しない．このような心電図所見を持つ症例の死亡率は高いと報告されているが，必ずしも完全房室ブロックへの移行が死因となるわけではなく，完全房室ブロックへ移行する頻度について明確に記載した報告も少ない．

30 洞機能不全症候群（洞停止）

83歳，女性

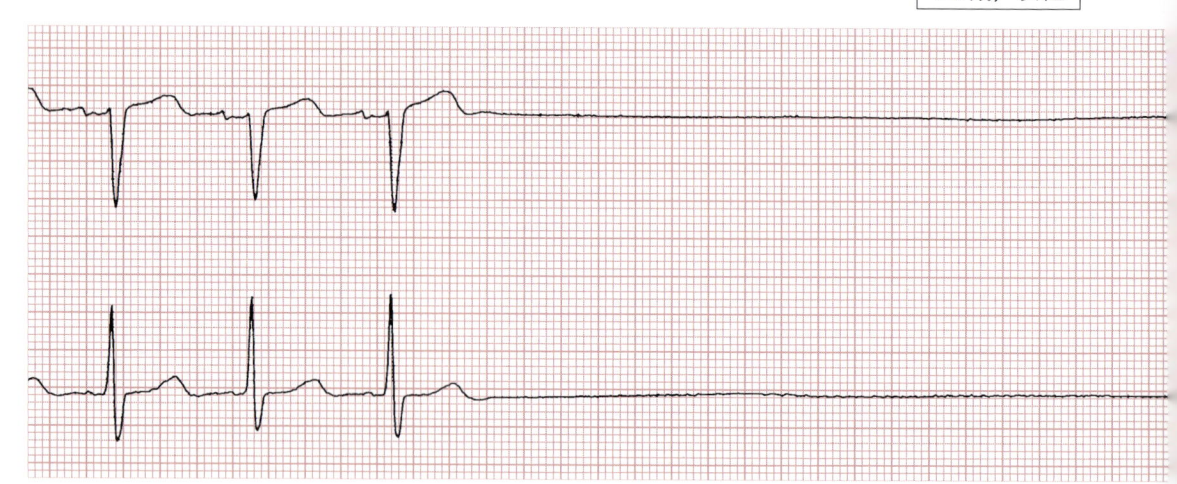

> **診断のポイント**
> 1）PP 間隔が基本調律よりも延長する．延長した PP 間隔は基本調律の整数倍ではない．
> 2）PP 間隔延長後の 1 拍は，洞調律のことも，心房性，接合部性，または心室性の補充収縮のこともある．補充収縮である場合には洞房ブロックとの鑑別は困難である．

▶ **本例の診断**

　Holter 心電図による 2 誘導のみの記録である．左から 3 心拍は正常洞調律（PP 間隔＝760 msec）と思われるが，その後，RR 間隔で 5.6 秒間心停止している．この心停止中には P 波が認められず，また，基本 PP 間隔の整数倍ではない（約 7.4 倍）．洞停止後の 1 心拍目は P 波の形状が異なっていて，心房性補充収縮と考えられる．2 心拍目からは本来の洞調律に回復している．

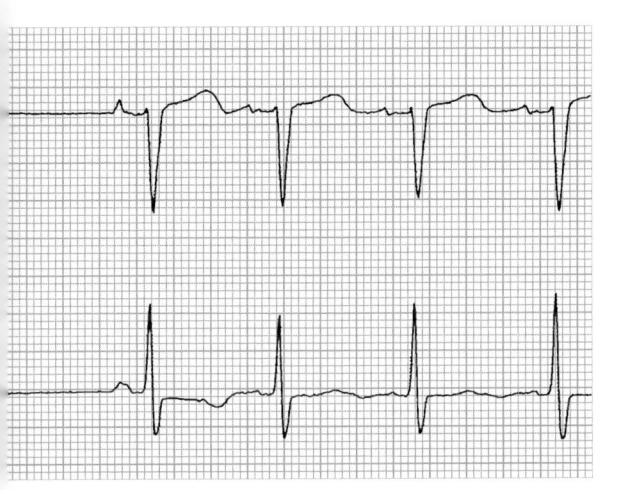

▶ 鑑別診断

1) 洞房ブロック→延長した PP 間隔が基本となる PP 間隔の整数倍である．
2) 著明な洞性不整脈→ PP 間隔の延長と短縮を数心拍の周期で繰り返す．通常は，呼吸周期に一致して延長と短縮を繰り返す．
3) 非伝導性上室性期外収縮→いずれかの誘導で，PP 間隔延長中の ST-T 部分に異所性 P 波があるか，ST-T 部分の形状が基本調律と異なっている．

▶ 臨床指針

洞停止は洞結節における一過性の刺激生成異常が原因である．洞結節は自律神経支配が豊富であり，迷走神経活性が亢進した際に生じやすい．洞結節自動能を抑制する β 遮断薬やベラパミル，ジギタリスの過量に伴うことも多いが，下壁心筋梗塞急性期や心臓手術による右房上部切開など冠動脈の洞結節枝の虚血が原因と考えられる症例もある．

洞房ブロックと異なり，延長した PP 間隔は基本調律の整数倍にならない特徴を持つ．PP 間隔が基本調律の整数倍に近い場合には，洞停止と洞房ブロックの鑑別は困難である．また，PP 間隔延長後の 1 拍目が補充収縮である際にもこれらの鑑別は困難となる．心内心電図で洞結節の刺激生成を直接に記録しなければ鑑別できない．

通常，完全な心停止に移行することはまれで，自己心拍が自然に再開する．臨床的には心停止による失神が問題となり，一般的に立位で 3 秒を超えるとめまいやふらつきを来し，5 秒を超えると失神や転倒することがある．薬剤による徐脈が否定され，症状と洞停止に因果関係が確認できれば，永久ペースメーカ植込みの適応となる．

31 洞機能不全症候群（洞房ブロック）

79歳，女性

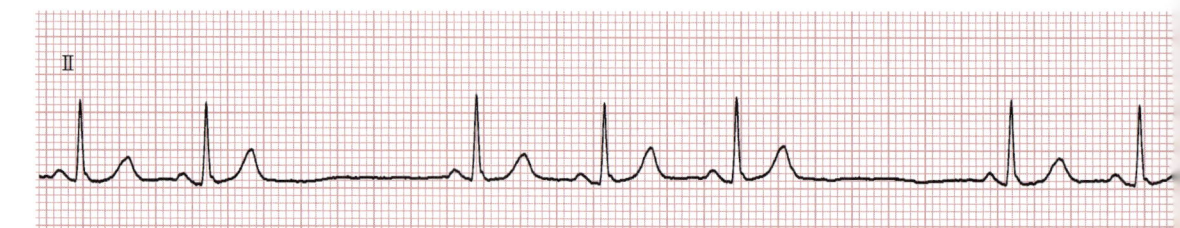

診断のポイント

1) PP間隔が基本調律よりも延長する．延長したPP間隔は基本調律のPP間隔の整数倍に近い．
2) PP間隔延長後の1拍は，洞調律のことも，心房性，接合部性，または心室性の補充収縮のこともあるが，補充収縮である場合には洞停止との鑑別が困難になる．

▶ 本例の診断

　Ⅱ誘導の記録である．左から2心拍，中央の3心拍，右の4心拍は洞調律であり，そのPP間隔は平均700 msecである．PP間隔延長部は2カ所あり，そのPP間隔はいずれも1,490 msecである．これらの心停止中にはP波が認められない．

　通常，洞房ブロックのPP間隔は洞調律のPP間隔の整数倍となるが，この症例では2.13倍となっている．正確に2倍にならないのは，心室周期性洞性不整脈(ventriculophasic sinus arrhythmia)によって心停止中の洞結節刺激生成間隔が延長したためと思われる．2回の心停止のPP間隔が等しいことから洞停止ではなく，洞房ブロックと診断した．

鑑別診断

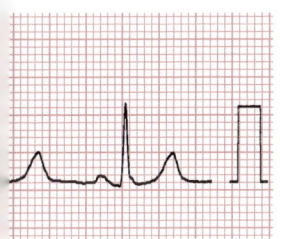

1) 著明な洞性徐脈→体表面心電図では2：1伝導の2度洞房ブロックとの鑑別はできず，鑑別診断には心内心電図が必要である．
1) 洞停止→延長したPP間隔が基本となるPP間隔の整数倍でない場合には洞停止と診断する．基本周期の整数倍に近い場合には洞房ブロックとの鑑別に心内心電図を必要とする．
2) 著明な洞性不整脈→PP間隔の延長と短縮を数心拍の周期で繰り返す．通常は，呼吸周期に一致して延長と短縮を繰り返す．
3) 非伝導性上室性期外収縮→いずれかの誘導で，PP間隔延長中のST-T部分に異所性P波があるか，ST-T部分の形状が基本調律と異なっている．

臨床指針

　洞房ブロックは洞結節から心房への興奮伝導障害によって生じる．1度洞房ブロックでは洞結節からの興奮が遅延して心房に伝導するが，体表面心電図では洞調律波形と区別できない．2度洞房ブロックでは心房に伝導しない心拍があるため，洞調律のP, QRS, ST-T波形が時々欠落する．頻度の多いMobitz II型2度洞房ブロックでは延長したPP間隔が洞調律周期の2倍となる．洞結節からの興奮伝導が2回以上連続して欠落する高度洞房ブロックでは，延長したPP間隔が洞調律周期の整数倍となる．Wenckebach型2度洞房ブロックでは洞結節から心房に興奮が伝導してP波が形成されるまでの時間が徐々に延長する．PP間隔が徐々に短縮した後に洞調律のP, QRS, ST-T波形が1心拍分欠落する特徴を持つ．ただし，3：2伝導のWenckebach型2度洞房ブロックでは，洞結節の興奮3回のうち2回が心房に伝導するためPP間隔が1心拍ごとに長短を繰り返す調律となり，洞結節周囲に由来する心房性期外収縮2段脈とは鑑別できない．3度(完全)洞房ブロックでは洞結節の興奮が心房に全く伝導しないため，心房以下の補充調律が作動する．体表面心電図では補充調律が記録されるが，洞結節の刺激生成が正常であるかは心内心電図でなければ分からない．

　Mobitz II型2度洞房ブロックや高度洞房ブロックでは，延長したPP間隔が基本洞調律の整数倍になる特徴を持つが，実際には提示した症例のように基本洞調律の整数倍よりもやや長いPP間隔や，逆にやや短いPP間隔になる場合もある．およそ100 msec程度の変動が観察されると報告されている．

　洞停止と同様に迷走神経活性亢進，抗不整脈薬やジギタリスの過量投与，急性心筋梗塞によって出現するが，心筋症や健常高齢者にも観察されることがあり，洞結節近傍の変性が原因として疑われる．洞房ブロックのほとんどは一過性で自然停止し，長時間持続する場合でも補充調律によって心停止からは回避される．

32 洞機能不全症候群（徐脈頻脈症候群）

83歳，女性

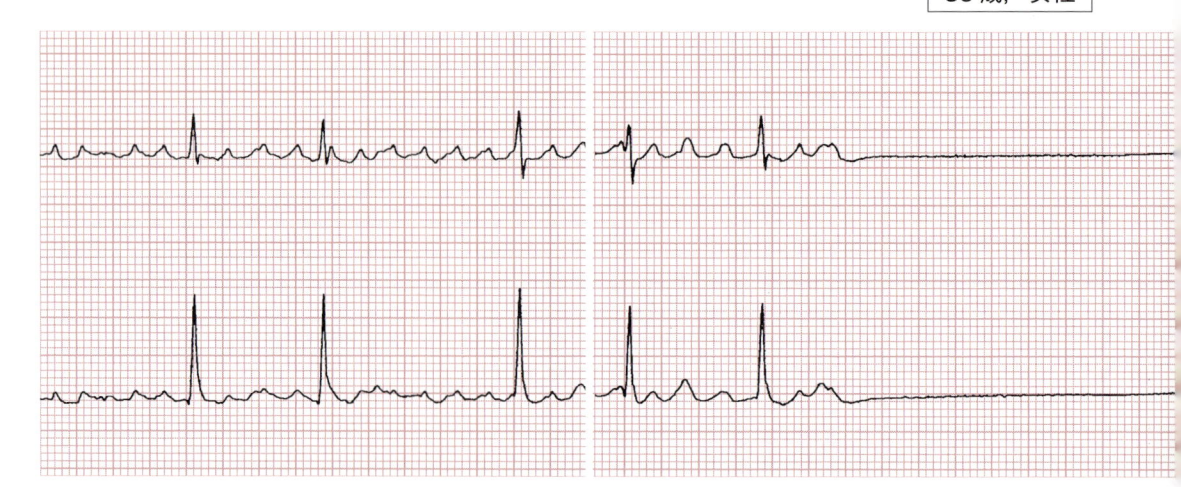

診断のポイント

1) 心房の興奮頻度が増加する発作性頻脈がある．これには，発作性の上室性頻拍，心房粗動，心房細動が含まれる．
2) 頻脈発作停止後に一過性の心停止を来す．心停止の原因には洞停止，洞房ブロック，著明な洞性徐脈が含まれる．

▶ 本例の診断

　Holter心電図による2誘導のみの記録である．記録の初めの部分は，RR間隔が不規則で，F波が明瞭な時とF波が明らかではない時があることから，心房粗細動と診断できる．左から，5心拍目のT波上のF波を最後に心停止（RR間隔＝4.1秒）となっている．次の心拍までの3.4秒間は完全に基線となっていて，F波（f波）もP波も観察されない．心房粗細動後の洞停止であり，洞機能不全症候群（徐脈頻脈症候群）と診断できる．その後，再度，短時間の洞停止の後に正常洞調律に回復している．

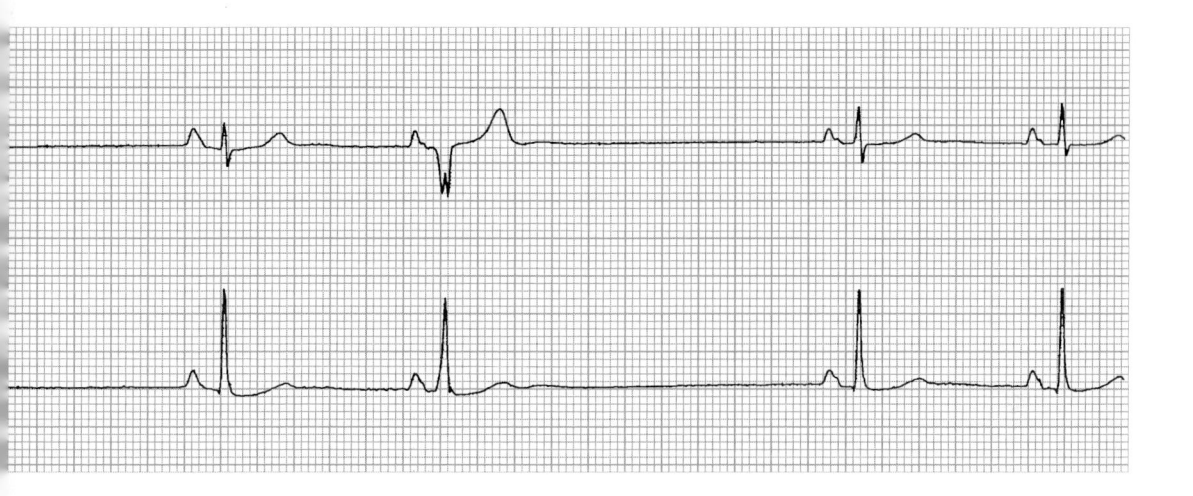

▶ 鑑別診断

頻脈発作停止時の心電図が記録できれば診断は容易である．あえて鑑別診断するべきものを挙げるとすれば，一時的な電極脱落により心電図が記録できなかった可能性を排除する．

▶ 臨床指針

徐脈頻脈症候群の症例は，洞性徐脈，洞停止や洞房ブロックを合併することが多く，また房室ブロックや心室内伝導障害などを合併することもある．頻脈発作としては，上室性頻拍症，心房粗動，心房細動が多いが，心室頻拍も報告されている．これに引き続く徐脈には，洞性徐脈，洞停止，洞房ブロックのいずれもが認められる．種々の器質的心疾患が原因となるが，伝導系の変性や薬剤による洞結節機能抑制が原因となる症例も少なくない．これらは，洞結節のみではなく，刺激伝導系の機能を広範囲に抑制する．徐脈頻脈症候群では頻脈発作を停止・再発予防するための抗不整脈薬が刺激伝導系機能を抑制して，心停止からの回復をさらに遅延させてしまう．このため，抗不整脈薬治療はペースメーカ挿入後に行うことが推奨されている．

診断にはHolter長時間心電図検査が有用であるが，記録中に発作を生じないことも少なくない．自然発作中の心電図が記録できなければ，高頻度心房電気刺激試験による洞結節回復時間(sinus node recovery time: SNRT)と洞房伝導時間(sinoatrial conduction time: SACT)の計測が行われる．高頻度心房電気刺激試験では心房を毎分90〜150回の頻度で電気的に刺激し，ペーシング停止後に洞調律に回復するまでの時間(SNRT)をみる(overdrive suppression test)．SACTも心房電気刺激または高位右房電図により計測する．

33　1度房室ブロック

46歳，男性

↓：P波

> **診断のポイント**
> 1) PR 間隔が 0.21 秒以上に延長する．
> 2) P 波の後に必ず QRS 波が続く．QRS 波の脱落がない．
> 3) PR 間隔は基本的に一定である．

▶ 本例の診断

　PR 間隔は一定で 0.32 秒に延長しているが，すべての P 波の後に必ず QRS 波を認める．PR 間隔の延長を認めるが，PR 間隔の変動や QRS 波の脱落を認めず，1 度房室ブロックと診断される．

▶ 鑑別診断

　著明な PR 間隔の延長を認めた場合，P 波が前心拍の T 波や U 波に一致する場合があり注意を要する．

▶ 臨床指針

　房室ブロックは，心房からの刺激伝導が房室結節，His 束，左右両脚などの房室伝導系の器質的異常により，途中で遅延，途絶するものをいう．房室ブロックは，その程度により 1〜3 度に分類される．1 度房室ブロックは房室伝導時間の延長のみがみられ，毎回の刺激は必ず心室に届く．ジギタリス剤投与中や迷走神経緊張時によくみられる．1 度房室ブロックは，PR 間隔の延長のみで，一般に PR 間隔は一定であり，QRS 波の脱落は起こらない．特に治療する必要はなく，原因を検索し経過観察とする．なお Holter 心電図などによる検討が重要で，Holter 心電図などにて 2〜3 度房室ブロックへの進展を認めれば治療対象となる．房室結節以下の伝導障害で生じている場合は，進行性に 2 度以上の房室ブロックに進展する可能性があり，注意を要する．

34 Wenckebach型2度房室ブロック

51歳, 男性

PQ：0.12秒　PQ：0.16秒　PQ：0.36秒　PQ：0.40秒　QRS波脱落　PQ：0.12秒

↓：P波

> ### 診断のポイント
> 1) PR 間隔が一心拍ごとに徐々に延長し，ついには QRS 波が 1 つ脱落する．
> 2) QRS 波が脱落した次の心拍は短い PR 間隔に回復する．
> 3) PP 間隔は一定である．

▶ 本例の診断

　第 1〜4 拍目の PR 間隔は 0.12 秒，0.16 秒，0.36 秒，0.40 秒と徐々に延長し，そのあとの P 波には続くべき QRS 波の脱落を認める．QRS 波が脱落した後の PR 間隔は再び 0.12 秒と短い間隔で再スタートしており，Wenckebach 型 2 度房室ブロックと診断される．

▶ 鑑別診断

　1) Mobitz II 型 2 度房室ブロック→PR 間隔が一定のまま突然 QRS 波のみが 1 つ脱落する．
　2) 3 度（完全）房室ブロック→P 波と QRS 波は無関係に出現し，PP 間隔は一定，RR 間隔は一定，PR 間隔は不規則となる．また P 波の数＞QRS 波の数（PP 間隔＜RR 間隔）である．
　3) 洞機能不全症候群→P 波の消失を認める．

▶ 臨床指針

　房室伝導時間が徐々に延長し，ついには途絶することを繰り返すものである．一般に His 束より上位でのブロックが多い．ジギタリス中毒，迷走神経緊張時，急性心筋梗塞（特に下壁梗塞）などにみられる．ジギタリス剤投与中の場合はジギタリス中毒の可能性を考慮し，減量または中止を試みる必要がある．

　一般に予後は良好で，無症状のものは経過観察でよい．Adams-Stokes 発作を起こすことは稀であるが，徐脈傾向の強い例はオルシプレナリン（アロテック）の内服などで経過をみる．急性心筋梗塞合併例でも回復する場合が多く経過観察とするが，徐脈傾向の強い例は硫酸アトロピン静注などを施行する．また血行動態に悪影響を及ぼすと思われる場合は一時ペーシングを施行する．His 束以下の部位での器質的障害による例では，より高度な房室ブロックに進行することがあり注意を要する．

35　Mobitz Ⅱ型 2 度房室ブロック

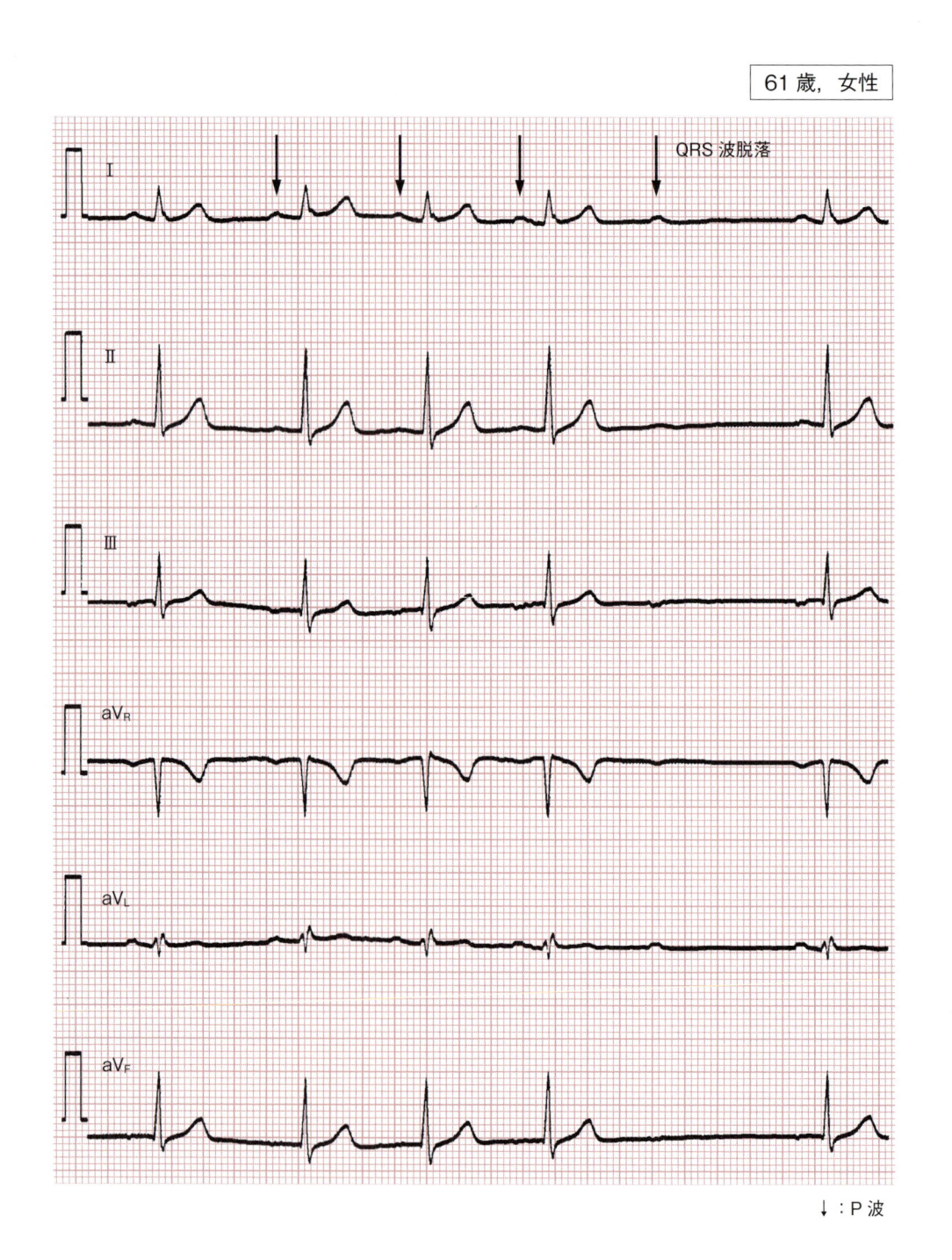

61 歳，女性

QRS 波脱落

↓：P 波

診断のポイント

1) P波に続くQRS波が突然脱落する．PR時間の漸次延長を伴わない．
2) PR間隔は一定である．
3) PP間隔は一定である．

▶ 本例の診断

　第4心拍まではPR間隔は一定であり，PR時間の漸次延長を伴わず正常伝導を示すが，次の第5心拍のP波に続くQRS波が突然脱落しており，MobitzⅡ型2度房室ブロックと診断される．

▶ 鑑別診断

　1) Wenckebach型2度房室ブロック→PR間隔が一心拍ごとに徐々に延長し，ついにはQRS波が1つ脱落する．QRS波が脱落した次の心拍は短いPR間隔に回復する．
　2) 3度（完全）房室ブロック→P波とQRS波は無関係に出現し，PP間隔は一定，RR間隔は一定，PR間隔は不規則となる．またP波の数＞QRS波の数（PP間隔＜RR間隔）である．
　3) 洞機能不全症候群→P波の消失を認める．

▶ 臨床指針

　Wenckebach型房室ブロックに比べ遭遇する頻度は少ないが，臨床的に予後不良の房室ブロックであることが多い．一般に障害部位がHis束より下位にある場合はQRS幅の拡大を認め，房室伝導系の器質的病変を有することが多く注意が必要である．2枝ブロックを有する例は高度房室ブロックに移行する可能性が高い．Adams-Stokes発作や心不全を有する例ではペースメーカ植込みを考慮する．また急性心筋梗塞合併例では，一時ペーシングなどで経過をみて，軽快しなければペースメーカ植込みを考慮する．

36　2：1型房室ブロック

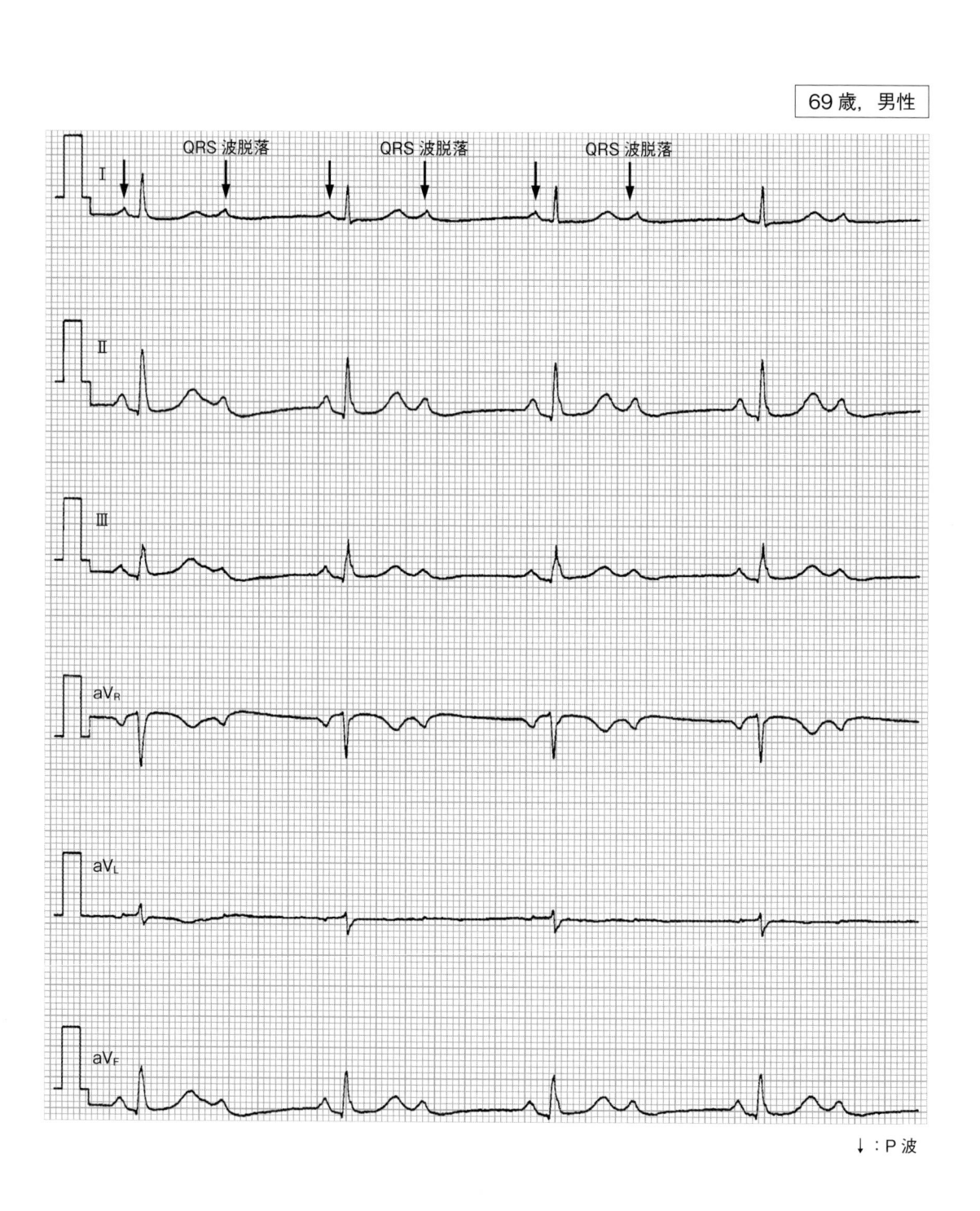

69歳, 男性

QRS波脱落　QRS波脱落　QRS波脱落

↓：P波

診断のポイント

1) P 波の 1 つおきに QRS 波が脱落する．
2) PP 間隔は一定である．
3) 通常，伝導されている PR 間隔は一定で正常範囲である．

▶ 本例の診断

　P 波は PP 間隔一定に出現しており，その P 波の 1 つおきに QRS 波が脱落している．また伝導されている PR 間隔は一定で 0.16 秒と正常範囲であり，2：1 型房室ブロックと診断される．

▶ 鑑別診断

1) 洞機能不全症候群 → P 波の消失を認める．
2) 心室伝導を伴わない上室性期外収縮の 2 段脈 → 早期出現の形態の異なる P 波を認める．

▶ 臨床指針

　心房興奮の 1 つおきに房室伝導の途絶を認める．徐脈傾向の強い例ではイソプロテレノールの投与などで心拍数を保つ．Adams-Stokes 発作・意識障害・めまい・心不全などの症状を有する例ではペースメーカ植込みを考慮する．鑑別疾患の，心室伝導を伴わない上室性期外収縮の 2 段脈は，治療が逆となりうるので注意を要する．

37 高度房室ブロック

78歳，女性

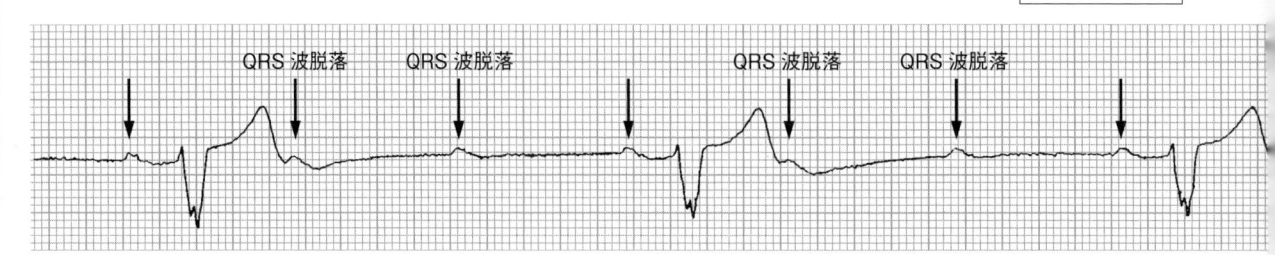

QRS波脱落　QRS波脱落　QRS波脱落　QRS波脱落

↓：P波

診断のポイント

1) 連続した2つ以上のP波でQRS波が脱落する．房室伝導が3：1以下の伝導比を示す．
2) QRS波の脱落を伴わないP波が存在する．PRのつながる部位が存在する．
3) PP間隔は一定である．

▶ 本例の診断

P波は62拍/分の頻度でPP間隔一定に出現している．連続した2つ以上のP波でQRS波の脱落を認め，高度房室ブロックと診断される．

▶ 鑑別診断

1) Wenckebach型2度房室ブロック，MobitzⅡ型2度房室ブロック，2：1型房室ブロック→QRS波の脱落を伴うP波が存在するが，連続した2つ以上のP波でQRS波の脱落を伴わない．
2) 3度（完全）房室ブロック→P波とQRS波は無関係に出現し，PP間隔は一定，RR間隔は一定，PR間隔は不規則となる．またP波の数＞QRS波の数（PP間隔＜RR間隔）である．
3) 房室解離→高度の洞性徐脈を認め，基本調律が房室接合部調律である補充収縮が出現している．PP間隔よりRR間隔の方が短い．

▶ 臨床指針

連続した2つ以上の心房興奮で房室伝導の途絶を認め，房室伝導が3：1以下の伝導比を示す．著明な徐脈・Adams-Stokes発作・意識障害・めまい・心不全などの症状を有する例では，通常はペースメーカ植込みを考慮する．

38　発作性房室ブロック

71歳，女性

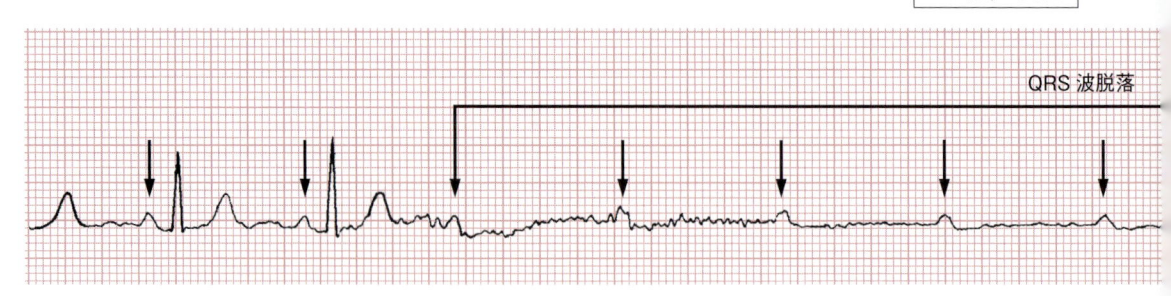

QRS波脱落

↓：P波

診断のポイント

突然，房室伝導が途絶し，補充収縮を伴わず長い心停止状態を生じる．

▶ **本例の診断** ....

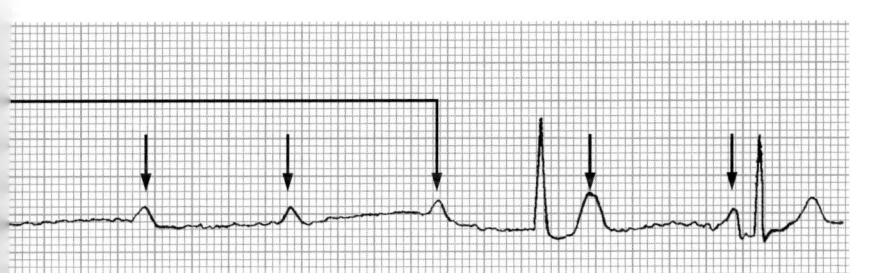

　P波は認めるが，突然，房室伝導が途絶し補充収縮の出現がなく，約8秒の心停止状態が持続しており，発作性房室ブロックと診断される．

▶ **鑑別診断** ....

　1）3度（完全）房室ブロック→P波とQRS波は無関係に出現し，PP間隔は一定，RR間隔は一定，PR間隔は不規則となる．またP波の数＞QRS波の数（PP間隔＜RR間隔）である．
　2）房室解離→高度の洞性徐脈を認め，基本調律が房室接合部調律である補充収縮が出現している．PP間隔よりRR間隔の方が短い．
　3）洞機能不全症候群→P波の消失を認める．

▶ **臨床指針** ....

　機序として，迷走神経反射や徐脈依存性ブロックなどの関与が考えられる．失神発作や突然死の原因として重要で予後不良である．

39　3度（完全）房室ブロック

64歳，男性

P-P間隔一定
R-R間隔一定

↓：P波

86　Ⅱ．チェックリスト

> **診断のポイント**
> 1) P 波と QRS 波は無関係に出現する．
> 2) PR 間隔は不規則である．
> 3) PP 間隔は一定である．
> 4) RR 間隔は一定である．
> 5) P 波の数＞QRS 波の数（PP 間隔＜RR 間隔）である．

本例の診断

QRS 波は RR 間隔は一定に出現し，P 波も PP 間隔は一定に出現している．P 波と QRS 波は無関係に出現し，各々固有のリズムで出現している．心房興奮は 115/分（PP 間隔は 0.52 秒），心室興奮は 44/分（RR 間隔は 1.36 秒）と，P 波の数＞QRS 波の数（PP 間隔＜RR 間隔）であり，3 度（完全）房室ブロックと診断される．

鑑別診断

1) Wenckebach 型 2 度房室ブロック，Mobitz II 型 2 度房室ブロック→PR のつながる部位が存在し，RR 間隔が一定とならない．
2) 房室解離→高度の洞性徐脈を認め，基本調律が房室接合部調律である補充収縮が出現している．PP 間隔より RR 間隔の方が短い．
3) 洞機能不全症候群→P 波の消失を認める．

臨床指針

房室伝導が完全に途絶している状態で，心房と心室の収縮は全く無関係に生じる．通常 P 波（心房拍数）は正常かやや頻拍傾向を示すが，QRS 波（心室収縮）は，房室伝導途絶を生じている部位より下位からの補充収縮となり徐脈を呈する．

緊急の処置として，一時ペーシングの施行，イソプロテレノールや硫酸アトロピンの投与などを施行する．心拍数が少ない場合に Adams-Stokes 発作を発症しやすく，また 3 度（完全）房室ブロックでは突然，心室細動の出現を認めることがあるので注意を要する．Adams-Stokes 発作を有する例や QRS 幅が広く変形した例では，後日にペースメーカ植込みを考慮する．無症状例や，心拍数低下を認めない例，QRS 波形正常例，慢性経過例などは，ペースメーカが不要な例もある．

40 等頻度性房室解離

57歳,男性

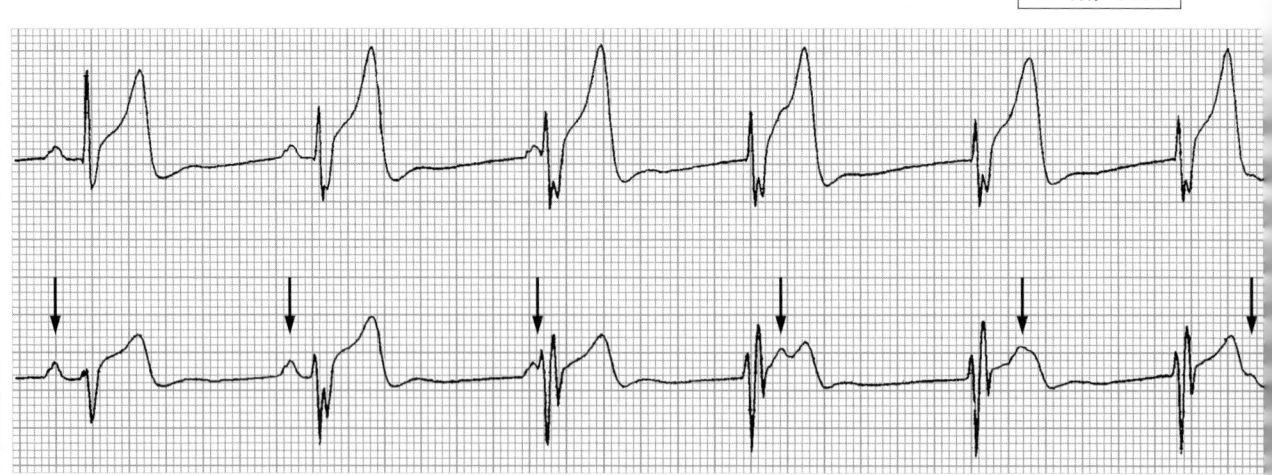

↓:P波

診断のポイント

1) 心房と心室は各々独立した調律で出現する．
2) 補充収縮の基本調律は房室接合部調律によるものが多い（QRS 波の幅や形は正常なことが多い）．
3) 心室不応期を脱した部位の心房興奮は心室へ伝導する（QRS 波や ST-T 部と重合しない P 波は QRS 波を伴う）．
4) PP 間隔と RR 間隔が近似するため，しばらくの間 P 波が心室不応期に一致する．

▶ 本例の診断

　洞性徐脈を認め，基本調律が房室接合部調律である補充収縮が出現している．心房と心室は各々独立した調律であり（1, 6 番目の P 波は QRS 波へ房室伝導している可能性はある），房室解離と診断される．PP 間隔と RR 間隔が近似するため，しばらくの間 P 波が心室不応期に一致する状態が持続しており，等頻度性房室解離と診断される．

▶ 鑑別診断

1) 3 度（完全）房室ブロック → P 波と QRS 波は無関係に出現し，P 波が心室不応期外に出現しても QRS 波を伴わない．
2) wandering pacemaker → P 波と QRS 波は関連して出現する．

▶ 臨床指針

　等頻度性房室解離に対する治療はないが，ジギタリス中毒や急性心筋梗塞などで下位自動能亢進が示唆される場合は各々に対する治療を行う．また高度徐脈に伴う Adams-Stokes 発作などの症状を有する場合はペースメーカ植込みなどを考慮する．

41 心室補充収縮

73歳, 女性

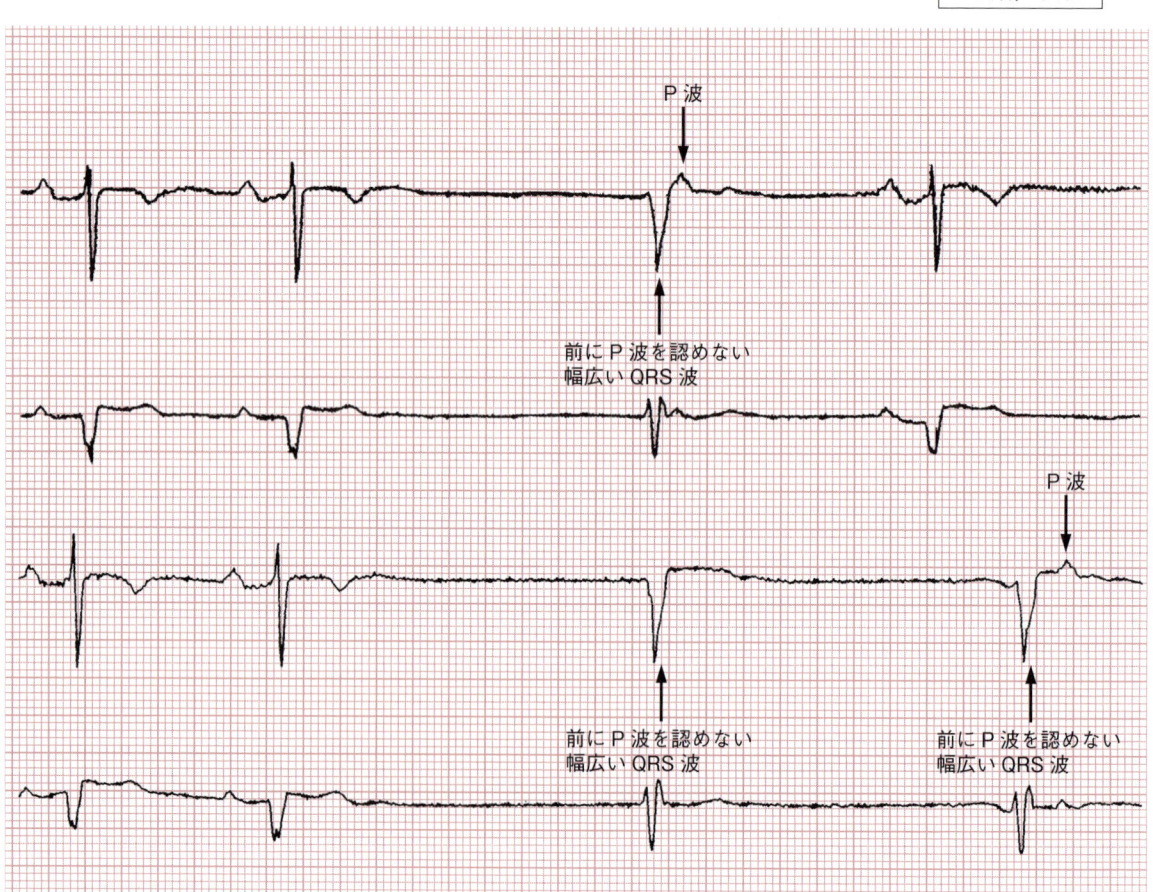

P波

前にP波を認めない
幅広いQRS波

P波

前にP波を認めない
幅広いQRS波

前にP波を認めない
幅広いQRS波

> **診断のポイント**
> 1）基本調律より長い RR 間隔で P 波を伴わない QRS 波が出現する（補充収縮）．
> 2）出現した QRS 波は，基本調律の QRS 波と波形が異なり幅広となる（心室性）．

▶ 本例の診断

　心室興奮がしばらく欠如する際，下位中枢の自動能が作用し補充する形で興奮が出現することを補充収縮という．基本調律の QRS 波と波形が一致する場合，房室接合部補充収縮と呼び，一致せず幅広の QRS 波の場合，心室補充収縮と呼ぶ．本例では，上段の第 3 心拍目，下段の第 3，4 心拍目に基本調律より長い RR 間隔の後に，基本調律の QRS 波と波形が異なる幅広の QRS 波を認め，心室補充収縮と診断される．

▶ 鑑別診断

1）房室接合部性補充収縮→補充収縮の QRS 波形が基本調律の QRS 波形と一致する．
2）心室性期外収縮→基本調律より短い連結期で QRS 波が出現する．
3）心房細動に伴う心室内変行伝導→基本調律の RR 間隔より短い RR 間隔で出現する．
4）心房細動に伴う 3 度（完全）房室ブロック→基本調律の RR 間隔は一定である．

▶ 臨床指針

　基礎疾患や病態を把握し，それらに対する治療を行う．失神発作の有無に注意を要する．
　心室補充収縮の原因となる徐脈に対し治療を行う．

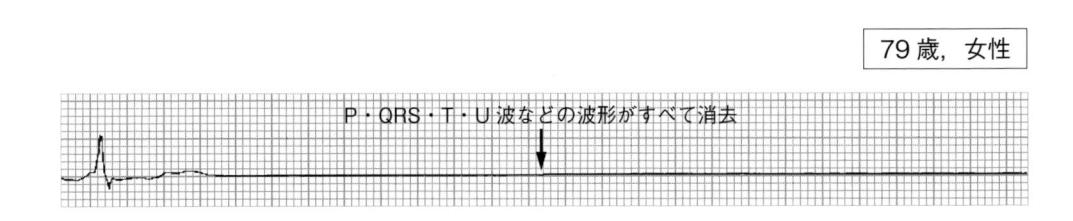

42 心停止

79歳，女性

P・QRS・T・U波などの波形がすべて消去

> **診断のポイント**
>
> 心電図上にてP・QRS・T・U波などの波形がすべて消失し，波形は直線状となる．（心房・心室ともに停止した状態である．）

▶ 本例の診断

　心電図上にてP・QRS・T・U波などの波形出現がすべて消失し，直線状の波形となっている．心房・心室ともに興奮していない状態で心停止と診断される．

▶ 鑑別診断

　1）電極はずれ→電極，患者の状態を確認する．
　2）完全房室ブロックによる心室停止→P波が存在するが，QRS波を認めない．

▶ 臨床指針

　心房・心室ともに収縮せず，脈拍は触知不能，血圧測定不能の状態で，意識障害やショック状態の原因となる．
　心停止を確認したならば，心臓マッサージ，気道確保，人工呼吸，エピネフリン投与などを施行する．また緊急一時的ペーシングなどの処置を行う．なお電気的除細動は無効である．

43 心房期外収縮（単源性，多源性）

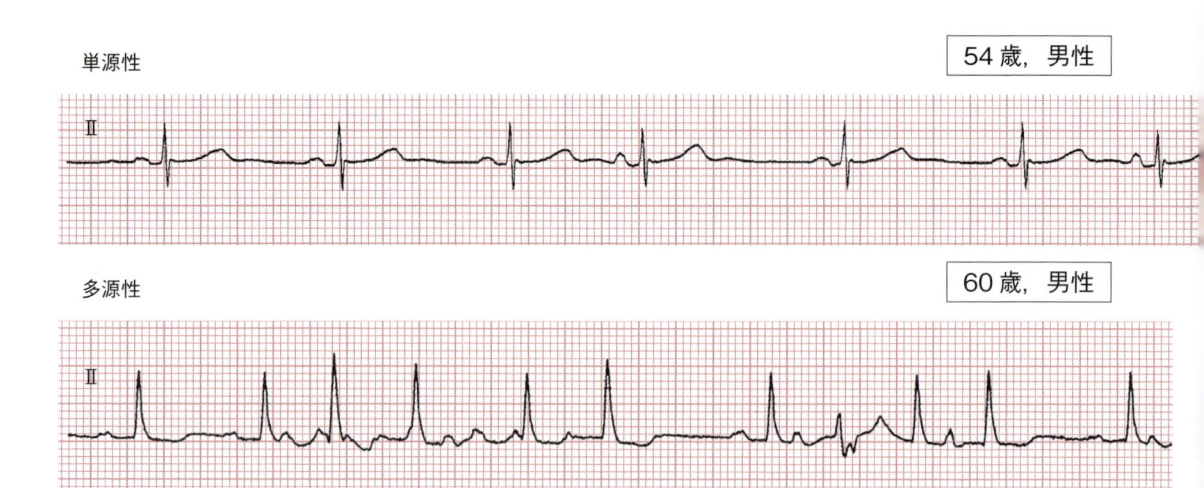

単源性　　　　　　　　　　　　　　　　　　　　　　　　　　54歳，男性

多源性　　　　　　　　　　　　　　　　　　　　　　　　　　60歳，男性

診断のポイント

1) 洞調律とは異なるP波が，予測されるタイミングより早期に出現する．
2) 期外収縮時のQRS幅は狭い（例外：脚ブロック例，機能的脚ブロック例）．

▶ 本例の診断

　上段では，4拍目および7拍目のP波は同一波形で，予測されるタイミングより早期に出現し，基本周期のP波とは異なる．よって洞結節以外の単一箇所から興奮が発生する単源性心房期外収縮と診断できる．

　下段では，3〜6拍目および8〜10拍目に連続して認められるP波は，それぞれが異なった形を示し，心房の複数箇所から興奮が発生する多源性心房期外収縮と診断できる．

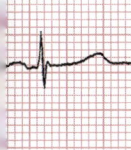

▶ 鑑別診断

1）洞性不整脈→P波の形は洞調時と同様
2）心房細動→f波（不規則なリズムの細動波）

▶ 臨床指針

　単源性心房期外収縮は健常人でも多く認められる．疲れ，ストレス，飲酒などで誘発されやすい（自律神経が関与）．多くは無症状であるが，症状の強い例では抗不安薬やⅠ群抗不整脈薬を用いる．その他にも心房に負荷が加わる病態（心不全，高血圧）や電解質異常（低カリウム血症）などでも認められる．多源性心房期外収縮は，慢性閉塞性肺疾患などの呼吸不全を合併している例が多く，原因となる病態の改善が最も有効な治療法となる．症状の強い例では，レート治療薬（ジギタリス，β遮断薬，Ca拮抗薬）やⅠ群抗不整脈薬を用いる．

単源性　　　　　　　　多源性

43. 心房期外収縮（単源性，多源性）

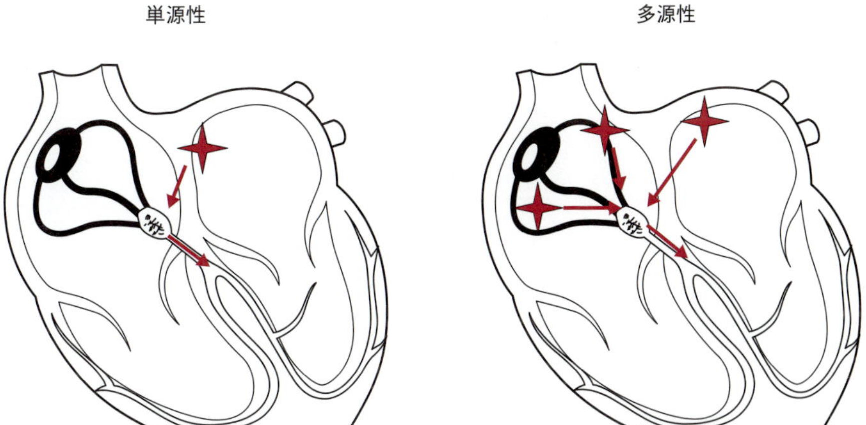

44 非伝導性の心房期外収縮

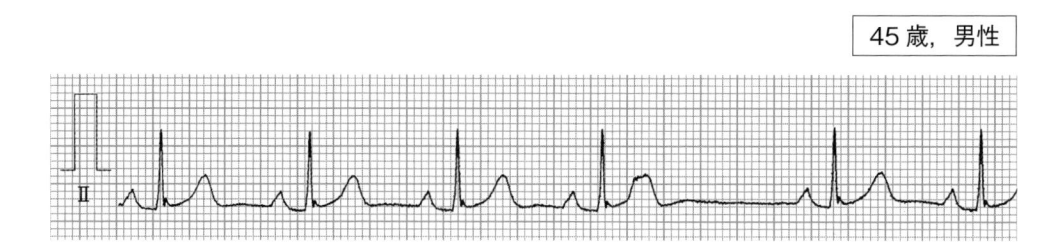

45歳, 男性

> **診断のポイント**
> 1）心房期外収縮に続く QRS が脱落する．
> 2）期外収縮の連結期が短い場合に生じやすい（T 波に重なることが多い）．

▶ 本例の診断

　4 拍目の T 波の頂点に重なるタイミングで心房期外収縮が認められる．連結期が短く房室結節が不応期から回復していないため，心室への伝導ブロックをきたし QRS が脱落している．ブロックを伴う心房期外収縮ともいわれる．

▶ 鑑別診断

　1）2 度房室ブロック（Mobitz II 型）→ P 波の周期は突然変動しない．洞調律と同じ P 波．
　2）洞房ブロック→ PP 間隔が突然，心周期の整数倍に延長する．
　3）洞性不整脈→期外収縮の P 波を見落とすと，洞性不整脈と間違えやすい．

▶ 臨床指針

　心筋組織が興奮した後に，再び興奮できるようになるまでの時間を不応期と呼ぶ．心臓刺激伝導系の中で，房室結節の不応期は，心房筋や心室筋の不応期より長い．非伝導性の心房期外収縮は，連結期が短縮している場合や，房室結節の不応期が延長している場合に認められる現象である．特に連結期が短縮している場合は，本例のように T 波に埋もれてしまい，期外収縮を見落としてしまうことがあるため，前後の T 波の形状を注意して観察する必要がある．健常人でも認められ，無症状であれば治療の必要はない．

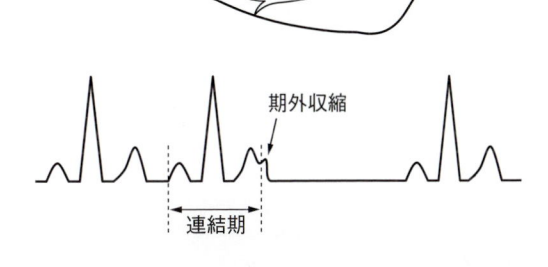

45 変行伝導を伴う心房期外収縮

62歳，女性

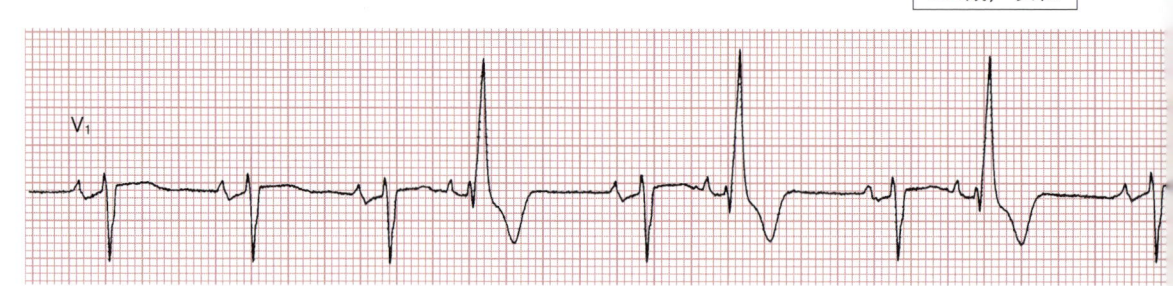

診断のポイント

1) 心房期外収縮に続く QRS 波形が変化する．
2) 通常，左脚より右脚の不応期が延長しているため，右脚ブロック波形を認めることが多い．

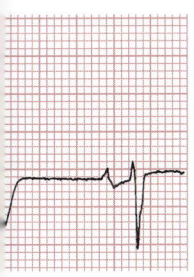

▶ 本例の診断

4，6，8，10拍目のP波は予測されるタイミングより早期に出現し，洞調律とは波形が異なる．よって心房期外収縮（2段脈）と診断できる．さらに期外収縮後，一定の間隔で右脚ブロック型のQRS波が認められ，心室の興奮は心房側から補足されていることがわかる．右脚ブロック波形が出現するのは，右脚が不応期から回復していないタイミングで，心房期外収縮の興奮が心室に伝導するためである．

▶ 鑑別診断

心室期外収縮→P波とは無関係に期外収縮が出現する．
　　　　　　逆行性のP波がQRSの中に認められる．

▶ 臨床指針

心房期外収縮で心室内変行伝導はしばしば認められる現象で，左脚と右脚の不応期に差が認められる場合に出現しやすい．通常は右脚ブロックになる場合が多く，心室内への興奮は左脚側より伝導される．健常人にも認められ，臨床上問題になることはない．治療方針は心房期外収縮と同様である．心室期外収縮と間違えやすいので注意する．

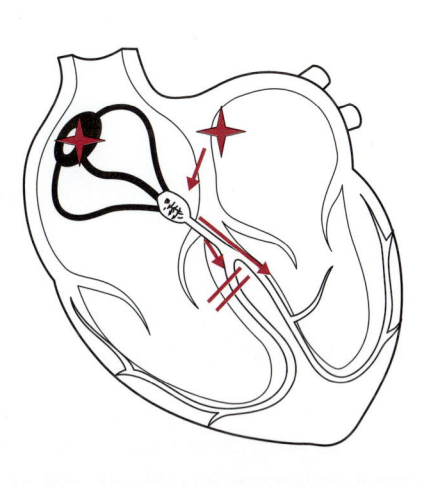

46 心室期外収縮（単源性，多源性）

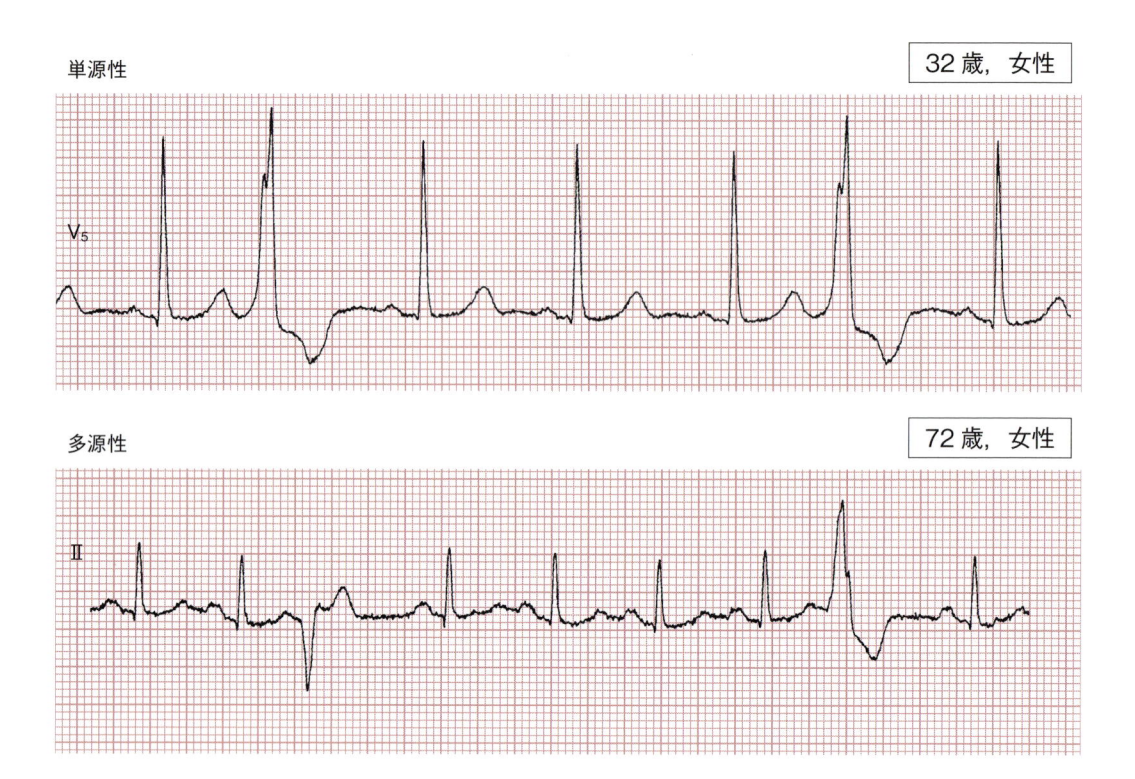

単源性　　　　　　　　　　　　　　　　　　　　　　32歳，女性

V₅

多源性　　　　　　　　　　　　　　　　　　　　　　72歳，女性

II

診断のポイント

1) 心房からの興奮とは関係なく，予測されるタイミングより早期に心室が興奮する．
2) 房室結節-His束を介さないため，QRS幅が広くなる．

▶ 本例の診断

　上段では，2，6拍目のQRS幅は広く，予測されるタイミングより早期に出現している．QRSに先行するP波も認められないことより，心室期外収縮と診断できる．さらに2，6拍目のQRSは同じ形であることから，心室の単一箇所から興奮が広がる単源性といえる．一方下段では，3，8拍目に心室期外収縮を認めるが，QRSの形が異なるため，心室の複数箇所から興奮が起こる多源性と診断できる．

▶ 鑑別診断

1) 変行伝導を伴う心房期外収縮→QRSに先行するP波が認められる．
2) 副収縮→期外収縮と先行するQRSとの間隔（連結期）が一定ではない．

▶ 臨床指針

　心室期外収縮は心房期外収縮と同様，健常人にも認められ，無症状であることが多い．健康診断などで初めて見つかるケースも多い．発生機序に自律神経が関与し，寝不足，ストレス，アルコールなどで誘発されやすい．単源性心室期外収縮では心臓病の合併は稀であるが，心室期外収縮が頻発する例や，多源性，あるいは連発を認める場合には，心臓超音波，Holter心電図，運動負荷心電図などのスクリーニング検査を行い，器質的な心疾患の有無を検討する．もし心疾患の合併を認める場合は，それらの治療を優先する．基礎疾患のない場合は，通常は治療を要さないが，動悸など耐え難い症状を認める場合では，精神安定剤，Ca拮抗薬，β遮断薬やメキシレチンなどの薬物加療を行う．治療抵抗性の症例や心室期外収縮による心機能低下を伴う場合には，単源性例であれば，カテーテルアブレーションによる根治術も考慮する．

単源性　　　　　　　　　多源性

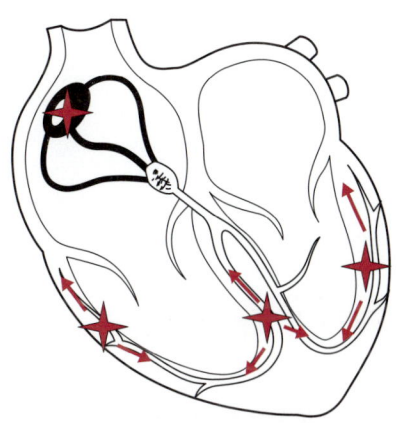

47 心室期外収縮（代償性，間入性）

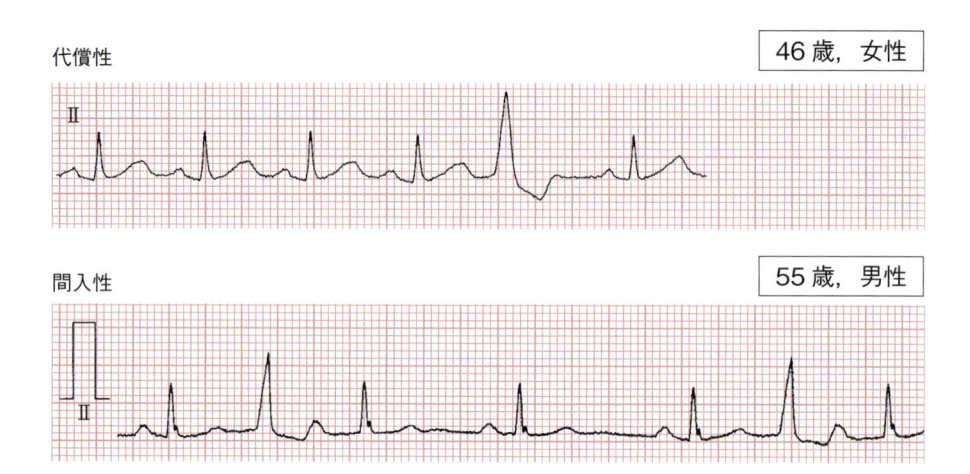

代償性　　　　　　　　　　　　　　　　　　　　　46歳，女性

間入性　　　　　　　　　　　　　　　　　　　　　55歳，男性

診断のポイント

1) 代償性→期外収縮前後のRR間隔は心周期の2倍になる
2) 間入性→期外収縮前後のRR間隔が心周期と等しくなる．

▶ 本例の診断

　代償性では，心室期外収縮の興奮が房室結節を逆行性に心房側に伝導し，次に発生した洞結節からの興奮と心房内で衝突するため，心房が興奮できなくなる．よって期外収縮前後のRR間隔が心周期の2倍になる．上段は，5拍目に心室期外収縮を認め，前後のRR間隔が心周期の2倍であることより，代償性と診断できる．

　間入性では心室期外収縮から逆行性に房室結節を伝導した心房興奮が，不応期から回復しているため，次に発生した洞結節からの興奮が期外収縮の影響を受けず心室へ伝導する．よって期外収縮前後のRR間隔が心周期と等しくなる．下段は，2，6拍目に心室期外収縮を認め，期外収縮前後のRR間隔は心周期と等しい．よって間入性と診断できる．

▶ 鑑別診断

　1）変行伝導を伴う心房期外収縮→QRSに先行するP波が認められる．
　2）副収縮→先行するQRSとの間隔（連結期）が一定ではない．

▶ 臨床指針

　代償性ではRR間隔が不規則になるため，脈が飛ぶなどの症状を自覚しやすくなると考えられるが，特に間入性との間に治療方針に差はない．治療方針は心室期外収縮（単源性，多源性）（100頁）を参照．

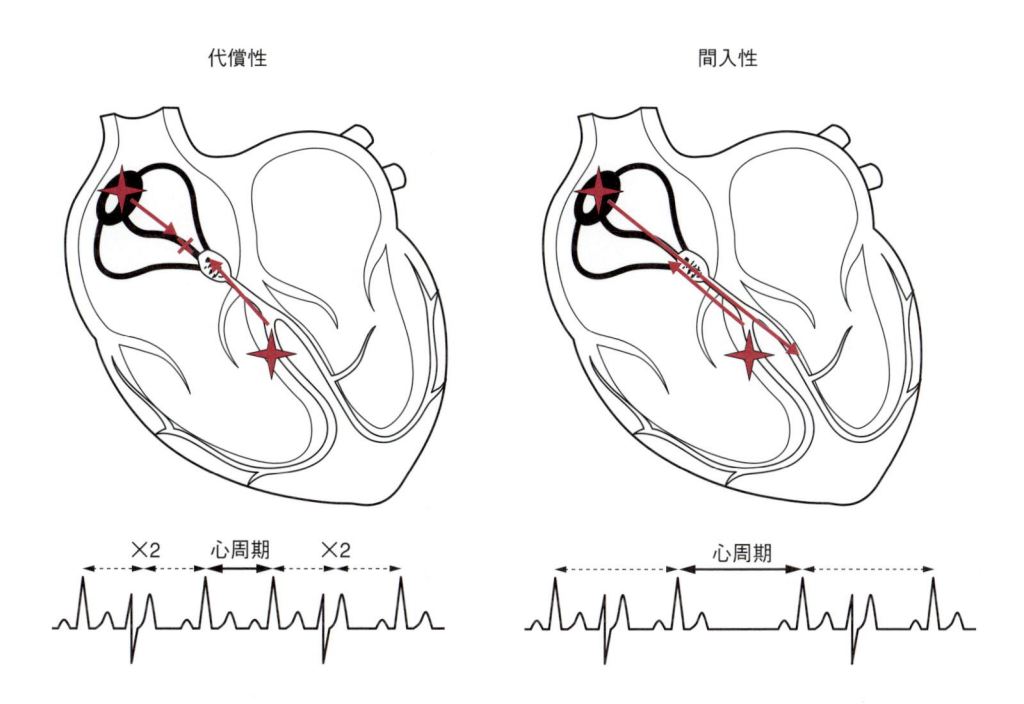

48 心室期外収縮（2段脈，3段脈）

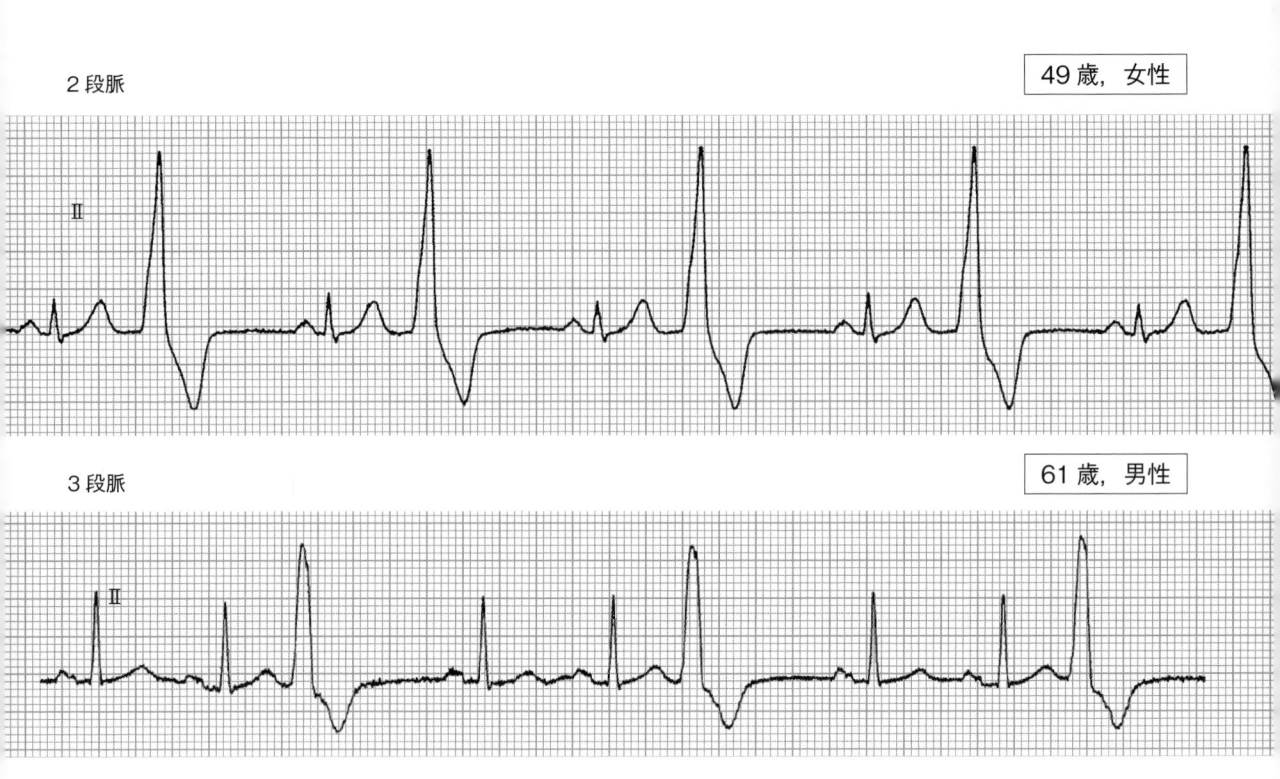

2段脈　　　　　　　　　　　　　　　　　　　　　　　　　　　49歳，女性

3段脈　　　　　　　　　　　　　　　　　　　　　　　　　　　61歳，男性

> ・診断のポイント・
> 1）2段脈→洞結節からの心収縮と心室期外収縮が交互に出現する．
> 2）3段脈→洞結節からの心収縮が2拍続いた後，心室期外収縮1回のリズムを繰り返す．

▶ 本例の診断

　上段は，2，4，6，8，10拍目に心室期外収縮を認め，洞結節からの心収縮と交互に出現している．よって2段脈と診断できる．下段は，3，6，9拍目に心室期外収縮を認め，洞結節からの心収縮2拍に対し，期外収縮1回のリズムを繰り返している．よって3段脈と診断できる．

▶ 鑑別診断

　副収縮→先行するQRSとの間隔（連結期）が一定ではない．

▶ 臨床指針

　心臓超音波，Holter心電図，運動負荷心電図検査などで，器質的心疾患の有無を確認する．日常臨床では，器質的心疾患を認めない（特発性）右室流出路起源の心室期外収縮（期外収縮時にQRSの形が左脚ブロック＋下方軸）が比較的多い．なかには終日にわたり2段脈，3段脈の症例も認められる．基礎心疾患がなく無症状であれば，治療の必要はない．頻発する期外収縮によって，動悸や息切れが生じQOLが低下している例では，β遮断薬やメキシレチンなどの薬物治療やカテーテルアブレーションによる根治術を検討する．

49 心室期外収縮（2連発，ショートラン）

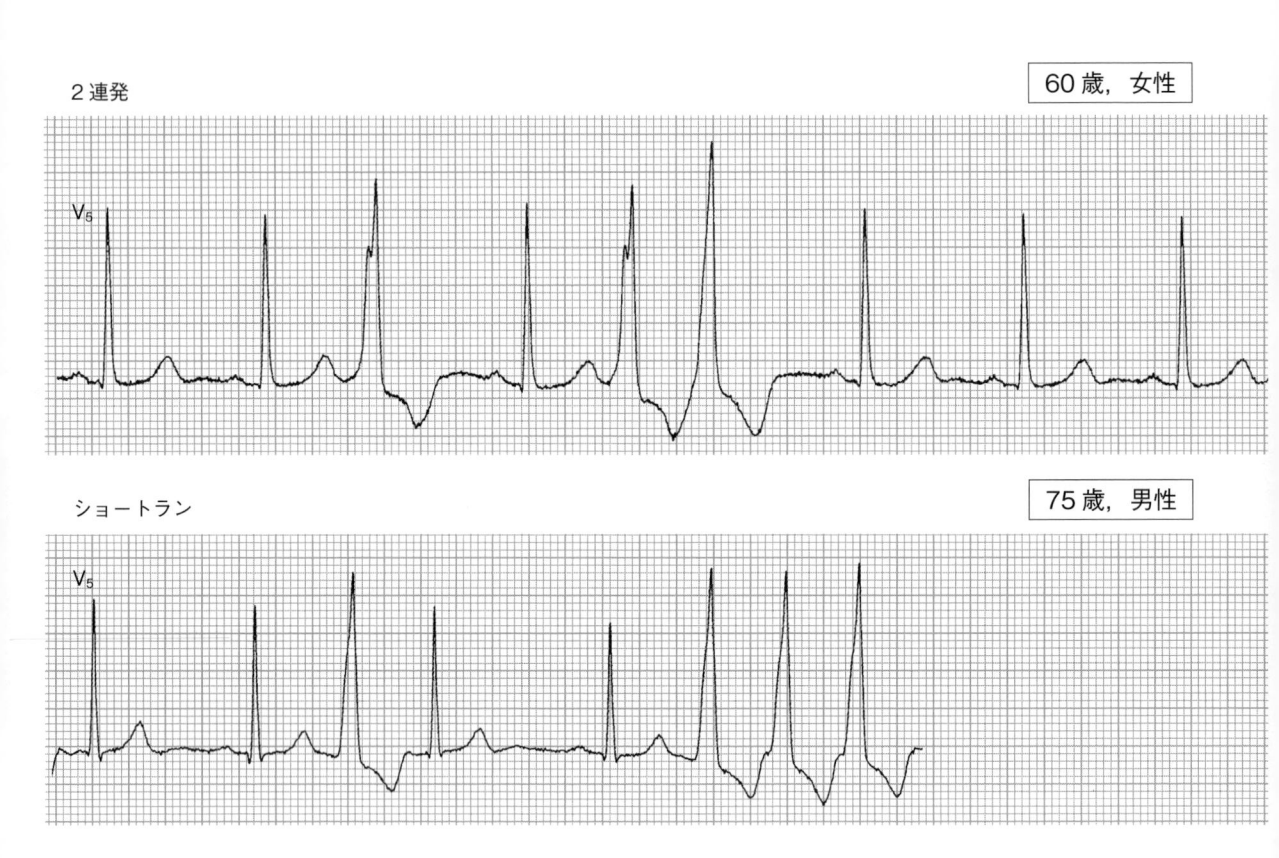

2連発　　　　　　　　　　　　　　　　　　　　　　　　　60歳，女性

ショートラン　　　　　　　　　　　　　　　　　　　　　75歳，男性

> **診断のポイント**
> 1) 2連発→心室期外収縮が2拍連続する．
> 2) ショートラン→心室期外収縮が3拍あるいは数拍連続する．

▶ 本例の診断

上段では，3，5，6拍目に，幅が広いQRSが予測されるタイミングより早期に出現し，QRSに先行するP波を認めない．よって心室期外収縮と診断でき，5，6拍目は2連発を形成している．下段では，6拍目より3連続の期外収縮（ショートラン）が認められる．

▶ 鑑別診断

変行伝導を伴う心房期外収縮→QRSに先行するP波が認められる．

▶ 臨床指針

器質的な心疾患を合併している頻度が高く，心筋梗塞急性期，心不全，心筋症，QT延長症候群などで認められる．持続性心室頻拍に移行し血行動態の破綻をきたす例もあり，基礎疾患と不整脈に対する治療を積極的に行う必要がある．QT延長症候群を除き，薬物治療では，β遮断薬を基本とし，メキシレチンやIII群抗不整脈薬（ソタロール，アミオダロン）の追加投与を行う．特に高度心機能低下例では，陰性変力作用のないアミオダロンの投与が推奨される．QT延長症候群に関しては，次項（R on T型）を参照．

50　心室期外収縮（R on T 型）

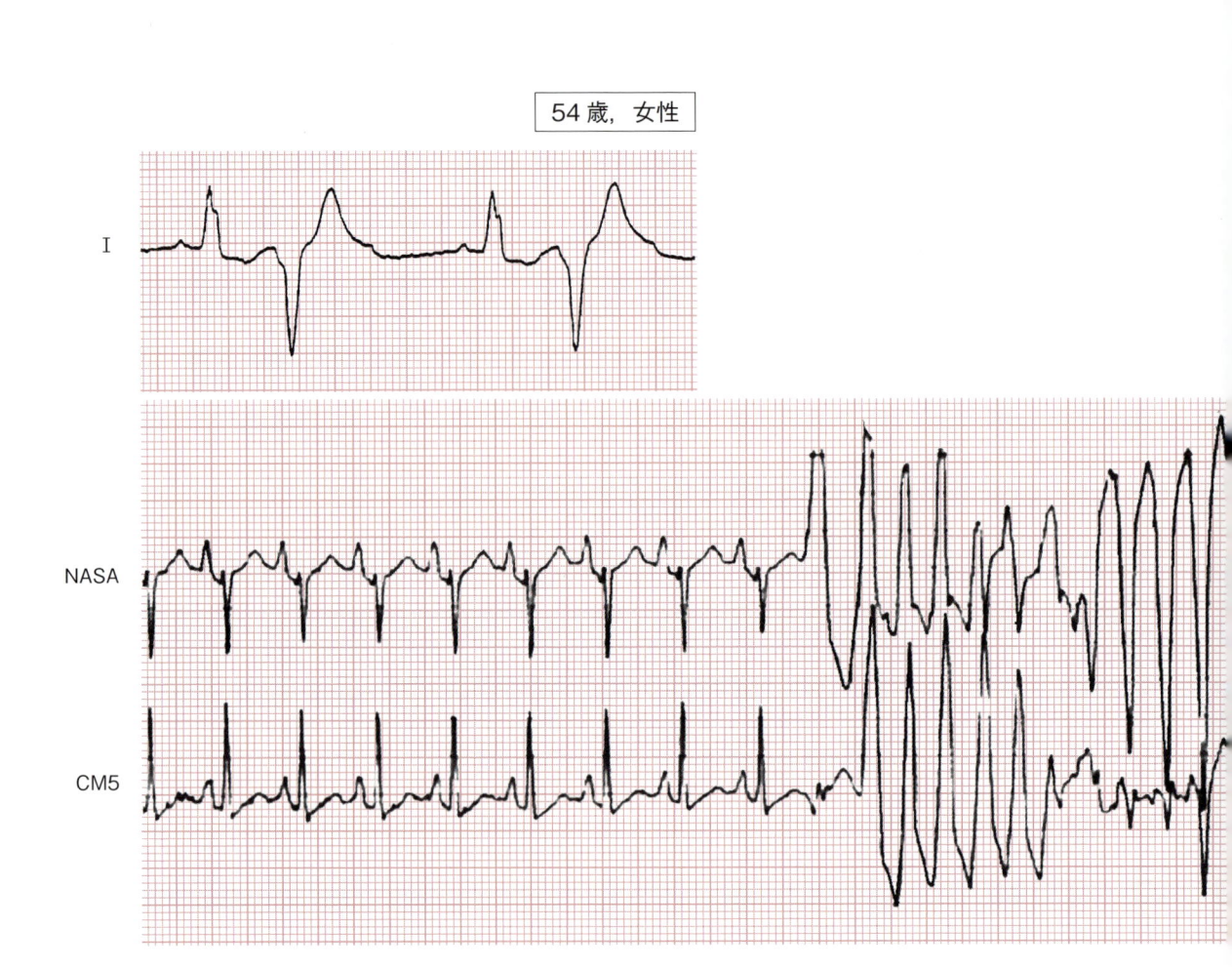

54歳，女性

I

NASA

CM5

診断のポイント

1) 心室期外収縮が先行するT波の頂点付近に重なるタイミングで出現する．
2) QT延長を合併していることが多い．

▶ **本例の診断**

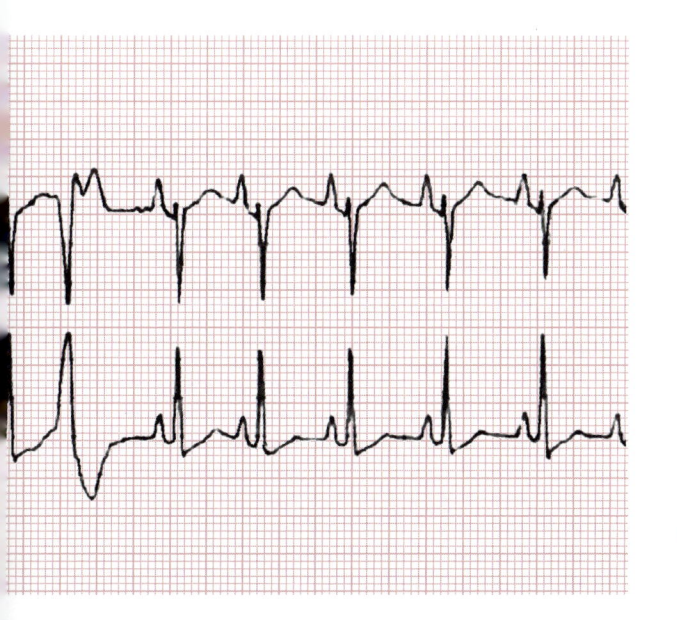

上段は，心室期外収縮が交互に出現し（2段脈），心室期外収縮のR波が，先行するT波の頂点に重なるタイミングで認められる（R on T型）．下段はHolter心電図の拡大波形である．著明なQT延長（0.56〜0.64 ms）と，10拍目に心室期外収縮がT波の頂点付近で認められ，一過性にQRSの極性が異なる多形性心室頻拍（torsades de pointes：トルサード・ド・ポアンツ）が出現している．また頻拍停止後，2拍目にもR on T型心室期外収縮が認められる．

▶ **鑑別診断**

変行伝導を伴う心房期外収縮→QRSに先行するP波が認められる．

▶ **臨床指針**

T波は心室の再分極を示し，次の興奮を行うための準備期間である．T波の頂点付近の時期は心室興奮性が亢進しており，R on T型期外刺激によって，心室頻拍・細動を引き起こす可能性がある．特にQT延長症候群や心筋梗塞急性期に認められることが多い．QT延長症候群では，QRSの極性が竜巻（トルネード）のように捻れる多形性心室頻拍が特徴的で，R on T型期外収縮により容易に誘発されるので注意する．治療は，QT延長症候群では増悪因子の除去（低カリウム血症，徐脈，薬物など）であるが，心室頻拍を繰り返す場合は，β遮断薬の投与や一時的ペースメーカを挿入し，高頻度心室ペーシング（〜100/分）を行う．心筋梗塞急性期では虚血の解除と同時にアミオダロンの投与を行う．

51 副収縮

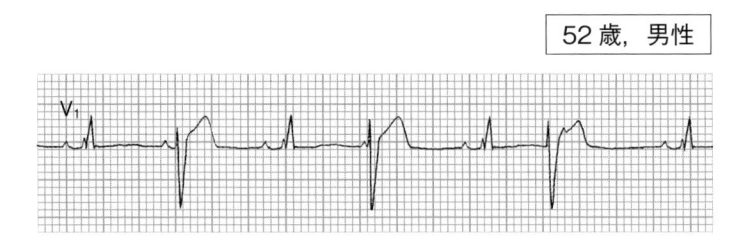

52歳,男性

診断のポイント

1) 洞結節からの興奮とは無関係に，一定の間隔で心室が興奮する．
2) 先行する QRS との間隔（連結期）は異なる．

▶ 本例の診断

2，4，6 拍目に幅広い QRS が一定の周期で認められ，それぞれの連結期は異なっている．2，4 拍目の前に P 波が認められるが，PR 間隔が異なり，6 拍目では QRS 波と重なっていることより，心房側とは無関係に興奮していることがわかる．よって副収縮と診断できる．

▶ 鑑別診断

心室期外収縮→連結期が一定である．

▶ 臨床指針

副収縮は心室独自の異所性自動能を有し，一定の間隔で興奮が出現する．臨床上問題となることは少なく，経過観察でよい．

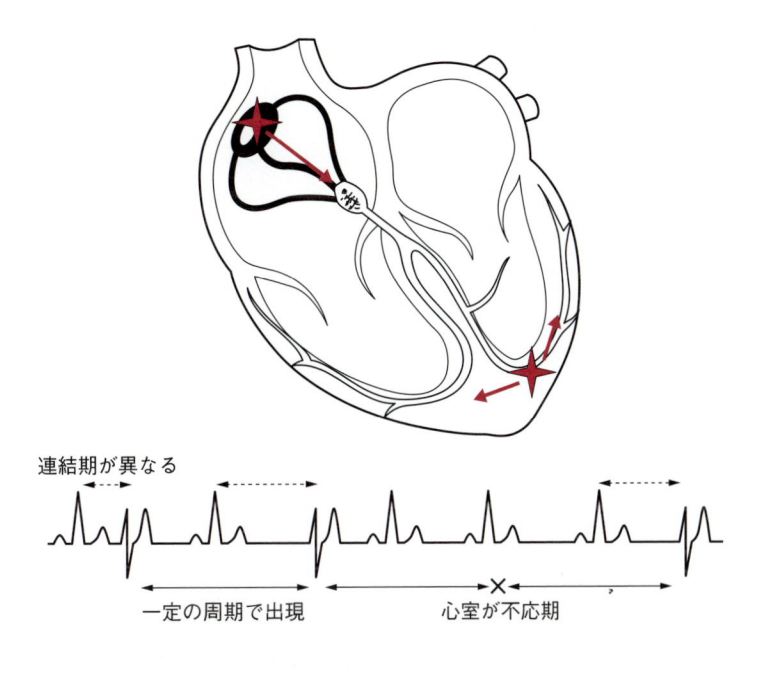

52 房室接合部期外収縮

60歳，女性

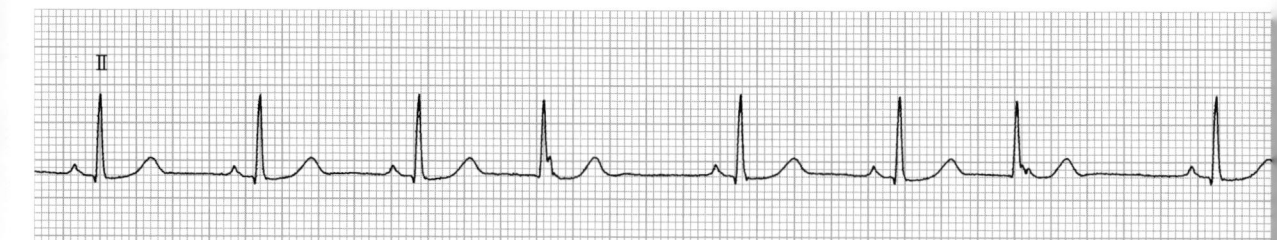

> ▎診断のポイント
> 1）期外収縮時のP波がQRSに埋もれてしまうか，隣接する前後に認められる．
> 2）期外収縮時におけるⅡ，Ⅲ，aV_F誘導のP波の極性は陰性化する．

▶ 本例の診断

　4，7拍目は予測されるタイミングより早期にQRSが出現している．QRSの後方成分に重なってP波が認められるため，房室接合部から発生した期外収縮と診断できる．刺激伝導系において，房室接合部は心房と心室の境界に位置し，同部から発生した期外刺激は，心房・心室をほぼ同じタイミングで興奮させる．よって期外収縮のP波がQRSに埋もれてしまうか，QRSに隣接した前後に認められる．心房内への興奮は下方から上方に伝導するため，Ⅱ，Ⅲ，aV_F誘導におけるP波の極性は陰転化する．

▶ 鑑別診断

　1）房室接合部補充収縮→先行するQRSとの間隔が基本調律よりも延長する．
　2）心房細動→f波（不規則なリズムの細動波）

▶ 臨床指針

自覚症状がなければ放置可（心房期外収縮（94頁）参照）．

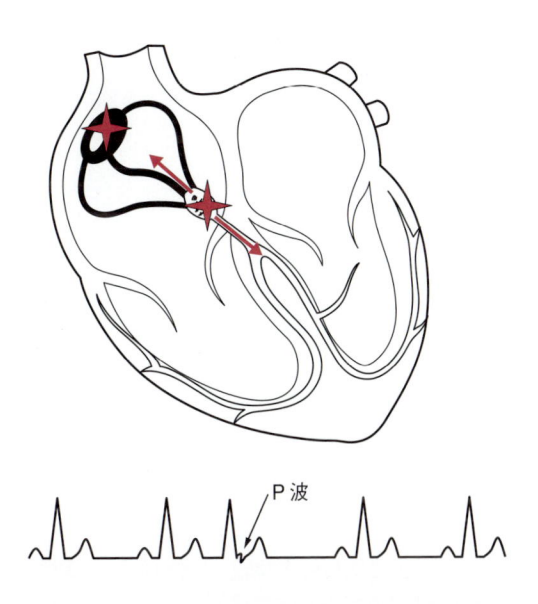

53　房室接合部調律

74歳，男性

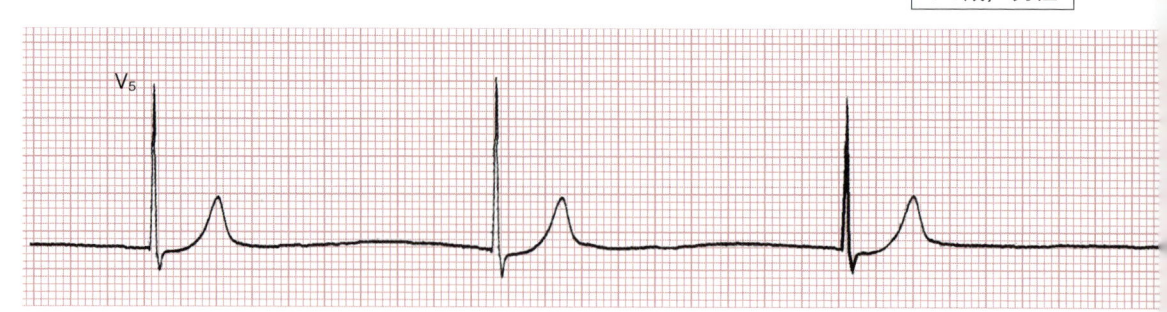

> **診断のポイント**
>
> 1) 房室接合部が歩調取りし，3拍以上持続する．
> 2) QRS の形は洞調律時と同じ．
> 3) P 波は QRS に埋もれているか，隣接する前後に認められる．

▶ 本例の診断

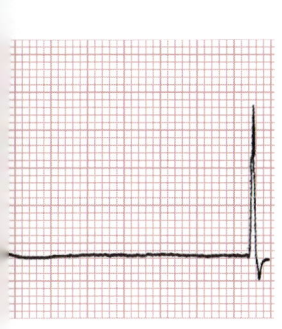

　先行するP波は認められず，QRSの幅は狭い．よって房室接合部から発生した興奮であることがわかる．さらに3拍以上持続していることより，房室接合部調律と診断できる．房室接合部は心房と心室の境界に位置するため，同部から発生した刺激は，心房・心室をほぼ同じタイミングで伝導するため，P波がQRSに埋もれてしまうことが多い．
　本例の心拍数は毎分約30拍と徐脈であり，洞不全を合併していると考えられる．

▶ 鑑別診断

1) 洞性徐脈→洞性P波が認められる．
2) 心室固有調律→QRS波の幅が広い（洞調律のQRSと異なる）．
3) 発作性上室性頻拍→心拍数が毎分100拍以上である．

▶ 臨床指針

　洞結節は毎分60〜100拍の周期で歩調取りを行う自動能がある．房室接合部は毎分40拍前後の自動能を持っている．洞不全をきたした場合，房室接合部が歩調取りを行うことになるが，徐脈による眼前暗黒感，めまい，労作時息切れなどの症状を認める場合は，恒久式ペースメーカの埋め込みが必要である．

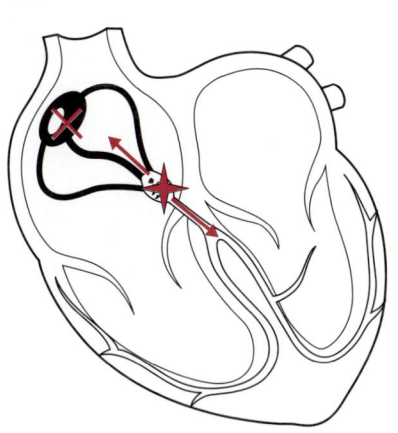

54 発作性心房細動

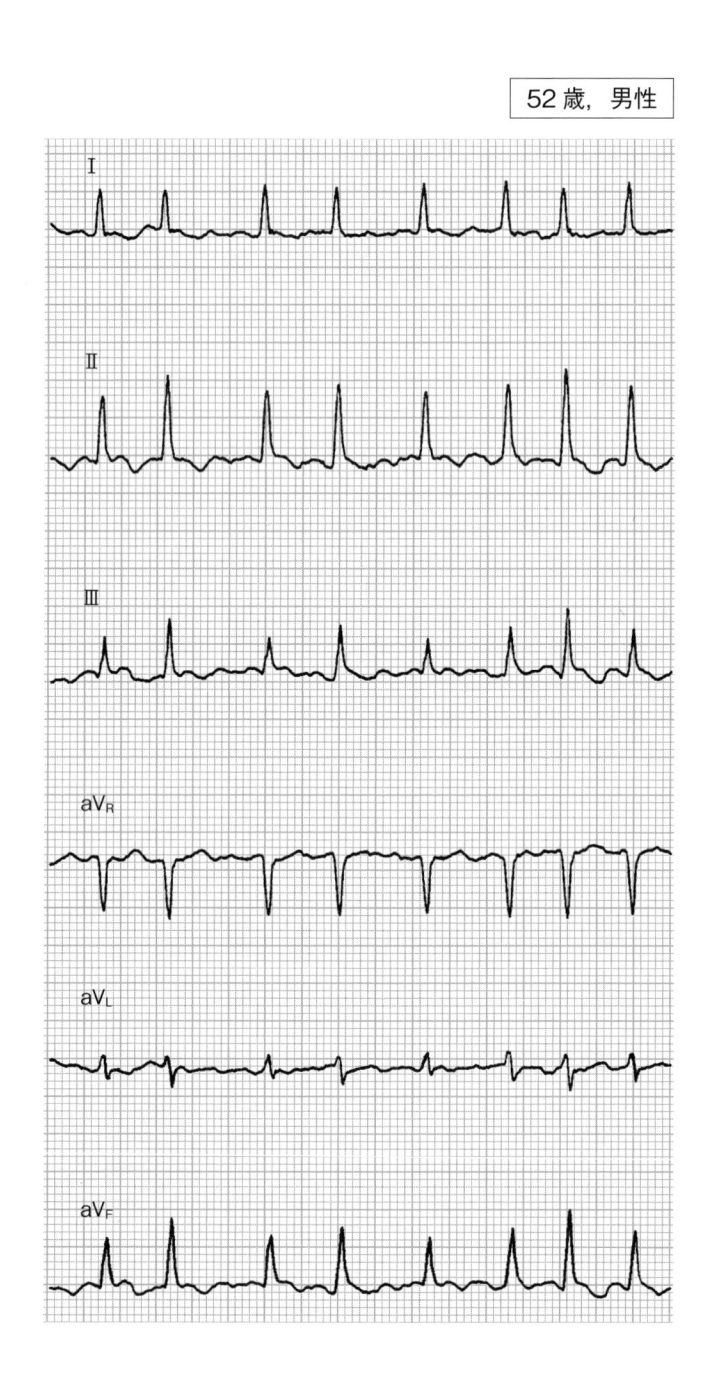

52歳, 男性

> **診断のポイント**
> 1) RR 間隔が不規則（バラバラ），すなわち絶対的不整脈をきたす．
> 2) 正常 P 波が欠如し，基線に大小異なる細かい振れを認める．
> 3) 発作的に発症して突然に停止する．
> 4) （特殊な場合を除いて）QRS 波は発作前と同じ形を呈する．

▶ 本例の診断

　心電図は発作中の記録である．RR 間隔が不規則であるため，この所見のみで心房細動と診断できる．加えて，正常 P 波が認められず，基線に周期 400～650/分くらいの大小異なる細かい振れが認められる．ただし，この所見は心房細動の診断において必須ではない．慢性心房細動の場合は，心房の基線に細かい振れが認められず，平坦なこともある．

　心房細動は，持続時間の長さと自然停止の有無により，発作性，持続性，永続性（慢性）に分類される．7 日以内に自然停止する場合は発作性心房細動，7 日以上持続し自然停止しなければ持続性心房細動，除細動が不成功あるいは実施なされなかったことにより，永久的に持続すれば永続性（慢性）心房細動と診断される．

▶ 鑑別診断

　1) 発作性心房粗動→鋸歯状波（ノコギリ波）が認められ，心房波と心室波の伝導比が 2：1, 4：1 などのように等頻度になることが多い．等頻度でない場合（心房波と心室波の伝導比が変化）もあるが，心房細動のように RR 間隔が絶対的に不規則にはならない．
　2) 発作性上室頻拍→発作的に発症し突然に停止する頻拍の代表である．RR 間隔が規則的であり，基線に細かい振れが認められない．

▶ 臨床指針

　心房細動は，高齢，高血圧，糖尿病，心不全，（僧帽弁）弁膜症，甲状腺機能亢進症，貧血，脱水などが原因で発症することが多い．まったく原因がなくても発症することがあり，孤立性心房細動と呼ばれる．この場合は自律神経活動の緊張が関与することがある．副交感（迷走）神経緊張，交感神経緊張のいずれの場合も誘因となる．

　薬物治療としては，I 群抗不整脈薬（Na チャネル遮断薬）が第一選択となる．最近では，薬剤抵抗性に対してはカテーテルアブレーションが選択されることもある．

55　（持続性）頻脈性心房細動

76歳，男性

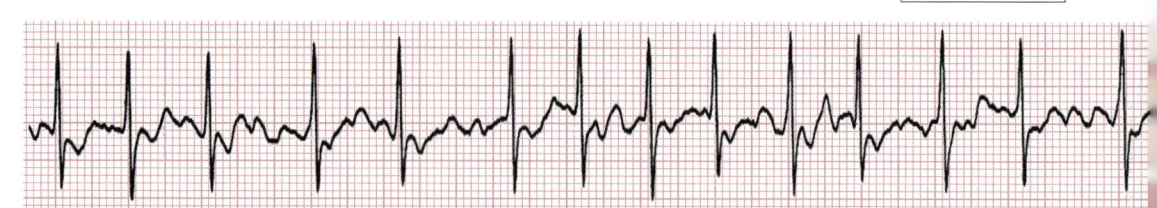

診断のポイント

1) RR間隔が不規則（バラバラ），すなわち絶対的不整脈をきたす．
2) 正常P波が欠如し，基線に大小異なる細かい振れを認める．
3) 安静時のRR間隔（心拍数）の平均値が100/分以上である．
4) （特殊な場合を除いて）QRS波は発作前と同じ形を呈する．

▶ 本例の診断 ....

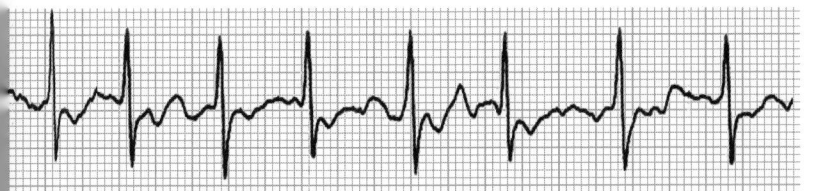

　RR間隔の長短によって，頻脈性心房細動と徐脈性心房細動に分けられる．安静時の平均心拍数が100/分以上を頻脈性心房細動，50/分以下を徐脈性心房細動と呼ぶ．本例では平均心拍数が132/分であり，頻脈性心房細動と診断される．

　頻脈性心房細動では，動悸や息切れを自覚することが多い．頻脈性心房細動が長期間持続すると左室機能の低下（頻脈依存性心筋症）をきたすことがある．

▶ 鑑別診断 ....

　1）頻脈性心房粗動→鋸歯状波（ノコギリ波）が認められる．頻脈（心拍数100/分以上）となるのは，心房波と心室波の伝導比が1：1（心拍数300/分前後）もしくは2：1（心拍数150/分前後）の場合である．心房細動のようにRR間隔が絶対的に不規則にはならない．
　2）発作性上室頻拍→RR間隔が規則的である．基線に細かい振れが認められない．また，QRS波の直前に正常のP波も認められない．
　3）洞性頻脈→RR間隔が規則的である．基線に細かい振れが認められない．QRS波の直前に正常のP波が認められる．

▶ 臨床指針 ....

　頻脈性心房細動は，心不全，急性心筋梗塞，心筋症，甲状腺機能亢進症に起因した心房細動で認められやすい．交感神経緊張によって房室結節の伝導性が亢進することが，その主な原因である．

　発作性に出現して頻脈性心房細動をきたす場合は，Ⅰ群抗不整脈薬（Naチャネル遮断薬）が選択されるが，持続性あるいは慢性の場合はレートコントロールに有効なβ遮断薬，ジギタリス製剤，非ジヒドロピリジン系Ca拮抗薬が選択される．

56　（持続性）徐脈性心房細動

71歳，女性

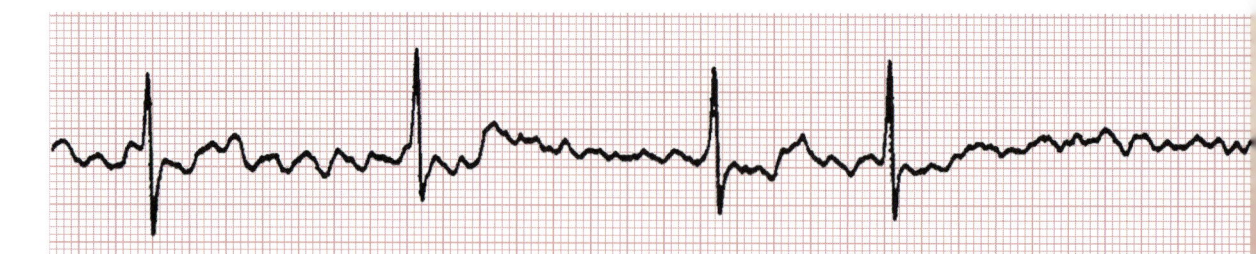

> **診断のポイント**
>
> 1) RR間隔が不規則（バラバラ），すなわち絶対的不整脈をきたす．
> 2) 正常P波が欠如し，基線に大小異なる細かい振れを認める．
> 3) 安静時のRR間隔（心拍数）の平均値が50/分以下である．
> 4) （特殊な場合を除いて）QRS波は発作前と同じ形を呈する．

▶ 本例の診断

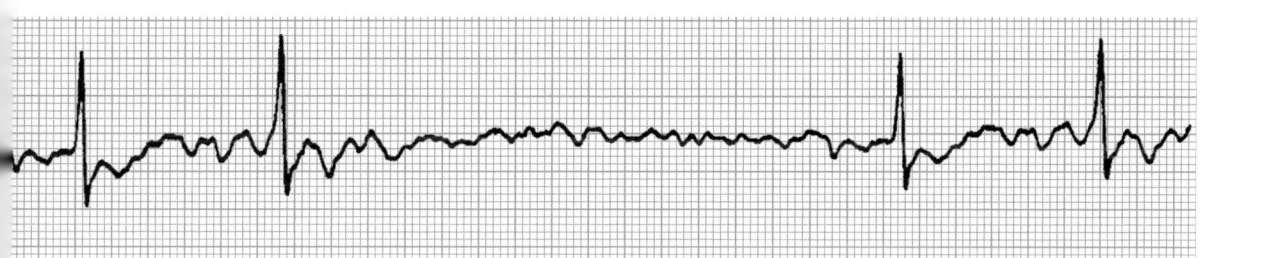

　RR 間隔の長短によって，頻脈性心房細動と徐脈性心房細動に分けられる．安静時の平均心拍数が 100/分以上を頻脈性心房細動，50/分以下を徐脈性心房細動と呼ぶ．本例では平均心拍数が 32/分であり，徐脈性心房細動と診断される．
　徐脈性心房細動では，めまいや息切れ，下肢の浮腫などを自覚することが多い．

▶ 鑑別診断

　1）徐脈性心房粗動→鋸歯状波（ノコギリ波）が認められる．徐脈（心拍数 50/分以下）となるのは，心房波と心室波の平均伝導比が 7：1（心拍数 300/分前後）以上の場合である．伝導比が変化すれば，心房細動のように RR 間隔が不規則になる．
　2）洞不全症候群→正常の P 波がときおり欠落する不整脈である．基線に細かい振れが認められない．
　3）洞性徐脈→ RR 間隔が規則的である．基線に細かい振れが認められない．QRS 波の直前に正常の P 波が認められる．

▶ 臨床指針

　徐脈性心房細動は，長期間持続した慢性心房細動で認められやすい．房室結節の伝導性の低下がその主な原因である．
　薬物療法としては，房室結節の伝導性を亢進させる β 刺激薬あるいはシロスタゾール（抗血小板薬）が使用される．めまいなどの症状を有する場合は恒久的ペースメーカの適応となる．夜間などに一過性に高度な徐脈を呈しても，自・他覚症状が認められなければ，治療の対象にはならない．

57　（心室内）変行伝導を伴う心房細動

63 歳，男性

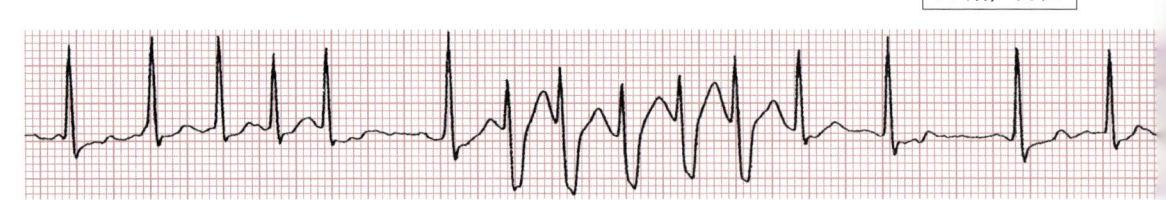

診断のポイント

1) RR 間隔が不規則（バラバラ），すなわち絶対的不整脈をきたす．
2) 正常 P 波が欠如し，基線に大小異なる細かい振れを認める．
3) 一過性に幅広い QRS 波が認められ，右脚ブロック型を呈することが多い．
4) 心室内変行伝導は RR 間隔が短い場合に生じやすい．

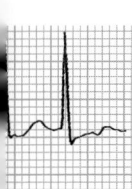

▶ 本例の診断

　心房細動では，通常，QRS波は正常洞調律時と同じように幅狭くなる．しかし，頻脈性心房細動で心室内変行伝導をきたすと心房細動でも幅広いQRS波を示すことがあり，一見すると心室頻拍のようにみえる．

　心室内変行伝導を呈した場合は，長いRR間隔のあとに短い間隔でQRS波が生じたときに見られるのが特徴である（long-shortの法則）．持続性心房細動で右脚ブロック型の幅広いQRS波が認められたら，まず心室内変行伝導を疑う．

　心室内変行伝導をきたす理由は，心房波が早期に房室結節に伝わると脚の片方（右脚が多い）が不応期となってしまうため，心房波はもう片方の脚（左脚が多い）のみを通って流れていき，脚ブロックを呈するためである．もっと早期に心房波が房室結節に伝われば，両脚とも心房波を通さず（房室）ブロックとなる．

▶ 鑑別診断

　1）非持続性心室頻拍→鑑別は非常に難しい．心室内変行伝導の特徴を除外するしかない．
　2）脚ブロックに伴う心房細動→心房細動のレートが低下したときにも幅広いQRS波が認められれば，脚ブロックの可能性が高い．加えて，下記のWPW症候群に特徴を除外する．
　3）WPW症候群に伴う心房細動→副伝導路を介して心房波がより速く心室に伝えられるため，レートが速いのが特徴である．洞調律時に比べて心房細動のほうがQRS幅は広い．洞調律時の心電図でデルタ波が認められる．

▶ 臨床指針

　心室内変行伝導は，リスクの高いものではないので，治療を含めた臨床指針は通常の心房細動と同等の扱いとなる．薬物治療としては，Ⅰ群抗不整脈薬（Naチャネル遮断薬）が第一選択となる．

58 WPW症候群に伴う心房細動（偽性心室頻拍）

48歳，男性

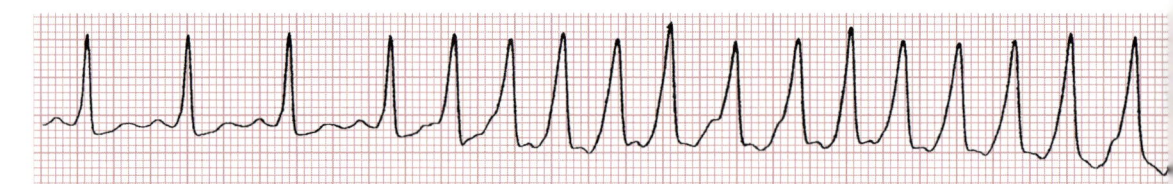

診断のポイント

1) RR間隔が不規則（バラバラ），すなわち絶対的不整脈をきたす．
2) 幅広いQRS波が速いレートで連続して出現する．
3) 洞調律時に比べて心房細動時のほうがQRS幅は広くなる．

▶ 本例の診断

　心房細動では，通常，QRS波は洞調律時と同じように幅狭くなる．しかし，WPW症候群で心房細動を伴うと幅広いQRS波を示す．一見すると心室頻拍のようにみえるため，偽性心室頻拍とも呼ばれる．図の左から4拍目までは洞調律，5拍目からが心房細動である．洞調律時の心電図ではデルタ波が認められる．

　WPW症候群の幅広いQRS波は，洞調律では本来の房室伝導を介した伝達（正常の幅狭いQRS波）と副伝導路（Kent束）を介した伝導（幅広いQRS波）との融合によって形成される．心房細動を伴うと，心房波の多くは伝導の速い副伝導路のみを介して心室に伝えられるため，QRS幅はより広くなる．頻拍レートが速いことも特徴として挙げられる．

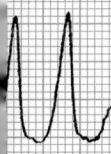

▶ 鑑別診断

1) 心室頻拍→鑑別は非常に難しい．洞調律時の心電図（デルタ波）の確認が診断の決め手となる．
2) 脚ブロックに伴う心房細動→鑑別は非常に難しい．洞調律時の心電図で脚ブロックの存在を確認することである．
3) 心室内変行伝導を伴う心房細動→心室内変行伝導は一過性のことが多いため，幅広い QRS 波の前後の心電図を確認する．

▶ 臨床指針

WPW 症候群は発作性上室頻拍の原因となる疾患であり，一般にはリスクは高いものではない．しかし，心房細動を伴うと偽性心室頻拍を呈し，心室細動を惹起する多能性もあるため，リスクはきわめて高くなる．

治療方針としては，カテーテルアブレーションによる根治が推奨される．薬物療法を行う場合は，I 群抗不整脈薬（Na チャネル遮断薬）が用いられる．房室結節の伝導性を低下させる β 遮断薬，ジギタリス製剤，非ジヒドロピリジン系 Ca 拮抗薬は禁忌である．

59 完全房室ブロックを伴う心房細動

78歳, 女性

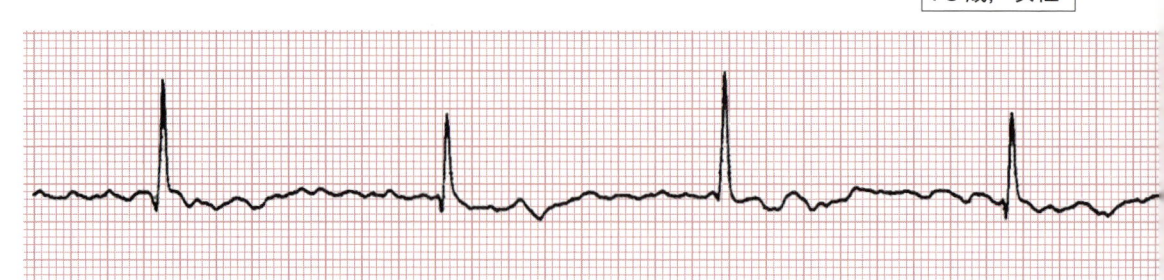

診断のポイント

1) 心房細動であるが, RR間隔は規則的である.
2) 正常P波が欠如し, 基線に大小異なる細かい振れを認める.
3) 心拍数は40/分前後の徐脈 (補充調律) となる.
4) 補充調律のQRS波は幅広いこともあれば, 正常のように幅狭いこともある.

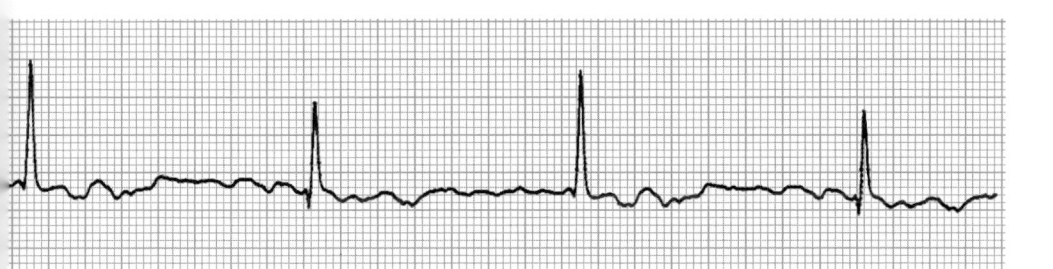

▶本例の診断

完全房室ブロックを伴うと，心拍を補う（心停止を防ぐ）目的で補充調律（収縮）が出現する．
　補充調律は一般にブロックされた部位の下位の心室から出現するため，QRS波は幅広いことが多い（心室補充調律）．His束上部の房室結節でブロックが生じていれば，補充収縮はその直下の房室結節から生じるため，この場合は正常洞調律と同じような幅狭いQRS波を呈する（房室結節補充調律）．

▶鑑別診断

1）洞不全症候群→正常のP波がときおり欠落する．基線に細かい振れが認められない．
2）洞性徐脈→QRS波の直前に正常のP波が認められる．基線に細かい振れが認められない．

▶臨床指針

臨床指針は完全房室ブロックに準じる．補充調律が出現しなければ心停止となるため，治療の中心は恒久的ペースメーカである．通常，完全房室ブロックではDDDモードのdual chamberペースメーカが用いられるが，心房細動に伴って発症した場合は心室のみのsingle chamberペースメーカが使用される．

60 通常型心房粗動（4：1伝導）

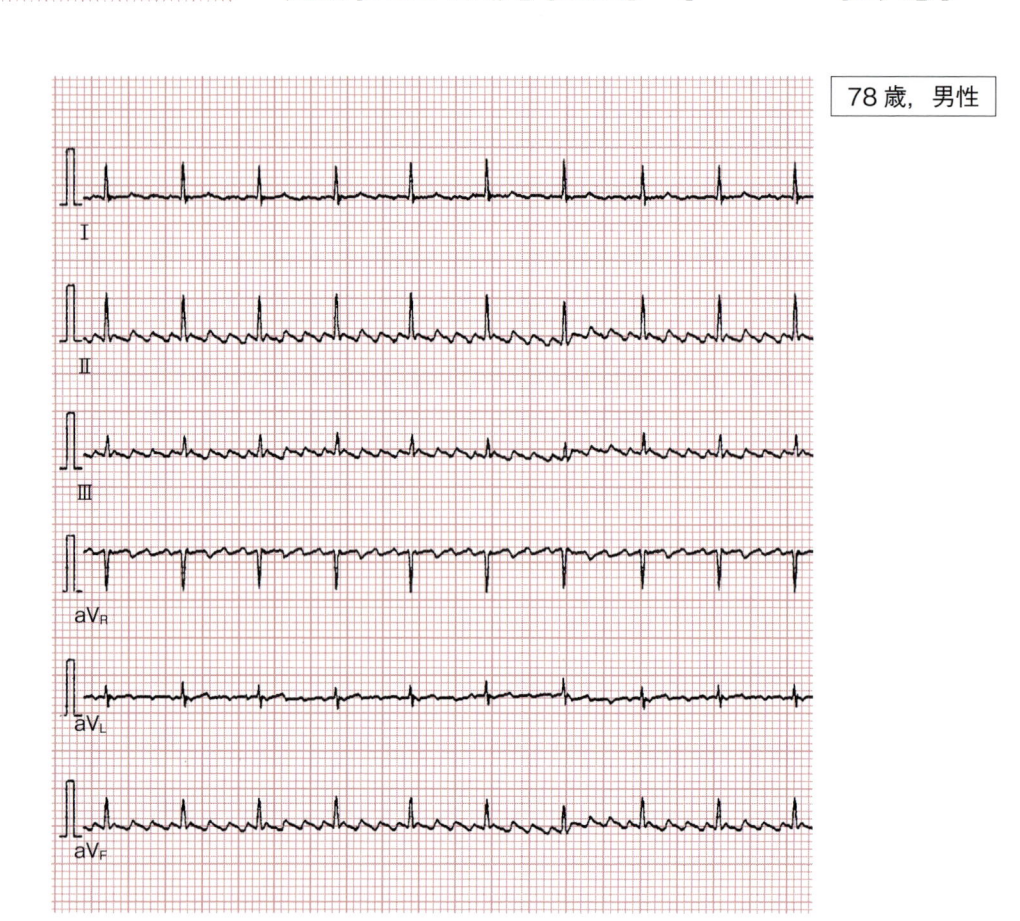

78歳，男性

診断のポイント

1) 下壁誘導（Ⅱ，Ⅲ，aV_F）で陰性の鋸歯状波を呈するF波（250〜350/分の規則正しい粗動波）が存在し，V_1誘導で陽性の心房波を認める．
2) F波の間に等電位線が認められない．
3) 電気生理検査上，心房興奮は，心房を前方からみて，三尖弁輪を反時計方向に旋回（心房中隔および左心房は上方に，右心房自由壁は下方に向かって興奮：counterclockwise）するため，通常型心房粗動特有のF波となる．
4) 右房内リエントリー性頻拍である．
5) 心室レートは，100/分以下となる．

本例の診断

下壁誘導で典型的なF波が認められ，通常型心房粗動（4：1，一部2：1伝導）と診断される．通常型心房粗動の心房レートは，300/分が多く，4：1伝導の場合，心室レートは本例のように75/分となる．心室への伝導比率が変化することで，診断が困難となる場合もある．

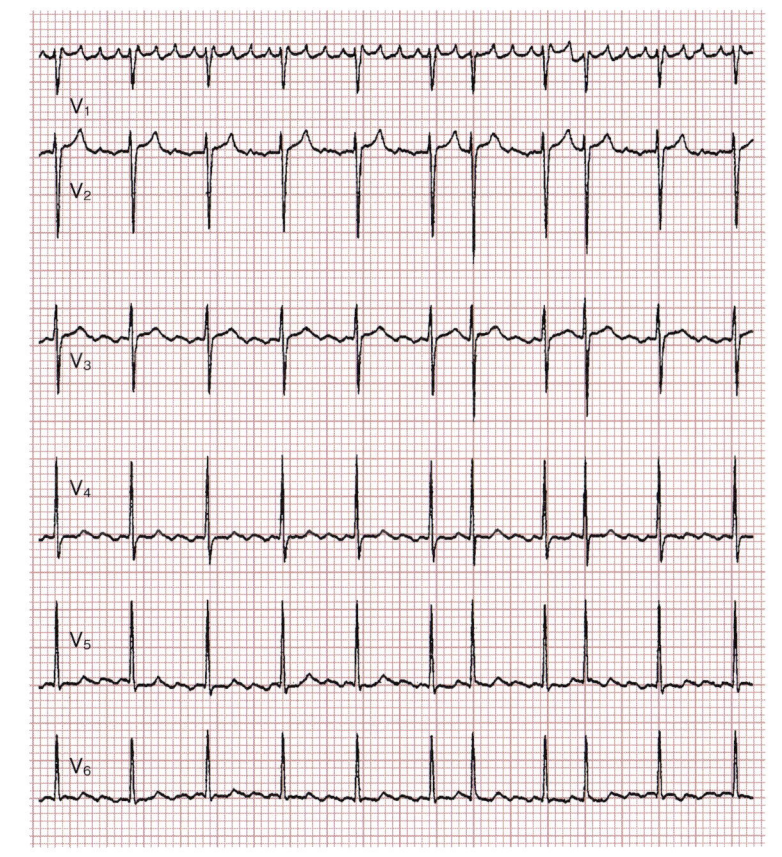

▶ 鑑別診断

4：1伝導の場合，F波が明瞭であり，その診断は容易であるが，弁膜症術後などに発症する瘢痕由来の右房内リエントリー性頻拍は，通常型心房粗動と同様の波形を呈することがあり，その鑑別には，電気生理検査を要する場合もある．

▶ 臨床指針

4：1伝導の通常型心房粗動では，心室レートが100/分以下で，血行動態は安定し，無症状のことが多いため，洞調律復帰を目的に薬物療法が選択される．日本循環器学会の「不整脈薬物療法に関するガイドライン」では，第一選択として，心房筋不応期の延長を目的とし，Kチャネル遮断作用のある薬剤（静注では，プロカインアミド，ニフェカラント*などが，内服ではプロカインアミド，キニジン，ベプリジル*，ソタロール*など：*保険適応外），第二選択としては，Naチャネル遮断作業（ジソピラミド，シベンゾリン，ピルジカイニド，フレカイニドなど）が選択される．しかし，回路の安定している通常型心房粗動の薬理学的除細動は，容易ではない．Ⅰ群抗不整脈薬にて1：1伝導の心房粗動に移行し，ショック状態となることもあるので，注意が必要である．抗血栓療法については，心房細動と同様にCHADS2スコアを参考にその要否を判断する．

通常型心房粗動は，三尖弁輪周囲を旋回する右房内リエントリー性頻拍で，解剖学的峡部（三尖弁下大静脈間峡部）を必須回路としていることが知られている．同部位を線上焼灼するカテーテルアブレーションは，有効性（90％以上）と安全性が確立されていることから，通常型心房粗動の第一選択治療としてカテーテルアブレーションを考えてもよい状況になっている．

61　2：1伝導の心房粗動

78歳，男性

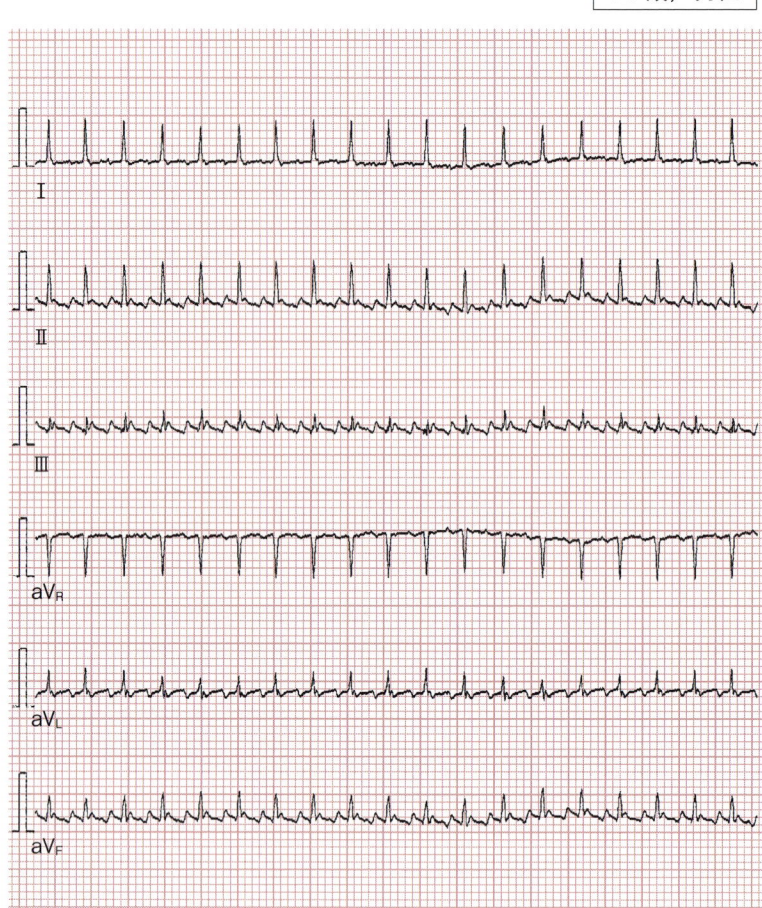

診断のポイント

1) 心室レートは100/分以上であり，F波が不明瞭となるケースが多い．
2) F波が不明瞭な場合，QRS波にF波が重なっていないか確認する．洞調律時の心電図と比較することも鑑別の助けとなる．
3) 心室レートは，150/分前後が多い．

▶ **本例の診断**

　心室レート145/分のnarrow QRS頻拍で，心房レート290/分のF波が下壁誘導で，陽性の心房波がV_1誘導で確認できることから2：1伝導の心房粗動と診断される．

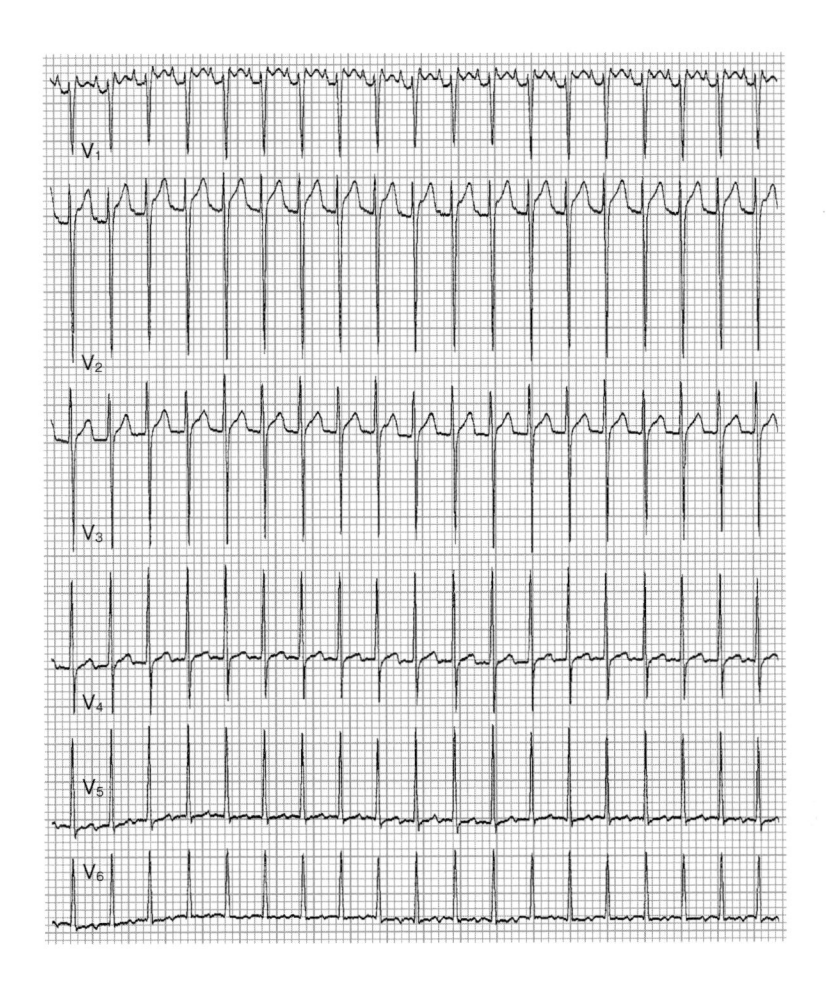

▶ 鑑別診断

　心拍数 150/分前後の narrow QRS 頻拍は，2：1 伝導の心房粗動と上室性頻拍を鑑別する必要がある．診断的治療として ATP やベラパミルを静注することで，心房粗動では房室伝導抑制により F 波が明瞭化し，上室性頻拍の多くは頻拍が停止する．

▶ 臨床指針

　血行動態が安定している場合，心室レートコントロールのために房室伝導を抑制する薬物（β遮断薬，ジゴキシン，ベラパミルなど）を投与する．基礎心疾患に伴い，血行動態が不安定な場合は，直流通電で洞調律に回復させる．洞調律維持は，第一選択は K チャネル遮断作用のある薬剤（ベプリジル*，ソタロール*：*保険適応外），第二選択は Na チャネル遮断薬（ピルジカイニド，シベンゾリン，プロパフェノンなど）を用いるが，カテーテルアブレーション治療を選択枝として考慮する．

62　1：1伝導の心房粗動

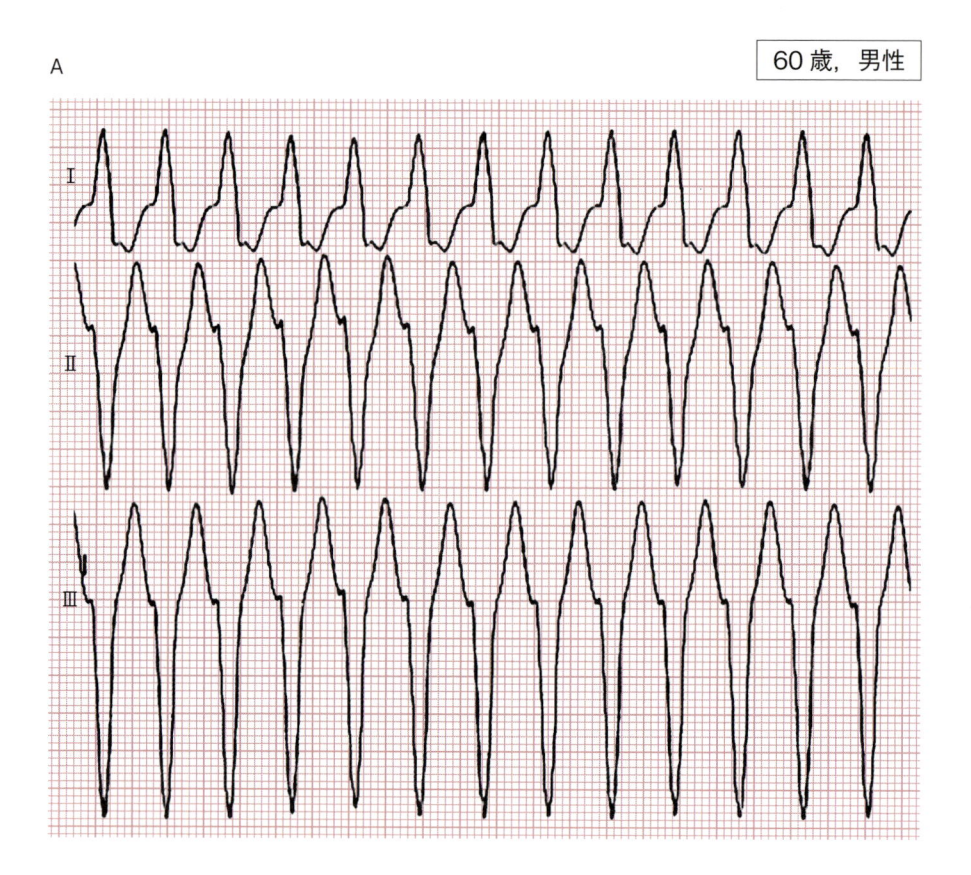

A　　　　　　　　　　　　　　　　　　　　　　　　60歳，男性

診断のポイント

1) 1：1伝導の心房粗動は脚ブロックや心室内変行伝導を伴うことが多く，心室頻拍との鑑別がしばしば困難となる．
2) 心室レートは，300/分前後となる．
3) 血行動態が不安定な場合は，直流通電による洞調律復帰を優先する．
4) 心房粗細動の除細動目的に使用したⅠ群抗不整脈薬の副作用により出現することがある．その際，脚ブロックを伴うことが多く，心室レートは300/分までには達しない．

B

▶ 本例の診断

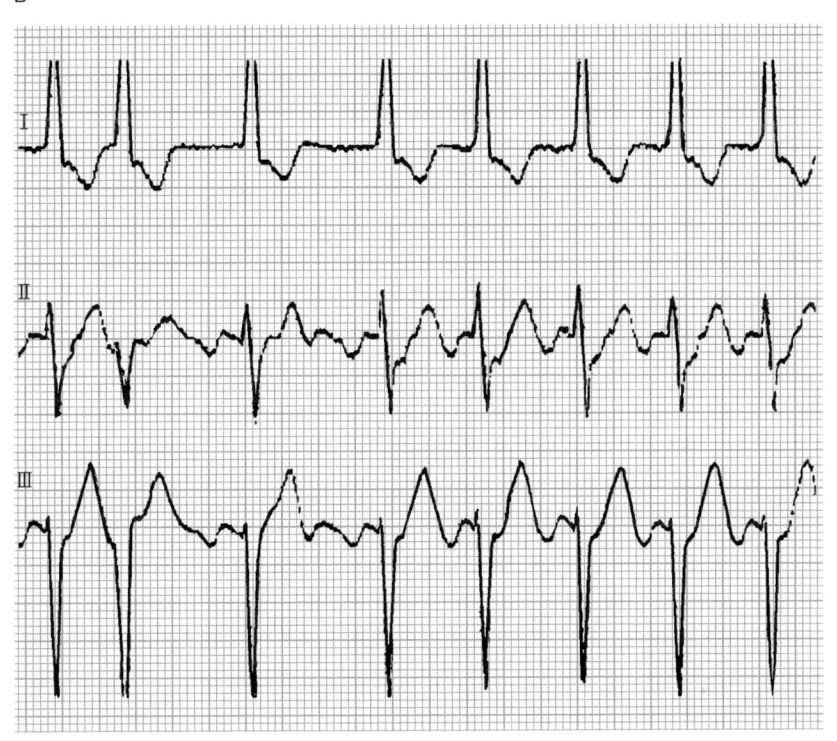

心房粗動に対してⅠ群抗不整脈薬を静注後に出現した，脚ブロックを伴う１：１伝導（心室レート200/分）の心房粗動（A）と静注前の心電図（B）．

▶ 鑑別診断

1）心室頻拍．
2）心室頻拍との鑑別が困難な場合は，洞調律復帰の治療を優先し，その経過で１：１伝導の心房粗動も考慮する．

▶ 臨床指針

血行動態不安定（心不全，ショック，急性心筋梗塞）の場合，直流通電により，洞調律に回復させる．血行動態が安定している場合，心室レートコントロールのために房室伝導を抑制する薬物を投与する．ATPの急速静注が心房粗動の診断に有用な場合もある．
洞調律維持は，基礎心疾患等を考慮し，抗不整脈薬療法かカテーテルアブレーションを選択する．

63 非通常型心房粗動

67歳, 男性

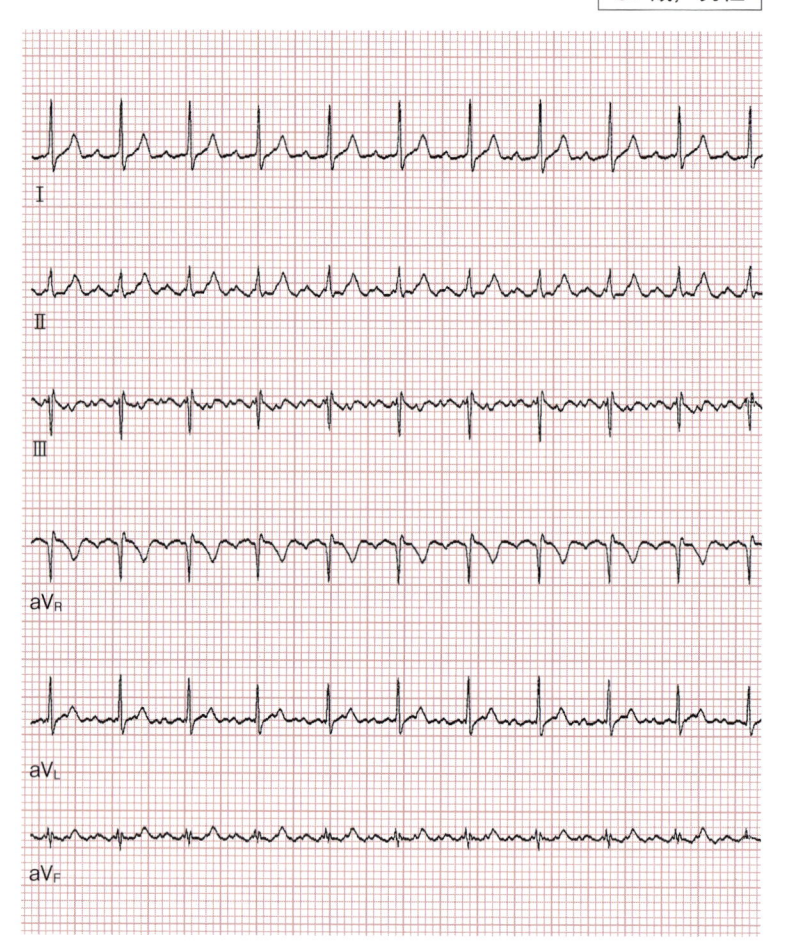

診断のポイント

1) 下壁誘導（Ⅱ, Ⅲ, aV_F）で陽性のF波を認めることが多い．
2) 電気生理検査上，心房興奮は，三尖弁輪を時計方向に旋回（通常型心房粗動とは逆に心房中隔および左心房は下方に，右心房自由壁は上方に向かって興奮：clockwise）するため，陽性のF波となる．

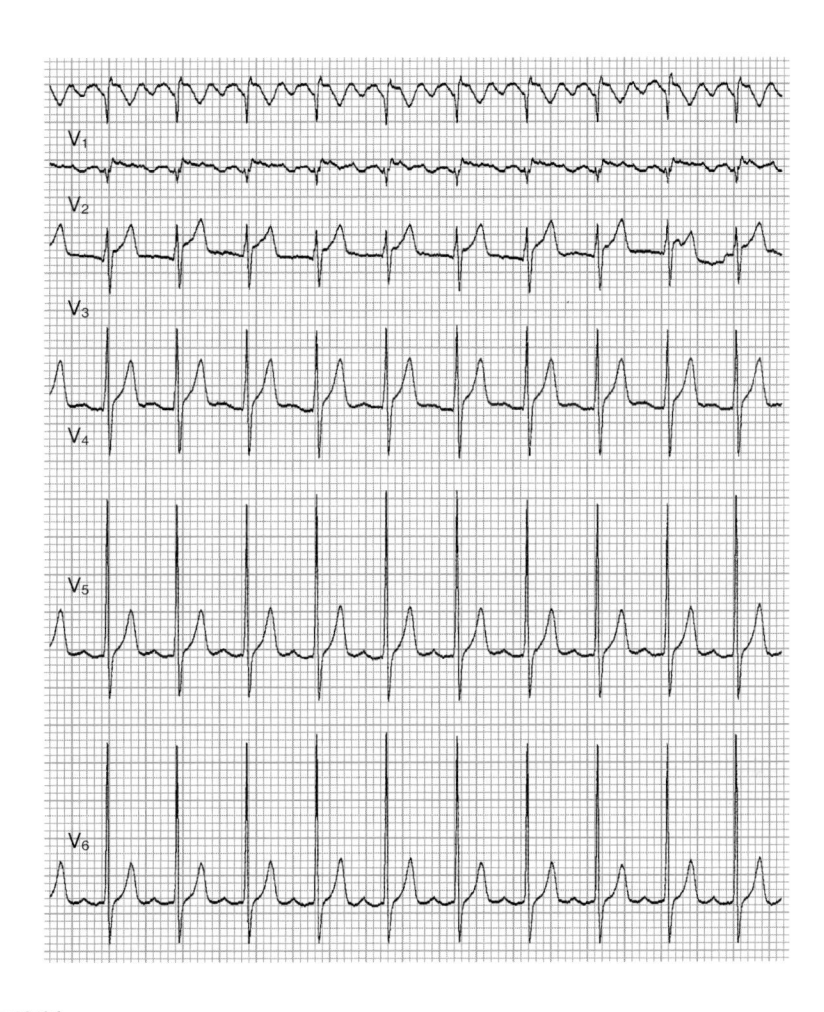

▶ 本例の診断

明らかなP波を認めず，下壁誘導（II，III，aV_F）で陽性のF波，V_1誘導で陰性の心房波を認めることから，4：1伝導の非通常型心房粗動と診断される．

▶ 鑑別診断

通常型心房粗動，心房頻拍，ブロックを伴う上室性頻拍．

▶ 臨床指針

基本的治療は通常型心房粗動と同様であるが，カテーテルアブレーションは頻拍回路の同定が困難な場合や左心房起源の場合，治療が困難なこともある．

64 異所性心房頻拍

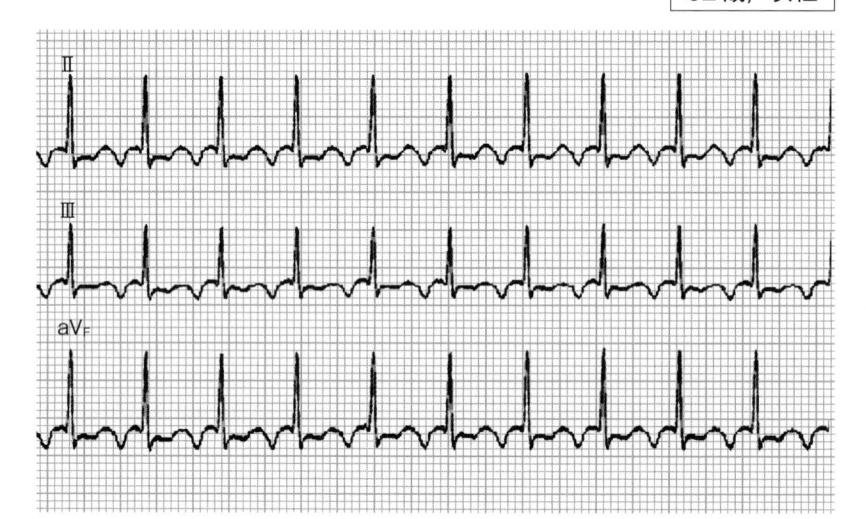

52歳, 女性

診断のポイント

1) focal 起源（興奮が狭い領域から広がっていく自動頻拍）かリエントリー性頻拍（頻拍回路は非興奮性組織に囲まれた緩徐伝導部位や手術瘢痕などにより形成，維持される）に分類される．
2) 基礎心疾患や病態により出現することもあるが，約3割は原因不明である．
3) PP 間に，等電位線が存在する．
4) 薬物中毒（ジギタリスなど）により発症することが知られている．
5) 心房レートは 140〜250/分であり，房室伝導能により心拍数は変動するが，RP 間隔＞PR 間隔の心電図波形（longRP'）を呈し，RP 間隔の変動，房室ブロックを伴っても持続するなどの特徴を持つ．
6) P 波は QRS 波の前方にほとんど認められるため，P 波の波形から，発生部位を推定できることもある．
7) 心房レート 250/分以下か否かで，心房粗動と区別している．

▶ 本例の診断

　心房レート 140/分で，下壁誘導（II，III，aV_F）で陰性の P 波を認めることから，心房興奮が，右房下部から始まる異所性心房頻拍と診断される．本頻拍は電気生理検査にて，His 束近傍起源の心房頻拍と診断された．

▶ 鑑別診断

発作性上室性頻拍，心房細動，心房粗動，洞性頻脈．

▶ 臨床指針

　発作時は，focal 起源の自動頻拍の場合，その機序は異常自動能（abnormal automaticity），あるいは撃発活動（triggered activity）であり，抗不整脈薬に抵抗性を示すために，β遮断薬などを用いて心拍数コントロールを行う．リエントリー性は，ATP やベラパミルを用いて，停止を試みる．予防には自動頻拍は I 群薬，β遮断薬，ベラパミル，リエントリー性はベラパミルを用いる．薬物による予防が困難な場合，カテーテルアブレーションを施行するが，難渋することもある．最近では，マッピングシステムの進歩によりその成功率が向上している．上記のいずれの治療も抵抗性である場合，房室結節アブレーションとペースメーカを組み合わせた治療法を選択する．なお，基礎心疾患を持つ場合はその治療を優先する．

65 多源性心房頻拍

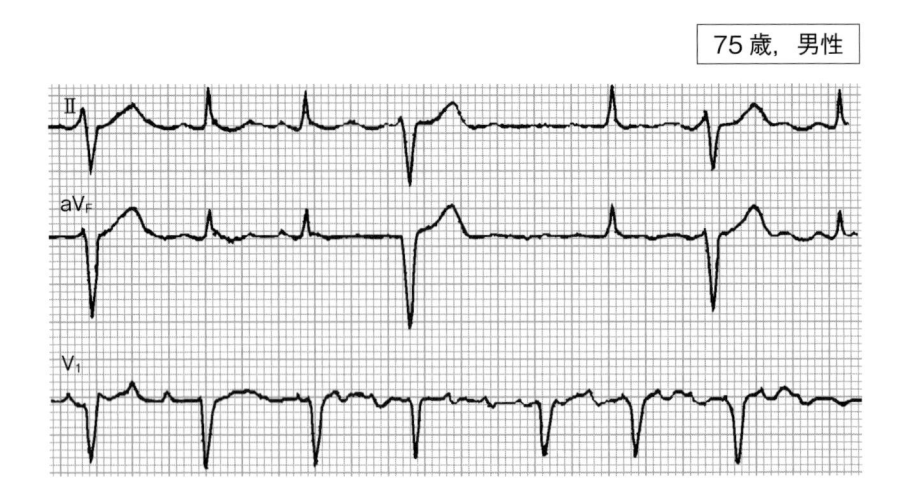

75歳, 男性

診断のポイント

1) 洞性P波と異なる形のP波が2つ以上出現．
2) PP時間，PQ時間，RR間隔が，不規則．
3) 基礎疾患として慢性肺疾患，虚血性心疾患をもつことが多い．
4) 心房レート，心室レートともに一定しない．
5) 心房細動との鑑別が困難な場合もあるが，本頻拍にはPP間に等電位線が存在する．
6) 抗不整脈薬やテオフィリン等の副作用により発症することもあり，内服の有無を確認する．

▶ 本例の診断

心房レート300/分以上で数拍おきにP波形が変化し，PP間に等電位線を認めることから，多源性心房頻拍と診断される．

▶ 鑑別診断

心房細動，伝導比が一定しない心房粗動，ペースメーカシフト（洞結節以外のところに刺激生成部位が移動）．

▶ 臨床指針

基本的治療は異所性心房頻拍と同様であるが，基礎疾患を持つことが多いため，原疾患の治療を優先させる．基礎疾患としては，特に，慢性肺疾患を有する高齢者に肺炎などを合併した際に発症することが知られている．カテーテルアブレーションは頻拍機序の解明が難しく困難なことが多い．

66 発作性上室性頻拍
（P波がQRS波のなかにあるタイプ）

56歳，女性

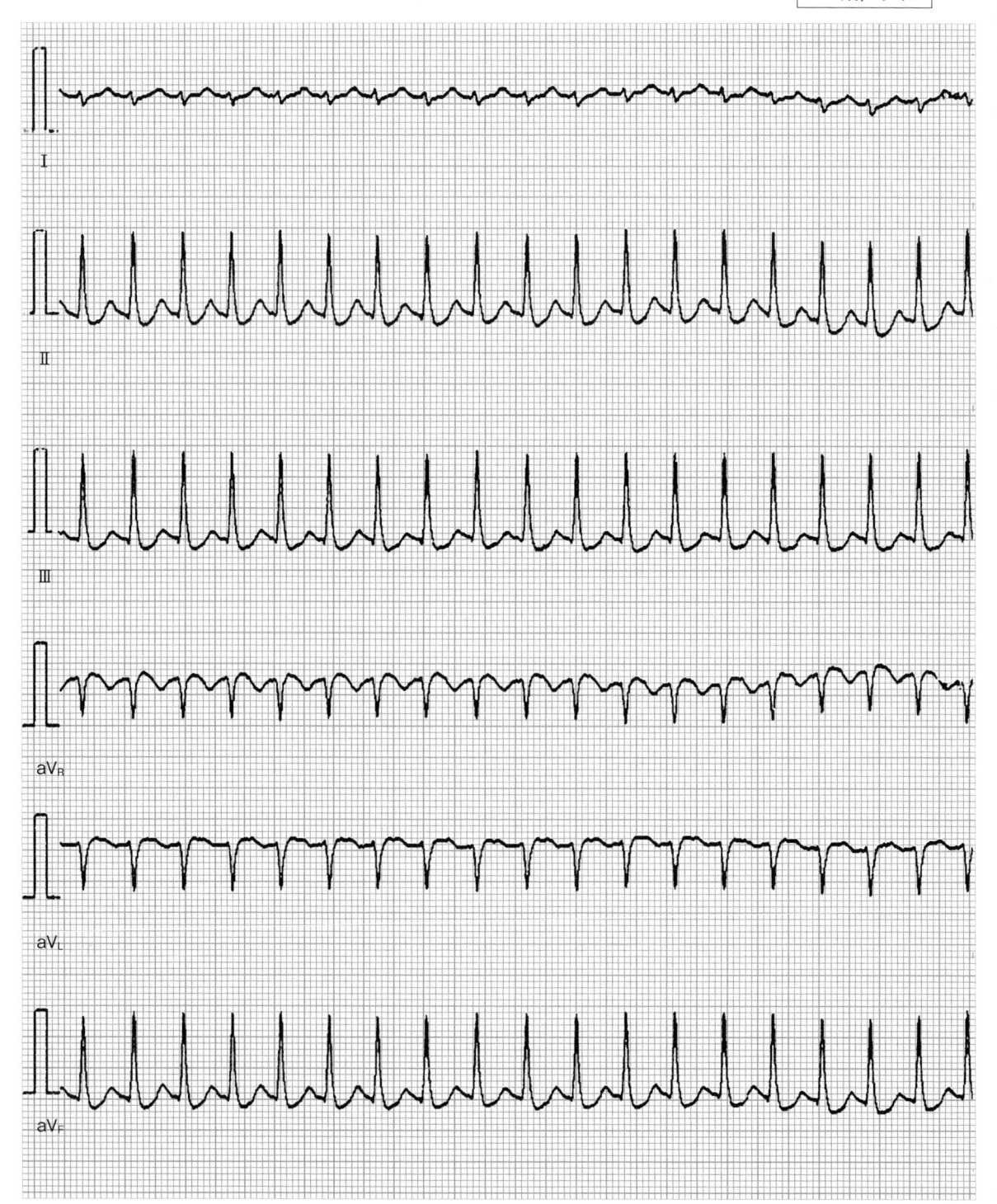

66. 発作性上室性頻拍（P波がQRS波のなかにあるタイプ）

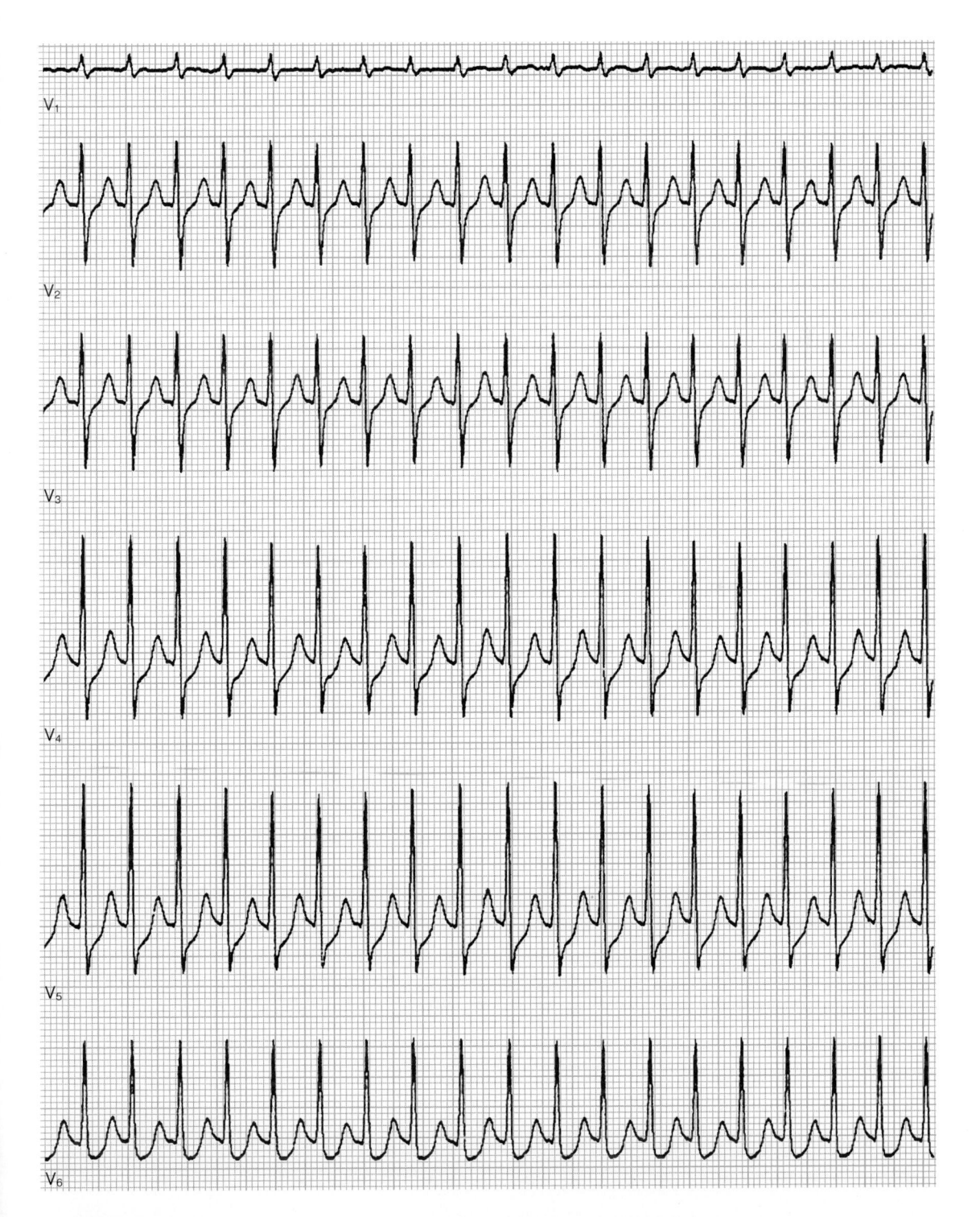

診断のポイント

1) 発作性上室性頻拍は，突然に発生し，突然停止する，心拍数 150〜250/分で RR 間隔が整の頻脈．
2) 機序としては，回帰性（リエントリー性）と自動能亢進によるものがあげられるが，その多くは，回帰性である．
3) 回帰性上室性頻拍は，房室結節回帰性頻拍と WPW 症候群などの副伝導路が関与する房室回帰性頻拍が主要疾患であり，自動能亢進によるものには心房頻拍がある．
4) 頻拍中の P 波は洞調律のそれと異なる場合が多いが，心電図上，P 波が確認できないこともあり，P 波形や QRS 波と P 波の関係から，原因頻拍を鑑別することは難しい．
5) P 波が確認できない上室性頻拍は，房室結節回帰性頻拍であることが多い．電気生理学的には，slow-fast 型の通常型房室結節回帰性頻拍であり，リエントリー回路からの興奮が，fast pathway を経由し，心房をすぐ興奮（心房と心室はほとんど同時に興奮する）させるため，心電図上は QRS 波のなかに P 波が埋もれてしまう．

ポイント：QRS 波と逆行性 P 波との関係
　房室結節回帰性頻拍：P 波は QRS 波に重なり見えないか（48％），QRS 波終末部に認められる（46％）場合が多いが，QRS 波の前方に認められることもある．
　房室回帰性頻拍：P 波は QRS 波終末部に認められる（91％）場合が主である．
　自動能亢進による心房頻拍：P 波は，ほとんどが QRS 波の前方に認められる．

▶ 本例の診断

発作時，心拍数 190/分の narrow QRS 頻拍である．心電図上，P 波は確認できないことから，房室結節回帰性頻拍と房室回帰性頻拍を疑う．本頻拍は電気生理検査にて，slow-fast 型の通常型房室結節回帰性頻拍と診断され，slow pathway のアブレーションにて誘発不能となった．

▶ 鑑別診断

心房細動，心房粗動，QRS 波が比較的狭い心室頻拍（ベラパミル感受性など）．

▶ 臨床指針

発作性上室性頻拍の多くは，カテーテルアブレーションによる根治率が高いために，発作停止目的以外で予防的に抗不整脈薬を用いる頻度は減少している．発作時の対処は，迷走神経刺激手技（バルサルバ手技や頸動脈洞マッサージなど），薬物療法（ATP，ベラパミル，I 群抗不整脈薬静注）などを行う．なお，WPW 症候群と診断されている場合は，心房細動による偽性心室頻拍出現の恐れがあるため，ATP は使用しない．

67 発作性上室性頻拍
(P波がQRS波の直後にあるタイプ)

50歳，女性

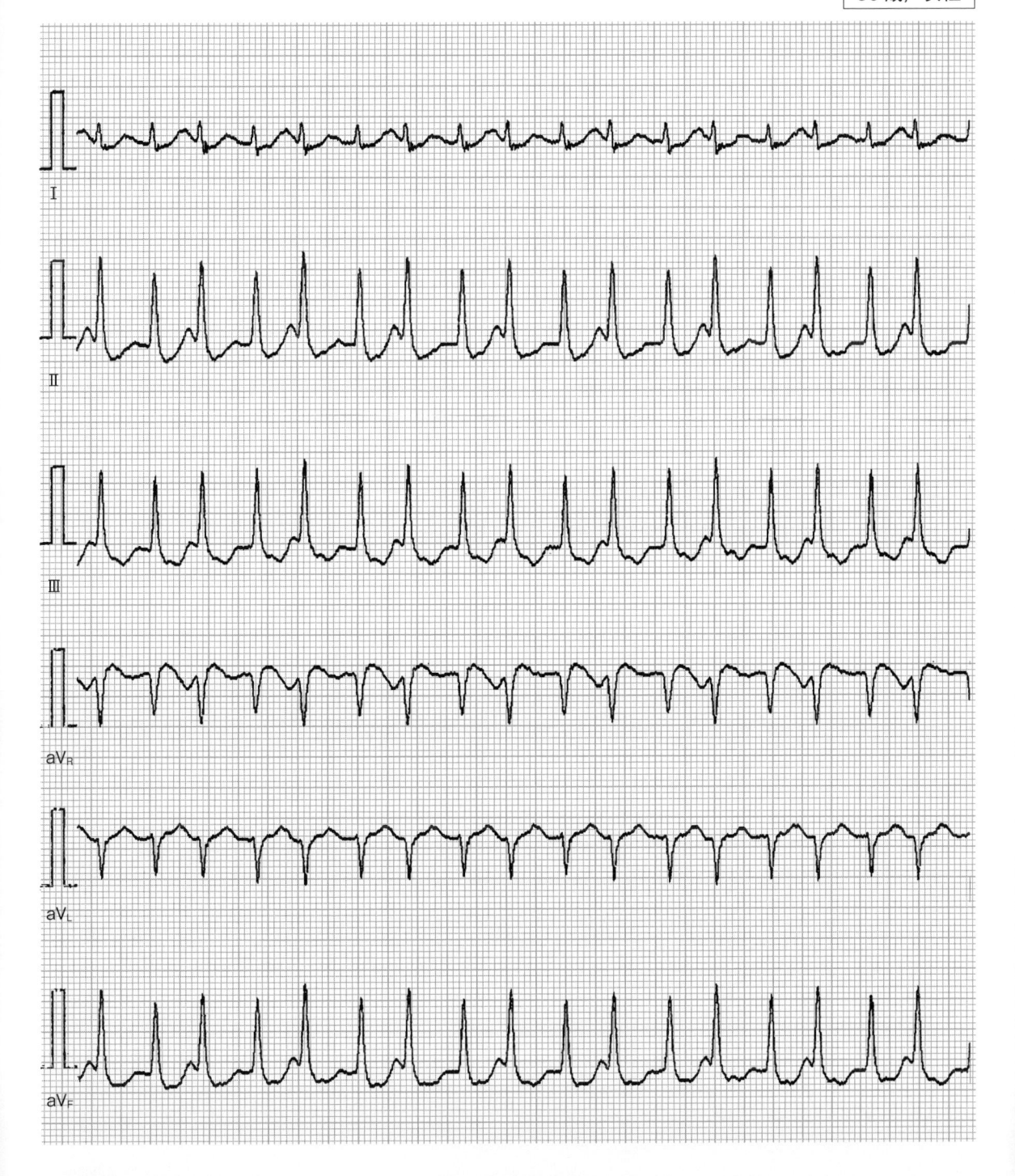

144　II. チェックリスト

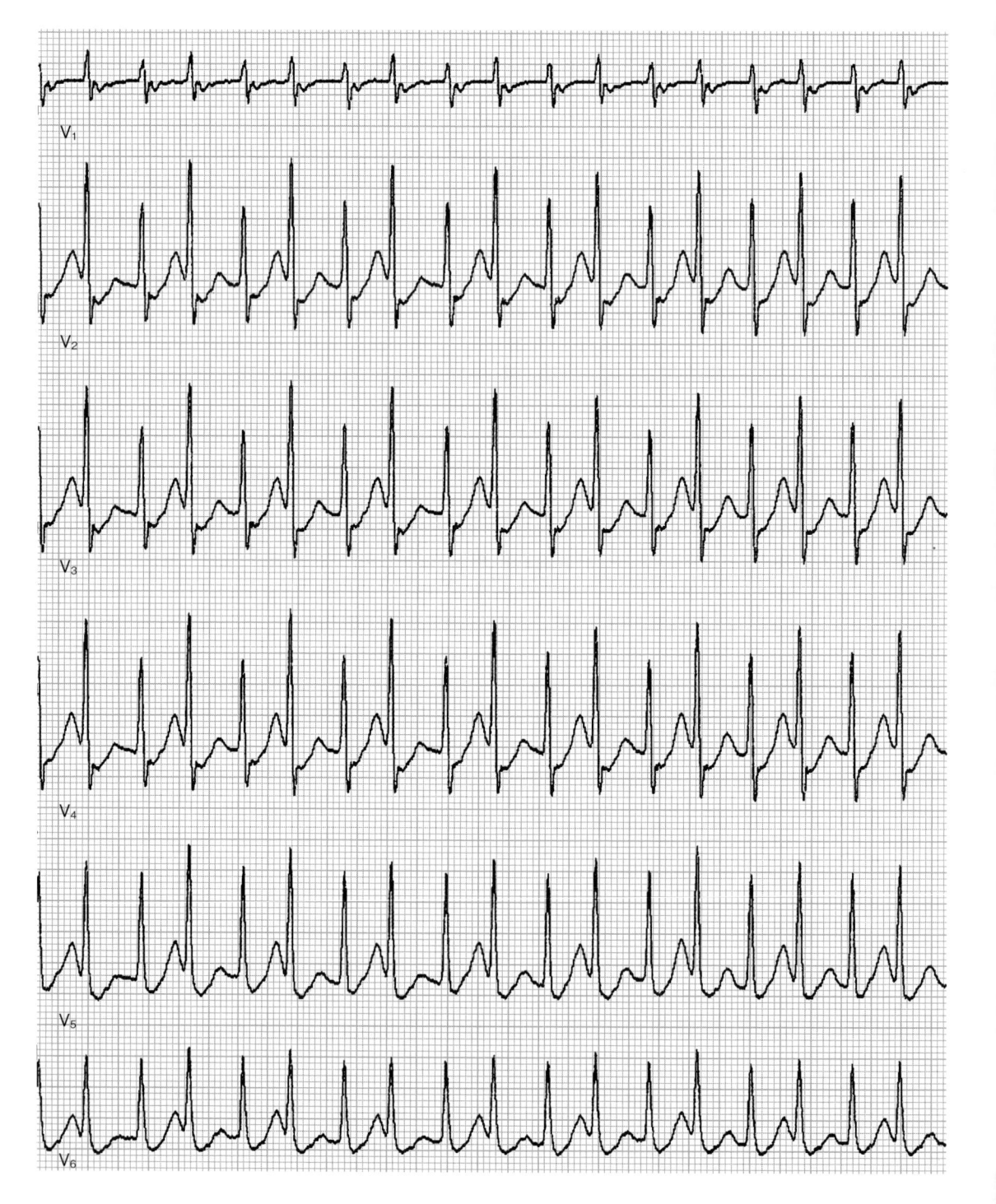

> **・診断のポイント・**
> 1) P波がQRS波の直後にあるタイプは房室回帰性頻拍と房室結節回帰性頻拍を疑う．
> 2) 電気生理学的には，リエントリー回路からの刺激が，一定の時間を要して心房を興奮させるためQRS波の直後にP波が確認できる．

▶ 本例の診断

　発作時，心拍数180/分のnarrow QRS頻拍である．心電図上，下壁誘導（Ⅱ，Ⅲ，aV_F）でQRS波の直後に逆行性P波を認め，RR間隔が長短（QRS波の電気的交互波）を示していることから，房室回帰性頻拍が疑われる．電気生理検査にて，房室結節を順行し，僧帽弁輪部側壁の副伝導路を逆行する房室回帰性頻拍（潜在性WPW症候群）と診断され，副伝導路のアブレーションにて誘発不能となった．

▶ 鑑別診断

　心房細動，心房粗動．

▶ 臨床指針

　P波がQRS波終末部にある発作性上室性頻拍の代表は，WPW症候群である．本疾患による房室回帰性頻拍は，房室結節を順行し，副伝導路を逆行するリエントリー性頻拍で，カテーテルアブレーションにより副伝導路を離断することで根治される．その成功率は95％以上であり，症状のあるWPW症候群に対する第一選択となっている．発作予防としては，心房細動の合併を考慮しⅠ群抗不整脈薬が用いられる．

68 発作性上室性頻拍
（P波がQRS波の前方にあるタイプ）

26歳，女性

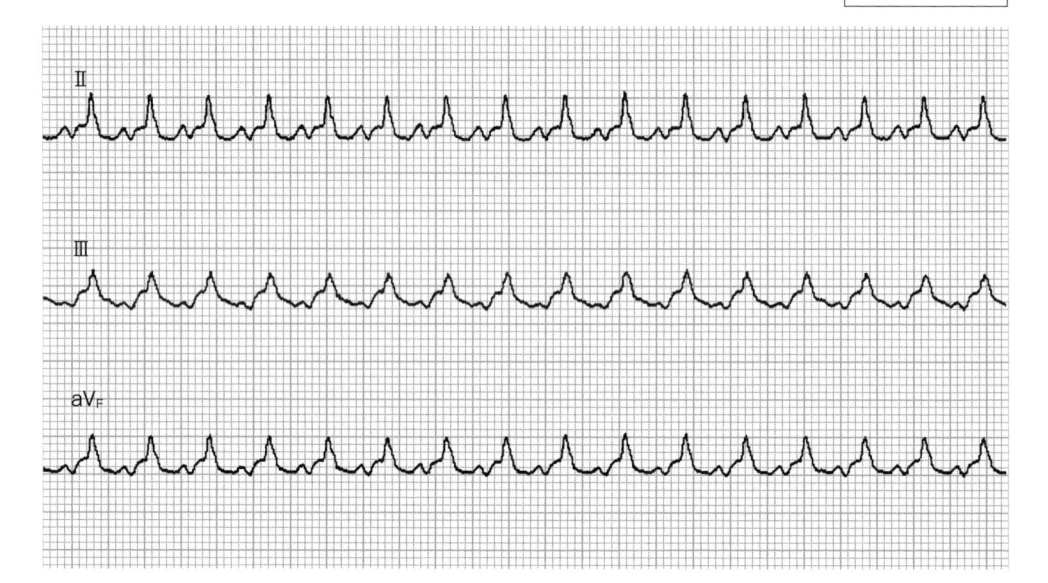

> **診断のポイント**
> 1) P波がQRS波の前方にあるタイプは心房頻拍，房室回帰性頻拍（遅伝導路を逆行し，副伝導を順行する），房室結節回帰性頻拍（稀有型：fast-slow型）がある．
> 2) 頻拍中のP波が確認できるために，その形状などから，原因疾患を診断することが可能な場合もある．

▶ 本例の診断

発作時，心拍数185/分のnarrow QRS頻拍である．心電図上，下壁誘導（Ⅱ，Ⅲ，aV_F）で2双性P波を認め，異所性心房興奮による心房頻拍が疑われる．電気生理検査にて，室房伝導を認めず，右心房中位自由壁起源の心房頻拍と診断された．

▶ 鑑別診断

心房細動，心房粗動，洞性頻脈．

▶ 臨床指針

P波がQRS波の前方にある発作性上室性頻拍の代表は，心房頻拍である．RP間隔＞PR間隔の心電図波形（longRP′）を呈し，P波は洞性頻脈のそれとは異なる波形を示すことが多い．頻拍開始時は非発作性であることが多く，warming up現象を認めることや，心房頻拍の持続により頻脈誘発性心筋症（tachycardia induced cardiomyopathy）を発症することなどが知られている．

文献（60〜68）

1) 山根禎一，中井俊子，宮内靖史，他．頻脈性不整脈（上室）．In: 池田隆徳，編．不整脈診療 Skill Upマニュアル．東京：羊土社；2008. p.137-79.
2) 山下武志，奥村 謙，他．各種不整脈の診断と治療．In: 井上 博，増山 理，編．エキスパートを目指す循環器診療 不整脈．東京：南光堂；2006. p.165-80
3) 不整脈薬物療法に関するガイドライン．Circulation J. 2004; 68 (suppl IV): 981-1053.
4) 加藤林也，奥村 謙，鈴木文男，他．基本編．In: 井上 博，編．不整脈を読み解く．東京：文光堂；2000. p.7-41.
5) Josephson ME. Clinical Cardiac Electrophysiology Techniques and Interpretations 2nd ed. Philadelphia: Lea & Febiger; 1992. p.269.
6) 大江 透．Long RP頻拍．In: 大江 透，著．不整脈 ベッドサイドから非薬物療法まで．東京：医学書院；2007. p.437-8.

69　非持続性心室頻拍（単形性，多形性）

52歳，男性

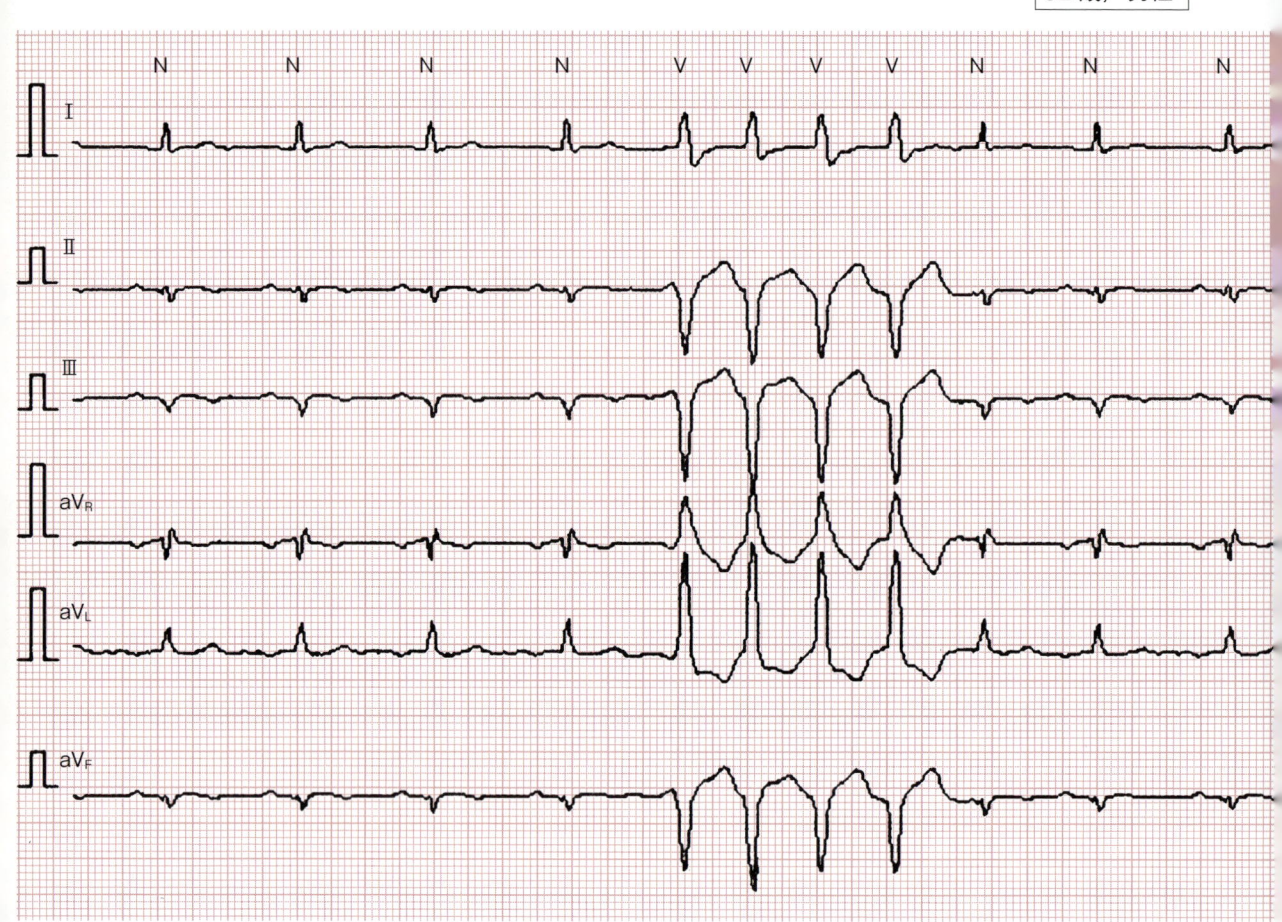

診断のポイント

1) 洞調律とは異なる幅の広いQRS波形（QRS幅＝0.16秒）．
2) QRS波は右脚ブロック，上方軸．
3) QRS波は先行するP波を伴わない．
4) 同一波形が4拍連続．
5) RR間隔が0.4秒（＝150/min）．

急性心筋梗塞（下壁）
梗塞発症早期に冠動脈形成術を行い，CCU へ入院．
入院直後に記録された非持続性単形性心室頻拍，右脚ブロック＋上方軸．

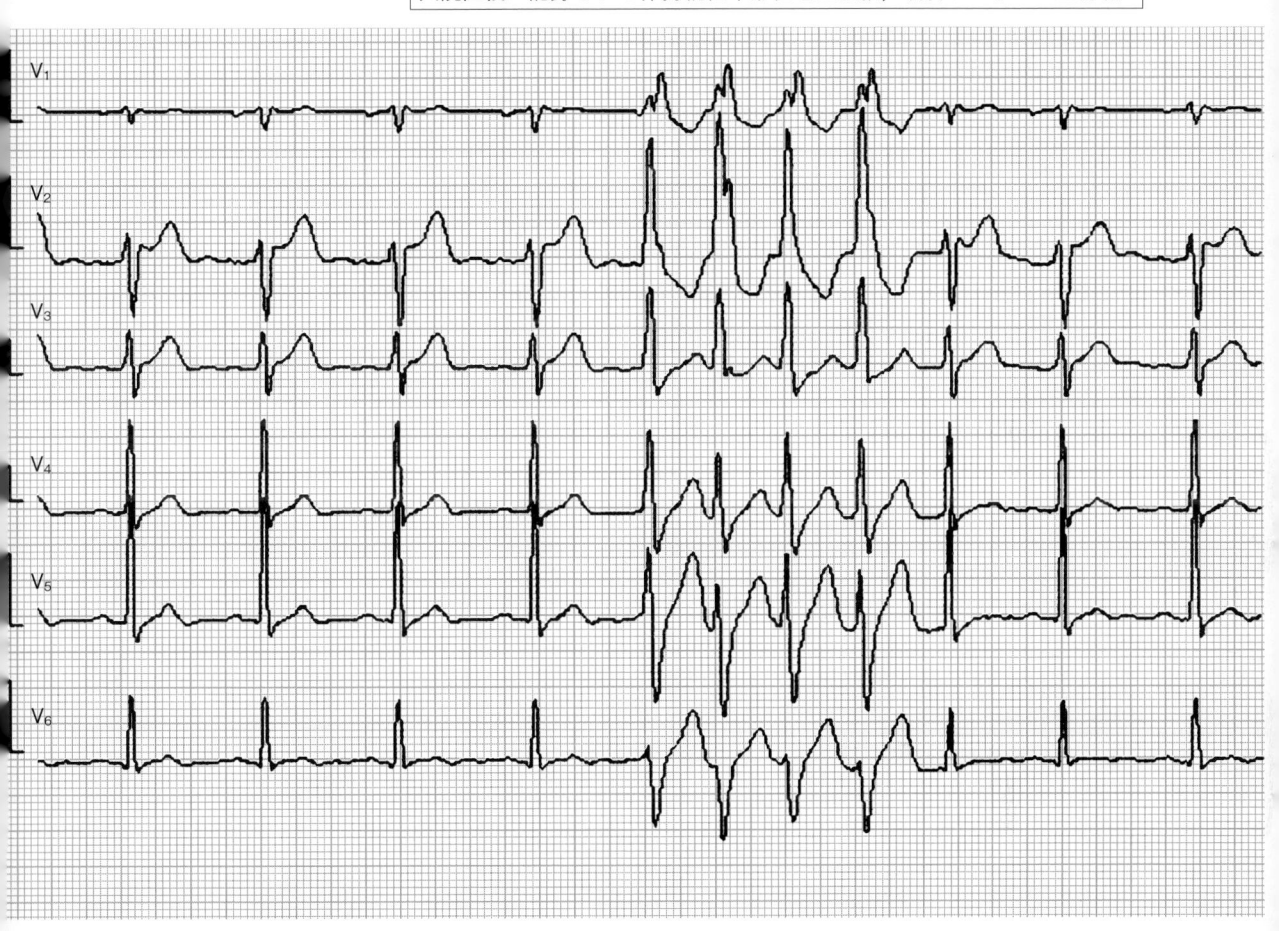

▶ 本例の診断

　洞調律時とは，波形と軸が異なる幅の広い QRS 波の 4 連発であり，先行する P 波を伴わない．以上より非持続性心室頻拍と診断される．一般的に 3 連発以上で持続時間が 30 秒未満の心室頻拍を非持続性心室頻拍と呼ぶ．

　QRS の波形および軸は洞調律時の QRS 波とは明らかに異なる．先行する P 波を伴わず，4 連発であり，RR 間隔は 0.4 秒である．鑑別すべきは以下の 3 頻拍である．

鑑別診断

　1）脚ブロック＋上室性頻拍

　洞調律時よりすでに脚ブロックを呈している症例であれば，頻拍中の QRS 波形と洞調律時の QRS 波形を比較することにより鑑別する．

　2）早期興奮症候群＋上室性頻拍

　洞調律時よりすでに副伝導路が明らかな症例であれば，頻拍中の QRS 波形と洞調律時の QRS 波形を比較することにより鑑別する．

　3）変行伝導＋上室性頻拍

　先行する P 波または P′波の有無により鑑別する．

　上記 1），2）で記したように幅の広い QRS 波の頻拍（wide QRS tachycardia と呼ぶ）を見た場合には，必ず洞調律時の QRS 波と比較することが必要である．

臨床指針

　非持続性心室頻拍の臨床的意義は，頻拍の起源，基礎心疾患等により規定される．本症例は心筋梗塞急性期に出現した非持続性単形性心室頻拍である．非持続性で無症候性の場合には，血清電解質（カリウム，マグネシウムなど）および血液ガスの補正等をし，CCU 監視のみで経過を観察する．

　非持続性心室頻拍の臨床的意義は，基礎心疾患，心機能，臨床症状等により異なる．低心機能症例や肥大型心筋症例では突然死の予測因子とした報告もある．症状を有する非持続性特発性心室頻拍はカテーテルアブレーションが有効である．Holter 心電図等の長時間記録できる心電図では偶発的に非持続性心室頻拍が記録されることがあるが，2 誘導のみの Holter 心電図では，上室性頻拍＋変行伝導との鑑別が困難なこともある．

　図 1 は非持続性多形性心室頻拍である．波形の異なる QRS 波が 13 拍続いている．RR 間隔はやや不規則で 0.28〜0.36 秒である．洞調律時の QT 間隔は 0.40 秒と正常範囲であった．この症例は薬物治療抵抗性の持続性多形性心室頻拍を合併しており，カテーテルアブレーションにより頻拍は消失した．

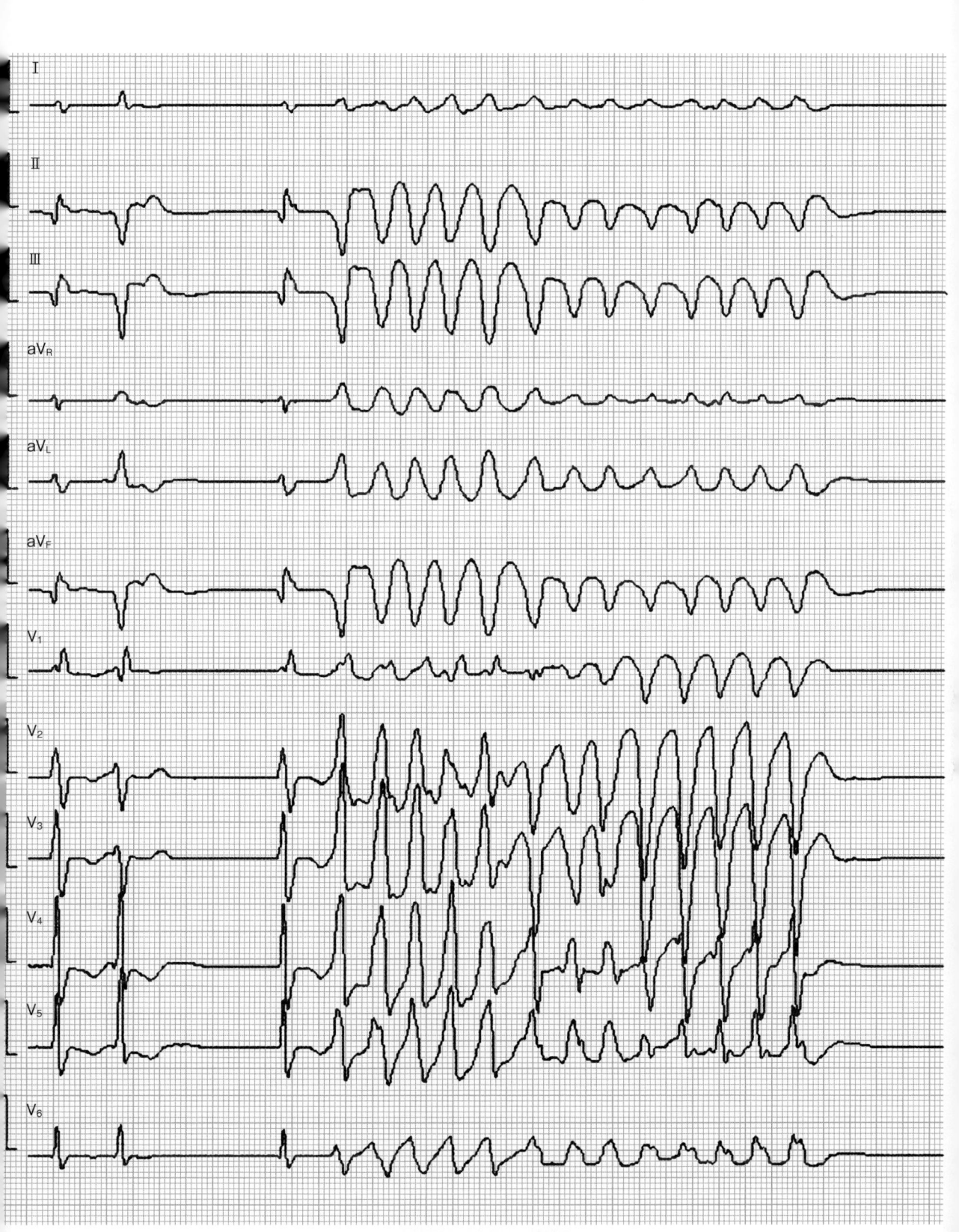

図1 非持続性多形性心室頻拍
78歳，男性，急性心筋梗塞

69. 非持続性心室頻拍（単形性，多形性）

70 持続性心室頻拍（右脚ブロック）

62歳，女性

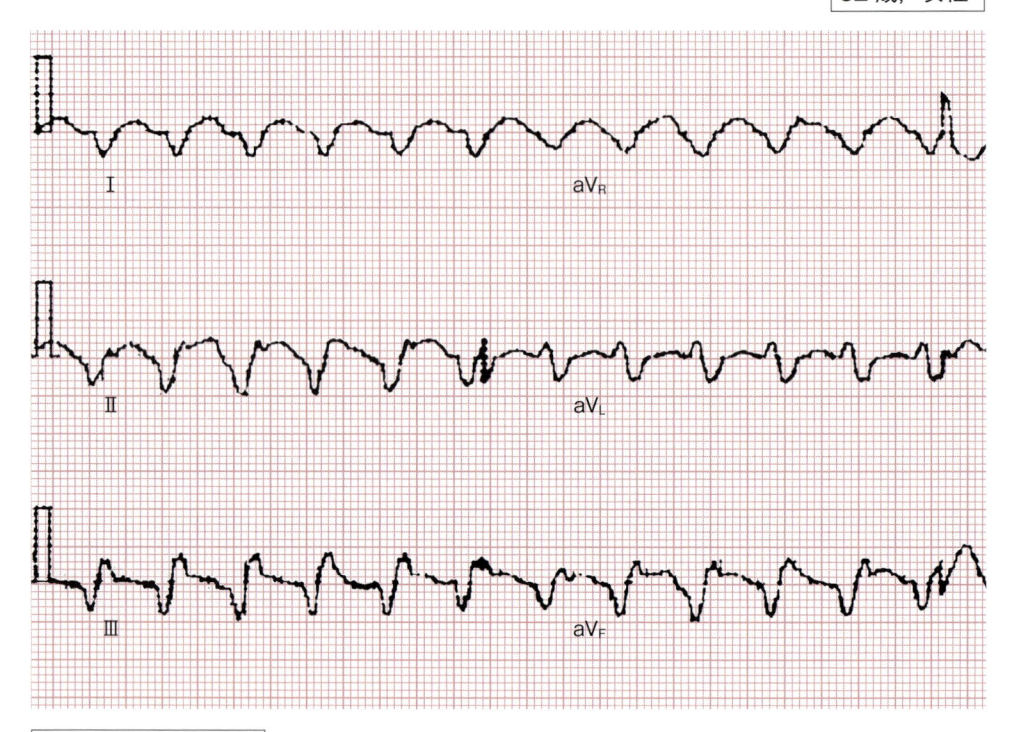

心サルコイドーシス
右脚ブロック＋上方軸

診断のポイント

1) 規則的な RR 間隔（＝0.40 秒）．
2) QRS の電気軸は右上方（北西軸）．
3) QRS 幅＝0.28 秒．
4) V_1 誘導で Rsr 型の右脚ブロック型 QRS 波．

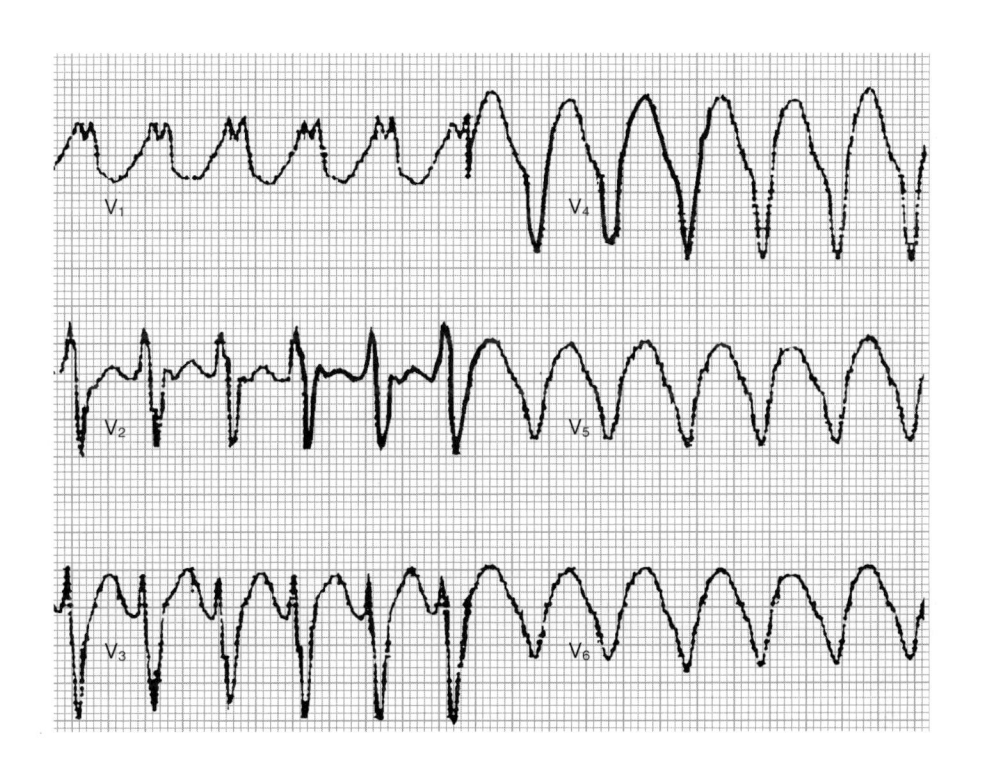

▶ 本例の診断

　心拍数 150/分の持続性心室頻拍（単形性，右脚ブロック＋上方軸）である．
　V₁ 誘導で Rsr 型の右脚ブロック型 QRS 波を示し，V₆ 誘導は QS 型である．QRS 軸は右上方を示している．以上から左室心尖部下壁起源の心室頻拍が疑われる．

▶ 鑑別診断

　前項でも記述したが wide QRS の頻拍をみたときに鑑別しなければならない頻拍は以下の3種類である．①脚ブロック＋上室性頻拍，②早期興奮症候群＋上室性頻拍，③変行伝導＋上室性頻拍．すなわち上室性頻拍が何らかの理由により QRS 波の延長を伴った場合である．房室解離が示せれば心室頻拍の診断は容易である．基本的な鑑別診断の考え方は，前項の非持続性心室頻拍で記述したが，右脚ブロックタイプの QRS 波の頻拍の鑑別には，以下に述べる点が参考となる．

右脚ブロックタイプ-wide QRS tachycardia

 1) 右脚ブロックタイプの頻拍で QRS 幅が 140 msec を超えるときには, 心室頻拍の可能性が高い. 逆は必ずしも当てはまらない. すなわち QRS が 140 msec 以下だからといって上室性頻拍とは限らない. とくに verapamil-sensitive VT と呼ばれる左室後中隔起源の特発性心室頻拍は QRS 幅が狭い（図1）.

 2) QRS の軸が, -90 から +180 に入る場合（北西軸）は心室頻拍の可能性が高い. 上室性頻拍で QRS 軸がこの領域に入ることはない. 逆に右脚ブロックで QRS の軸が 0 から +90 のときは上室性頻拍の可能性が高い.

 3) 右脚ブロックタイプの心室頻拍で, V_1 誘導に幅の広い R 波（30 msec）があるときは VT の可能性が高い.

 4) 右脚ブロックタイプの心室頻拍で, V_6 誘導に深い S 波があるときは VT の可能性が高い.

 5) 前胸部誘導が全て陽性パターンを示す場合（positive concordant）は心室頻拍の可能性が高い.

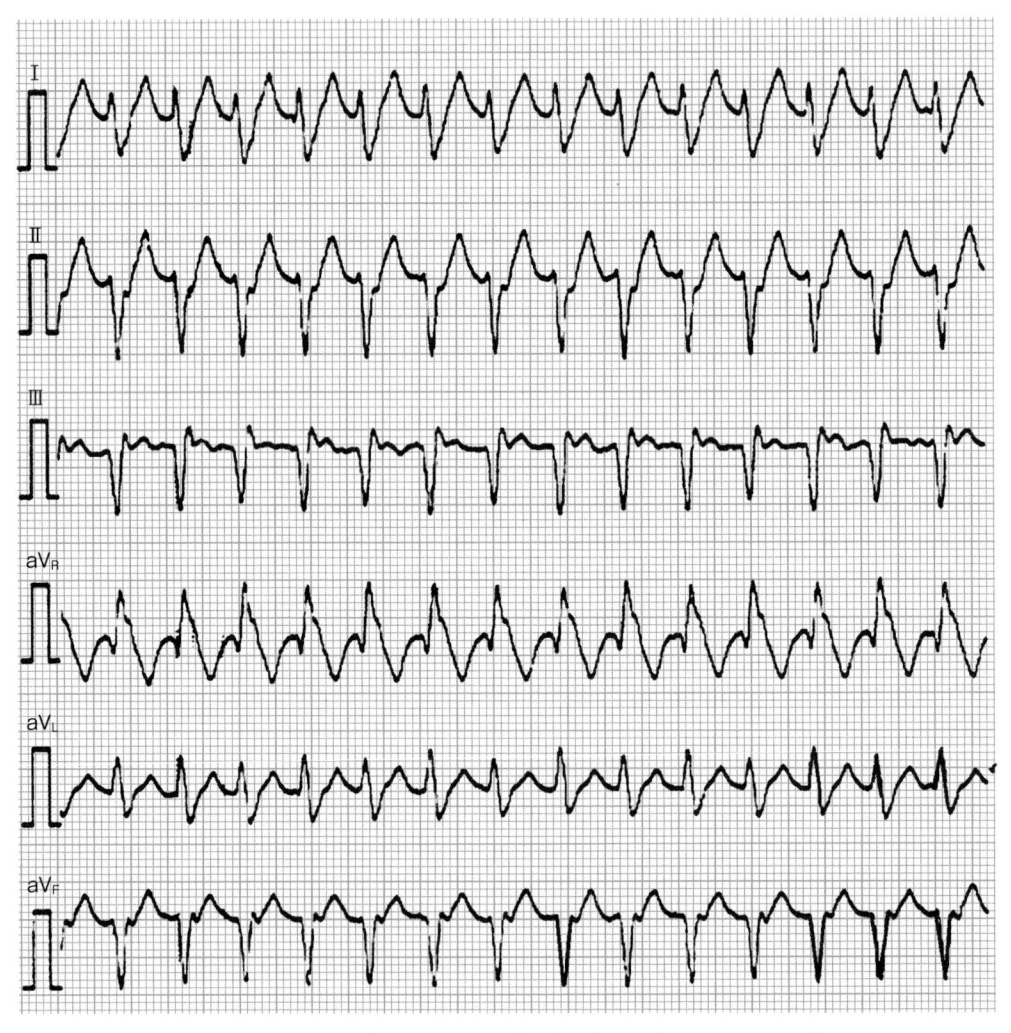

図1 ベラパミル感受性特発性心室頻拍（右脚ブロック＋北西軸）
35歳, 男性

▶ 臨床指針

　血行動態的に不安定な心室頻拍の場合は，全身麻酔下に直流電流による cardioversion を行う．20J 程度のエネルギーから停止可能で，R 波に同期させて通電する．血行動態的に安定している場合には，抗不整脈薬による静注により頻拍に対する停止効果を検証できる．慢性期は頻拍発作再発の予防が治療の主眼となるが，基礎心疾患，頻拍時の症状，頻拍の起源等により治療方針は規定される．

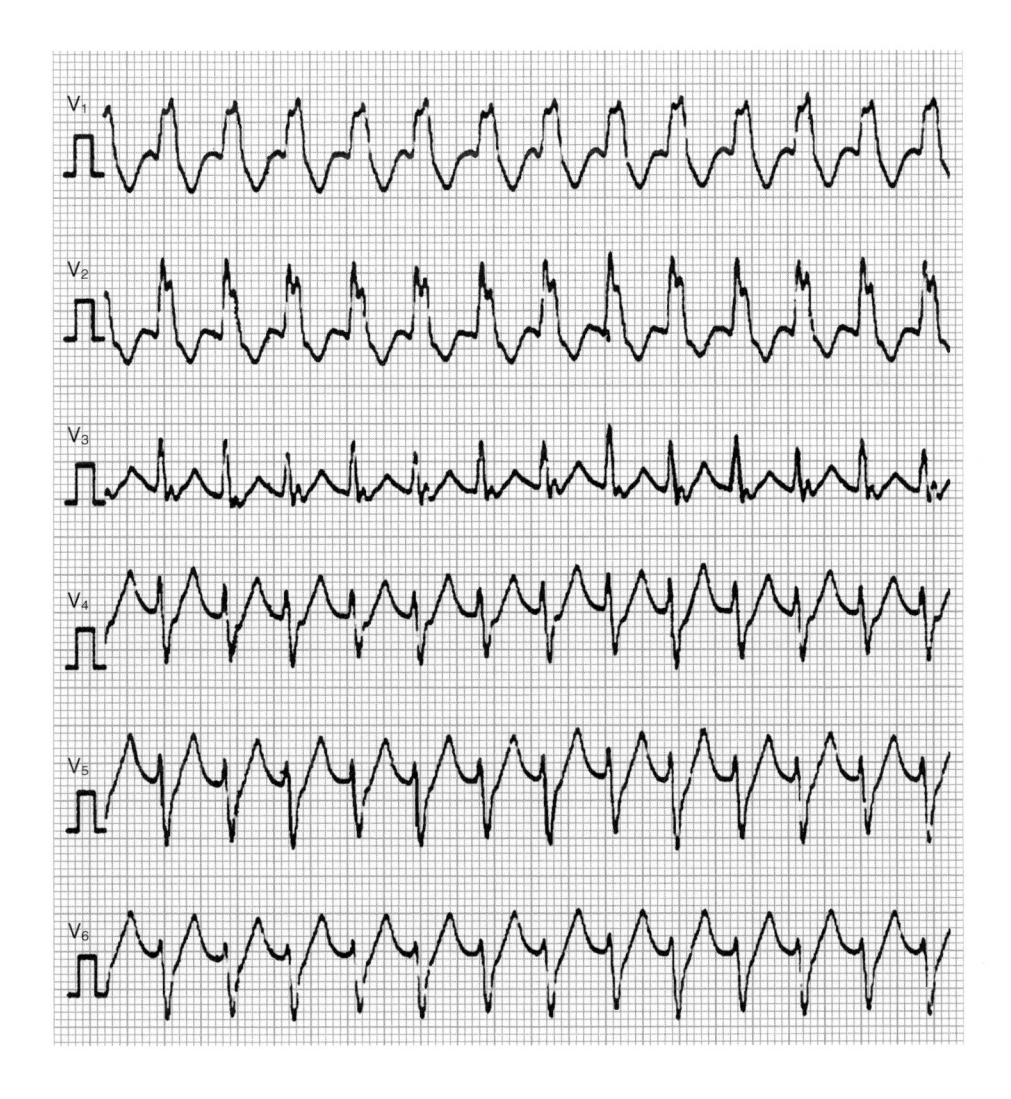

71 持続性心室頻拍（左脚ブロック）

54歳, 男性

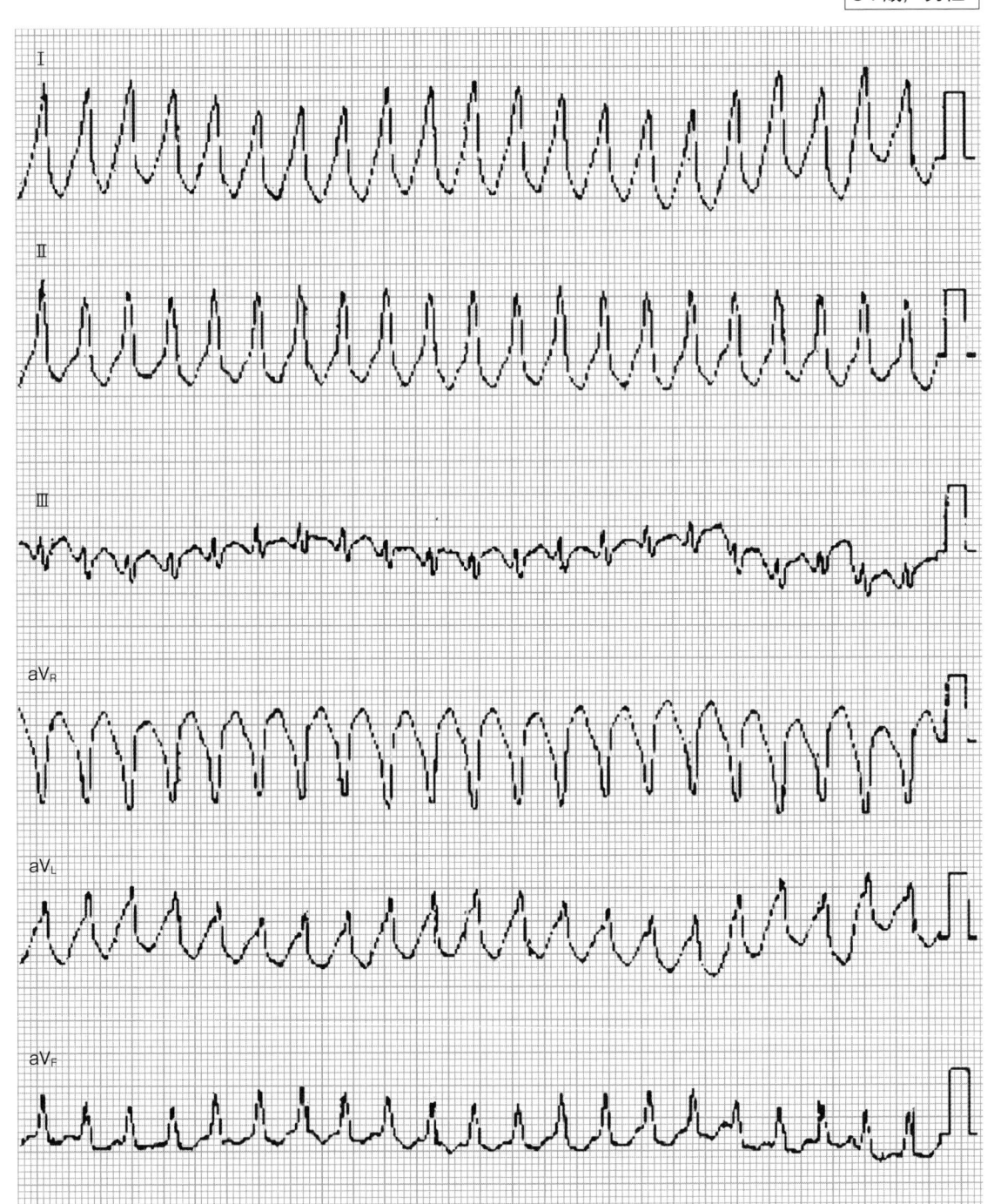

不整脈原性右室心筋症
左脚ブロック＋下方軸

71. 持続性心室頻拍（左脚ブロック）

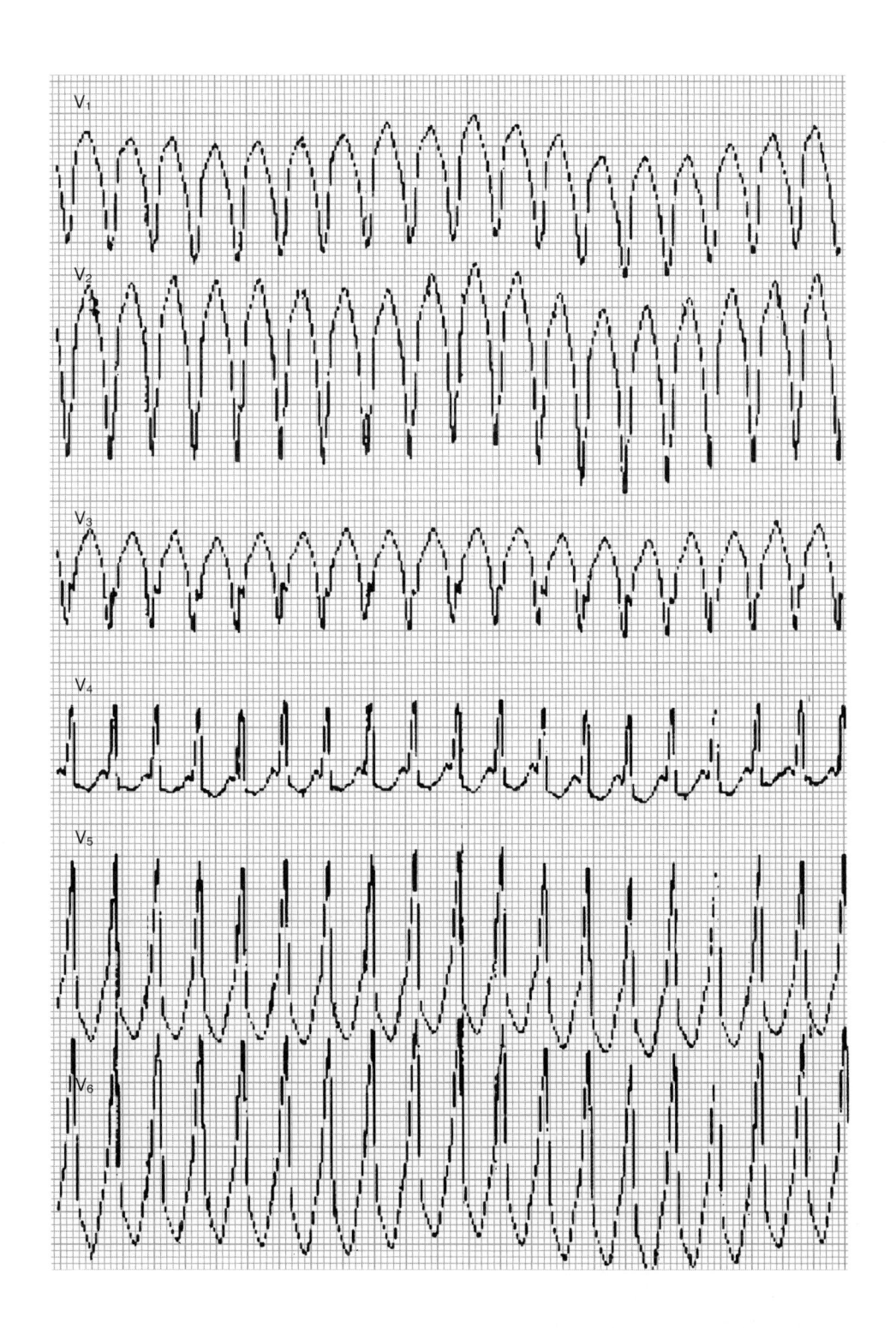

> **診断のポイント**
> 1) 規則的な RR 間隔（＝0.28 秒）．
> 2) QRS の電気軸は左下方．
> 3) QRS 幅＝0.20 秒．
> 4) V_1 誘導で QS 型の左脚ブロック型 QRS 波．

▶ **本例の診断**

　心拍数 214/分の持続性心室頻拍（単形性，左脚ブロック＋下方軸）である．
　V_1 誘導は QS 型で幅の広い左脚ブロック型 QRS 波を示し，QRS 軸は左下方を示している．以上から右室基部側壁起源の心室頻拍が疑われる．

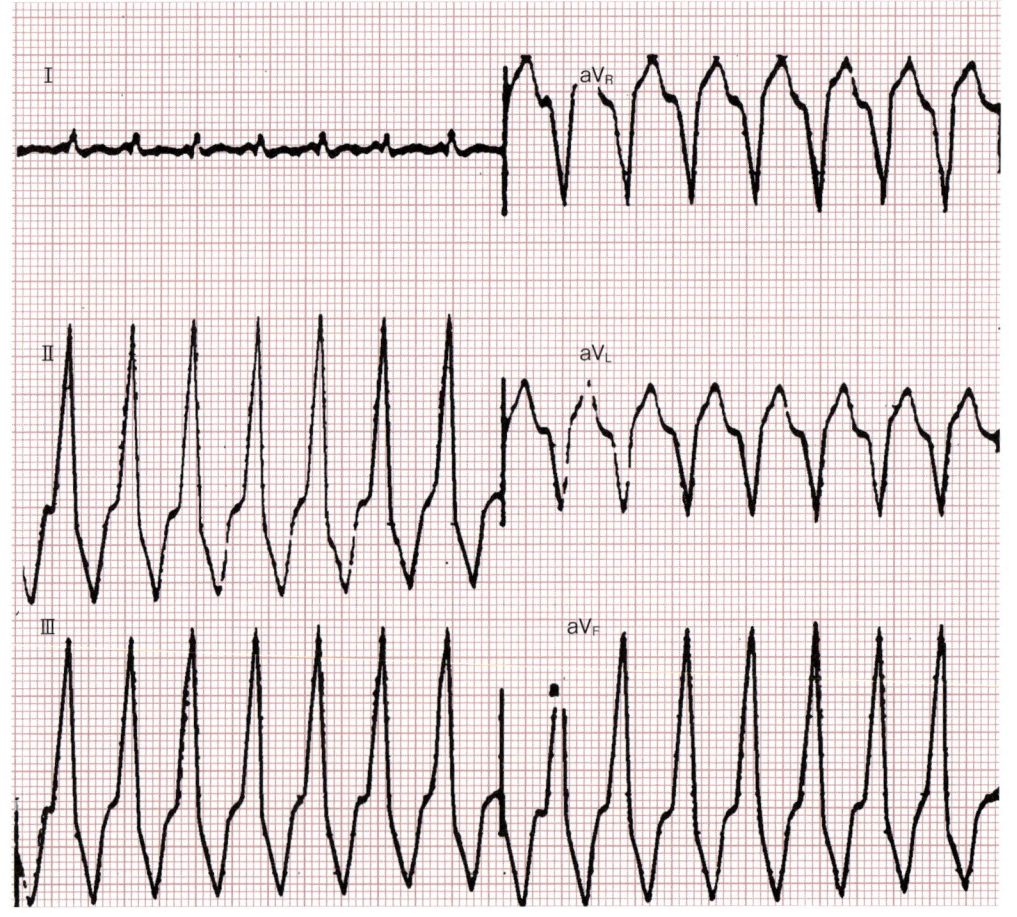

図1　持続性心室頻拍（左脚ブロック＋下方軸）
35歳，男性，特発性心室頻拍

鑑別診断

　wide QRS tachycardia の鑑別には，QRS 波の延長を伴った上室性頻拍を鑑別すべきである．前項（152頁）および前々項（148頁）を参考にしていただきたい．ここでは左脚ブロックタイプ QRS 頻拍の鑑別点を述べる．

　1）左脚ブロックタイプの心室頻拍で，QRS 幅が 0.16 秒を超えるときには，心室頻拍の可能性が高い．しかし器質的心疾患のない特発性心室頻拍では QRS 幅は狭い（図1：右室流出路起源の特発性持続性心室頻拍）．

　2）V_1 の r 波の幅が 0.04 秒を超える場合は，心室頻拍の可能性が高い．

　3）胸部誘導の QRS 波が全て下向き（negative concordant）の場合は心室頻拍の可能性が高い．

臨床指針

　頻拍中は頻拍の停止を目的とし，頻拍停止後は頻拍の再発予防を治療目標とする．治療方針は，基礎心疾患，頻拍時の症状，頻拍の起源等により決定される．

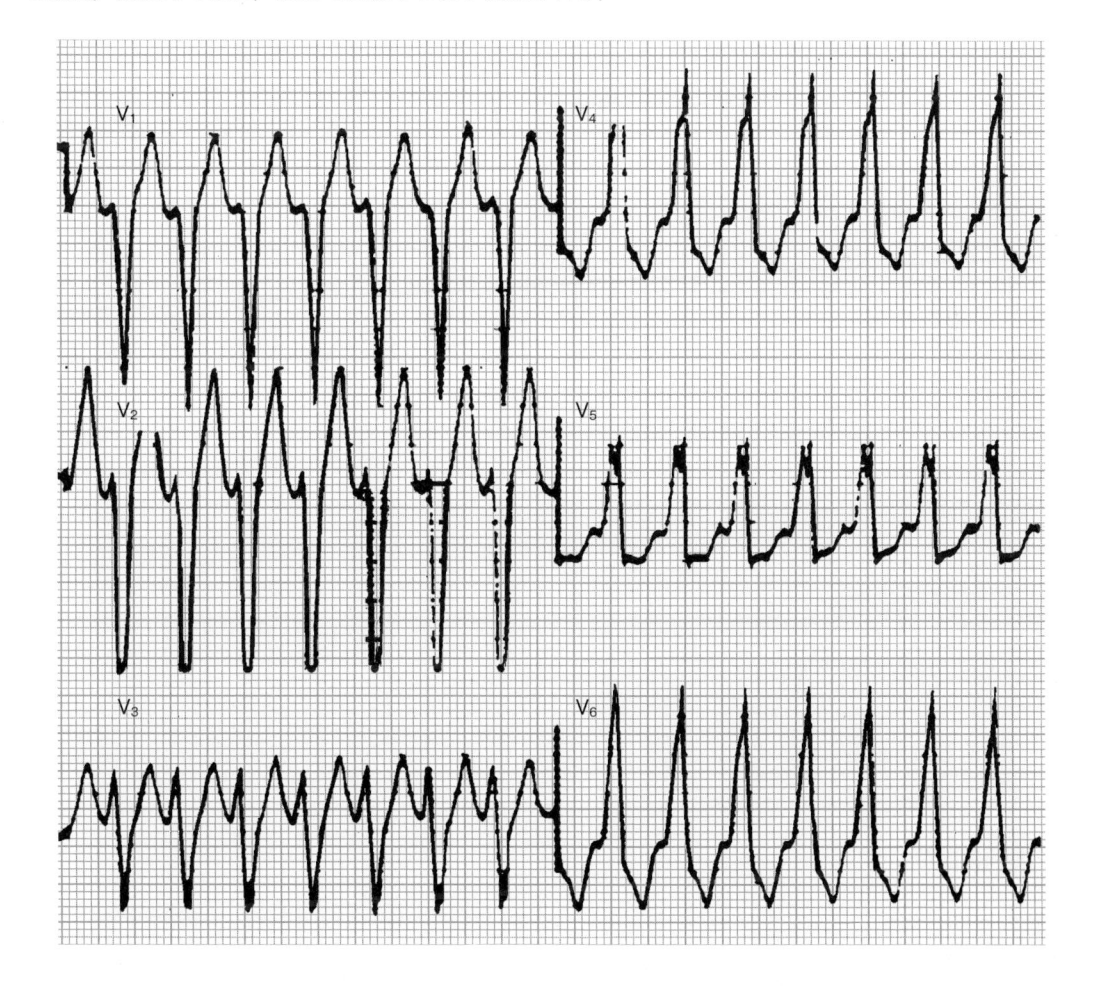

72 多形性心室頻拍

48歳, 男性

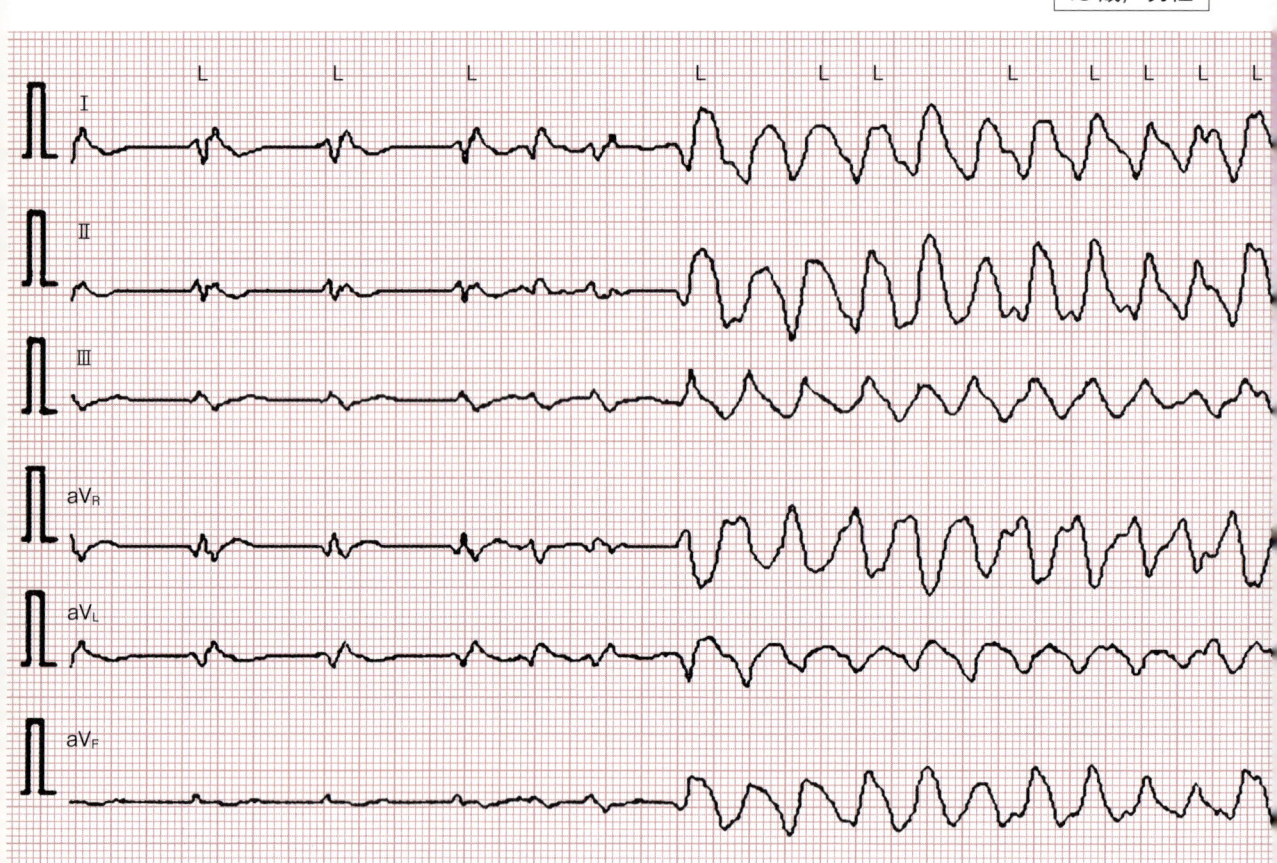

診断のポイント

1) 不規則な RR 間隔.
2) 1 拍ごとに変化する幅の広い QRS 波形.
3) 洞調律時の QT 間隔は正常である.

▶ 本例の診断

RR 間隔は不規則で, QRS 波形が次々に変化している. 洞調律時の QT 間隔は正常範囲である. 多形性心室頻拍と診断される.

慢性腎不全患者：急性心不全時に出現した多形性心室頻拍

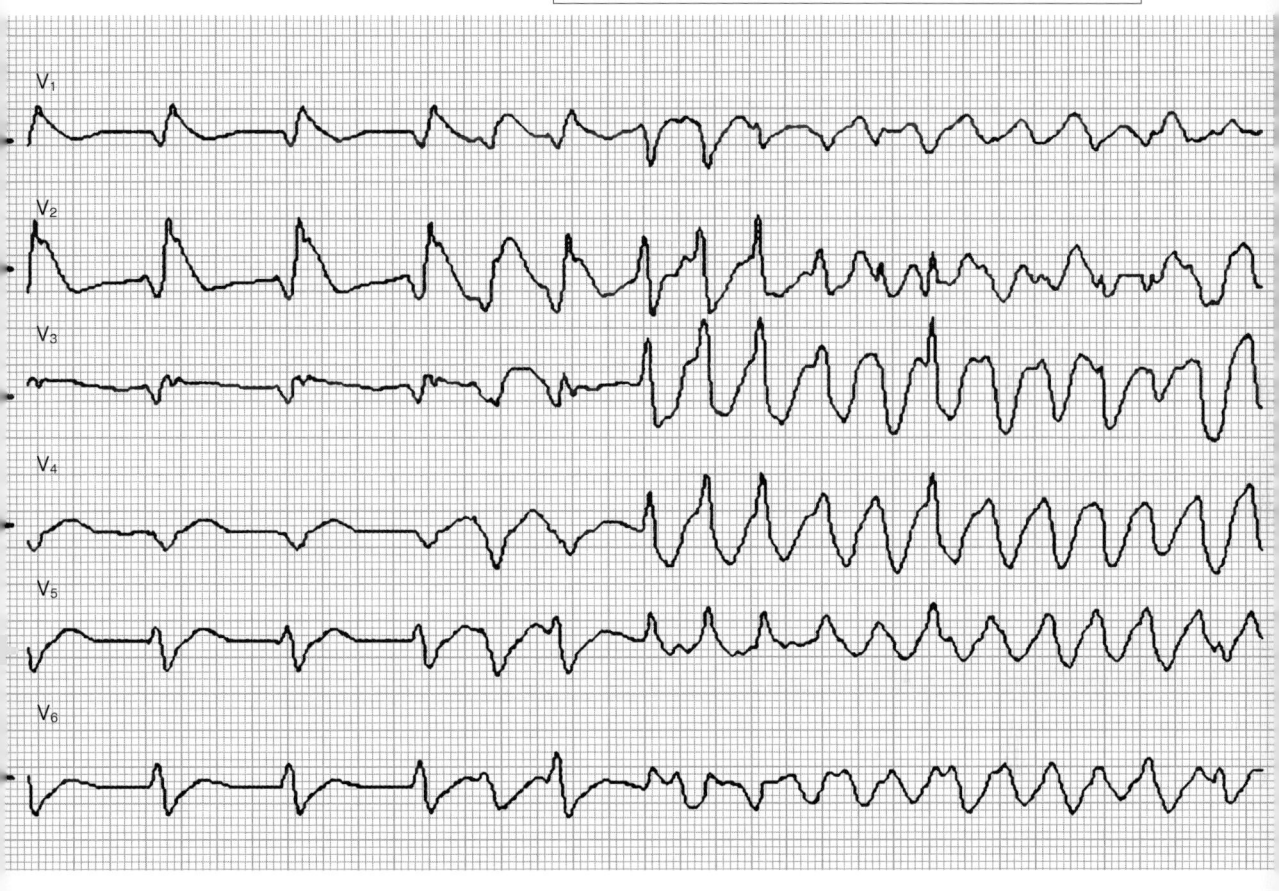

▶ 鑑別診断

QRS 波がねじれるような波形を示している誘導もあるが，多形性頻拍では QT 延長を伴わない．QT 間隔の延長を伴った多形性心室頻拍は torsades de pointes と呼ばれる．頻拍の発生機序が異なる場合があり，頻拍出現直前または停止直後の心電図を確認する必要がある．

▶ 臨床指針

多形性心室頻拍は心室細動の前駆的な不整脈であり，きわめて危険な不整脈である．持続する場合は心室細動に準じ直流電流による速やかな停止が必要である．器質的疾患を伴う場合が多く，慢性期再発による突然死の予防に植込み型除細動器が必要である．

73　2方向性心室頻拍

11歳，女性

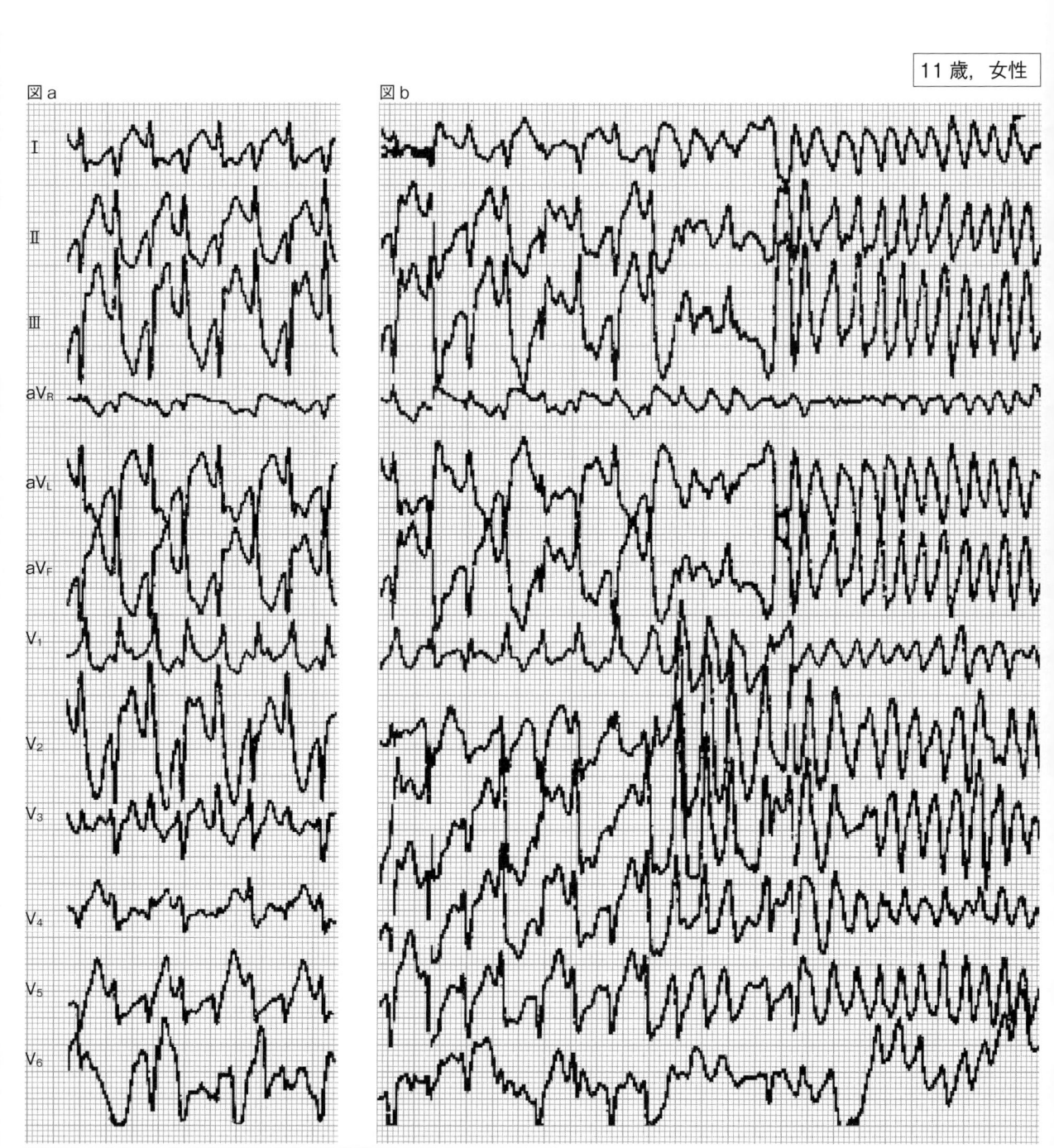

図a　図b

カテコラミン誘発性多形性心室頻拍，RyR2遺伝子異常あり．
運動負荷中に2方向性心室頻拍が出現し，心室細動に移行した．

> **診断のポイント**
> 1) QRSの波形と軸が1拍ごとに変わる．
> 2) 幅の広いQRS波形の連続．

▶ 本例の診断

　遺伝子異常を有するカテコラミン誘発性多形性心室頻拍の11歳女性に出現した2方向性心室頻拍である．1拍ごとにQRSの波形と軸が変わる特徴的な心電図である（図a）．図bは2方向性心室頻拍から心室細動へ移行した心電図を示している．

▶ 鑑別診断

1拍ごとにQRSの波形が変化する特徴的な心電図であり診断は容易である．

▶ 臨床指針

2方向性心室頻拍は多形性心室頻拍または心室細動への前駆的な不整脈であり，危険な不整脈である．持続する場合は速やかな停止が必要である．カテコラミン誘発性の場合にはβ遮断薬が著効する．

74 促進性心室固有調律（スロー心室頻拍）

52歳, 男性

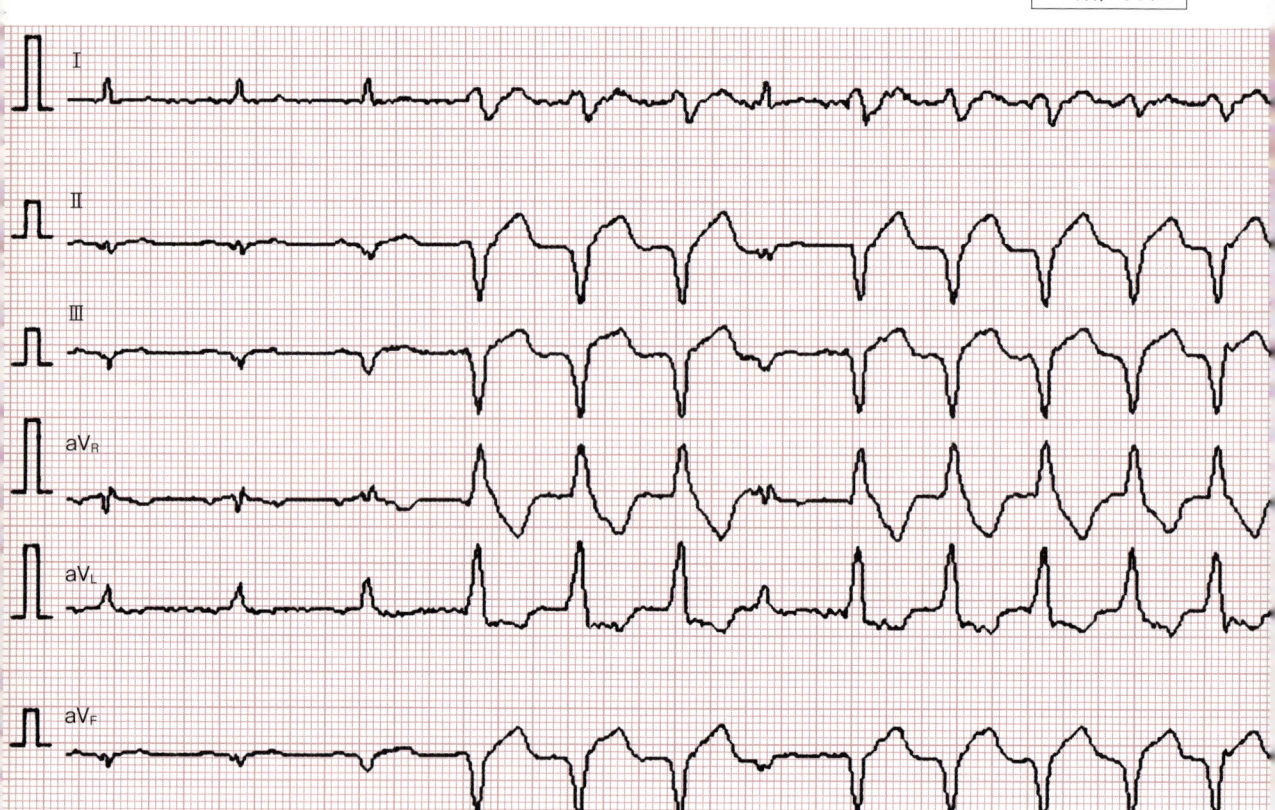

診断のポイント

1) 徐々にRR間隔が短縮する幅の広いQRS波．
2) 房室解離．
3) 心拍数は120/分以下．
4) 急性心筋梗塞再灌流療法後．

▶ 本例の診断

急性心筋梗塞（下壁）に合併した促進性心室固有調律である．3拍の洞調律に引き続き，比較的長い連結期で右脚ブロック型＋上方軸，先行するP波を伴わないQRS波が3拍続いている．次の一拍は洞調律時と同様のQRS波形を示しており，房室結節を経由した伝導により心室が捕捉されている．このことは房室解離が起きていることを示している．

急性心筋梗塞（下壁）
発生早期に冠動脈形成術を行い，CCU へ入院後に記録された促進性心室頻拍，右脚ブロック＋上方軸．

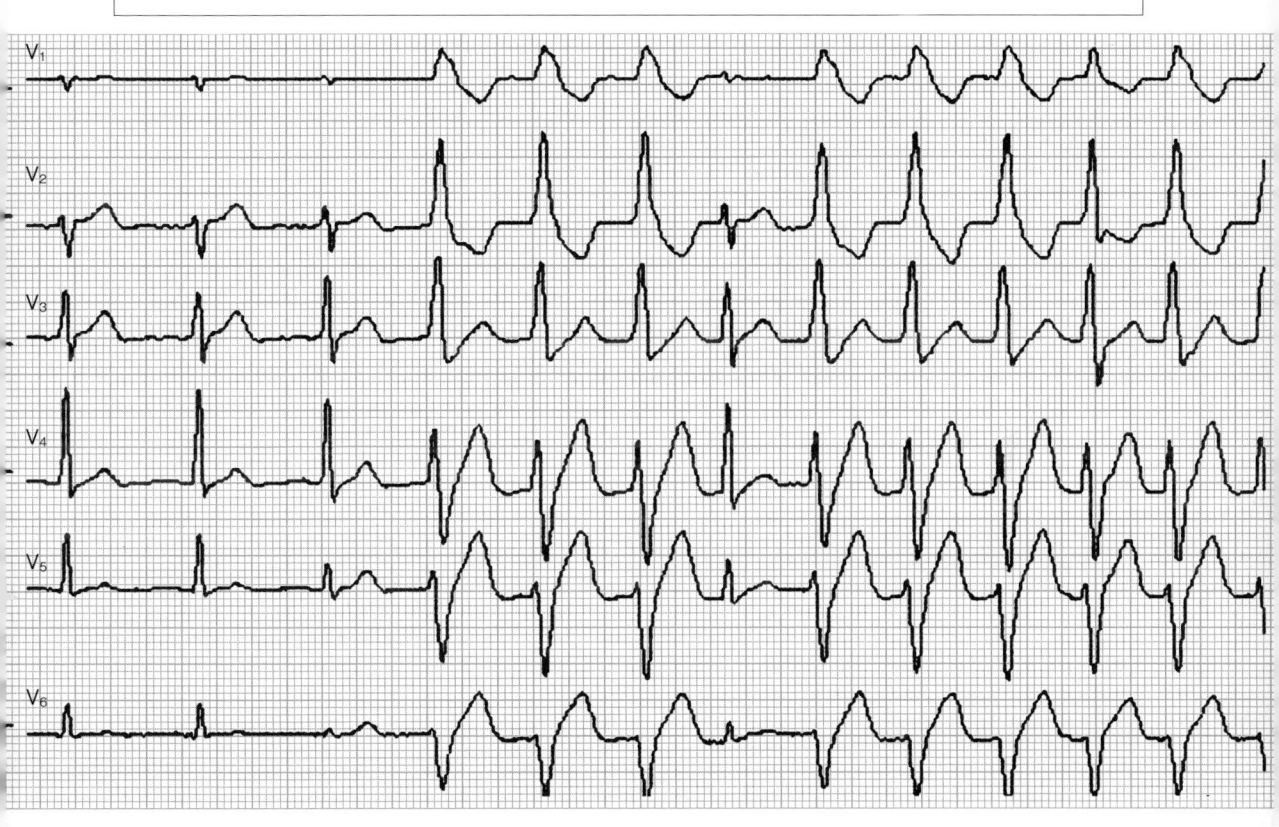

▶ 鑑別診断

洞性徐脈と変行伝導を伴った補充収縮では，波形は類似するが，促進性心室固有調律では，頻拍周期が洞調律を追い越していくことが特徴である．

▶ 臨床指針

急性心筋梗塞時に見られることが多い．機序としては自動能亢進が考えられている．この頻拍は心室細動や周期の短い心室頻拍を誘発することはなく，良性の不整脈である．大部分は経過観察のみで対処可能であり，自然に消失する．

75　torsades de pointes

39歳, 男性

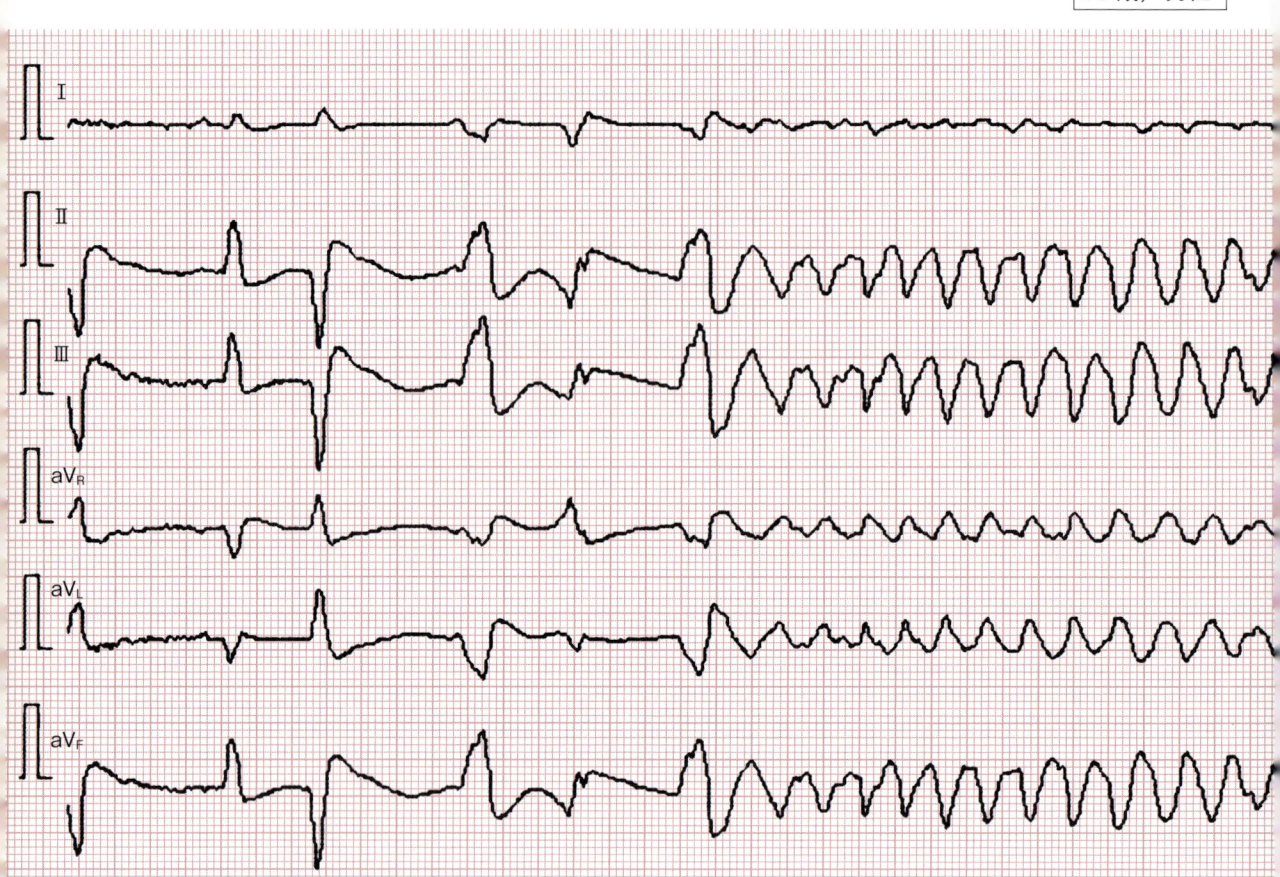

診断のポイント

1) 不規則な RR 間隔.
2) 幅の広い QRS 波形が次々と変化する.
3) QRS が基線を軸にねじられたパターン示す.
4) レートは 150 ～ 250/分.
5) 発症直前または直後の心電図で著明な QT 延長を示す.

▶ 本例の診断

　洞調律の心電図は QT 延長を示し，short-long-short の連結期で頻拍が誘発されている．V_2～V_4で示すように QRS 波は基線を軸にねじられた形を示す．torsades de pointes (TdP) と呼ばれる多形性心室頻拍の一形態である．

2次性心筋症
QT間隔 0.56 秒, カリウム 2.4 mmol/l

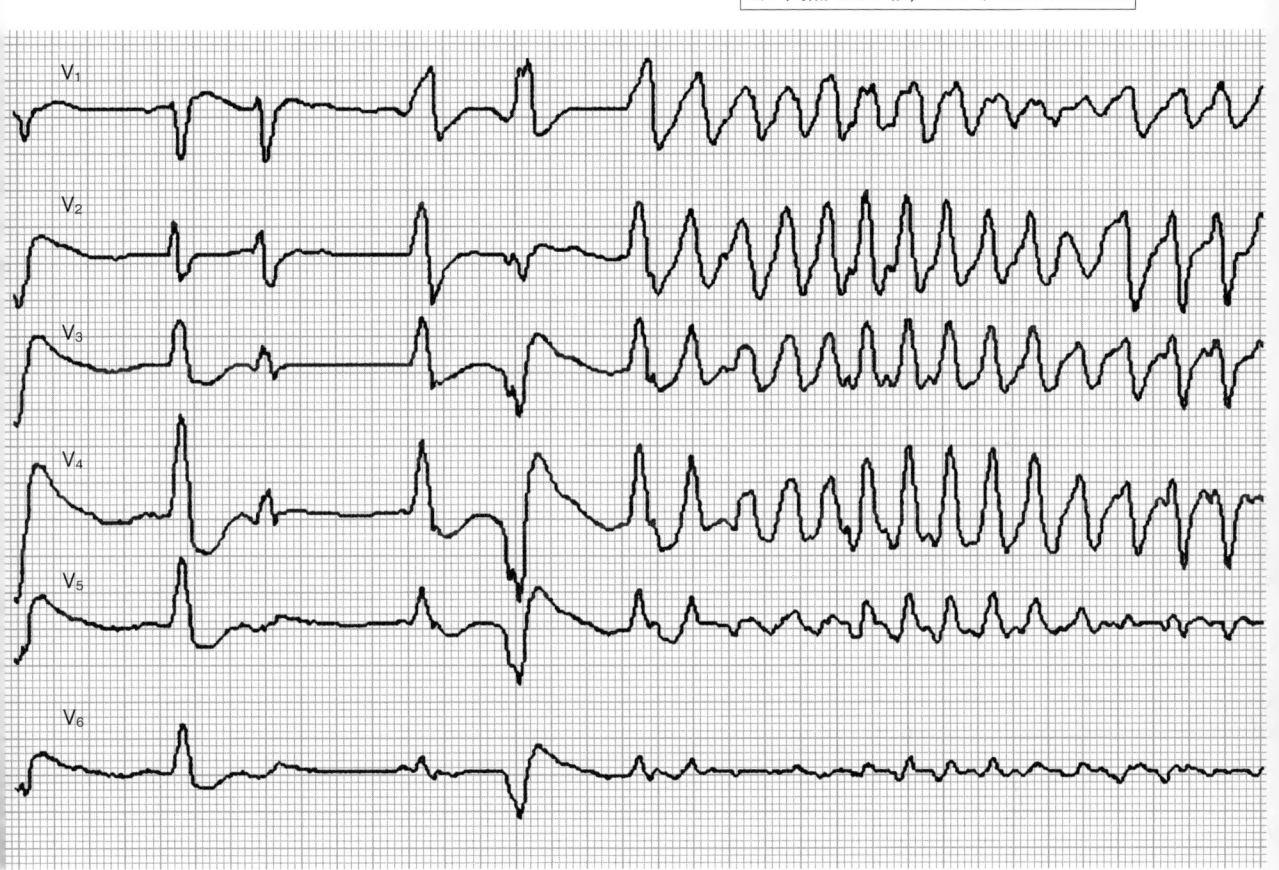

▶ 鑑別診断

　QRS がねじれるような特徴的な波形と安静時の QT 延長に注目すれば診断は困難ではない．しかし，このねじれは 12 誘導の中のある限られた誘導にのみ出現し，他の誘導では波形の同定が困難なこともある．心電図はできるだけ多くの誘導で判断することが望ましい．発症直前または直後の心電図で著明な QT 延長を示すことから，従来の多形性心室頻拍とは分けて考える．

▶ 臨床指針

　先天性 TdP と後天性 TdP では治療指針が異なる．数拍の持続で自然停止することもあるが，VF に移行することもある．先天性 TdP は交感神経緊張依存性のことが多いが，関連するイオンチャネル遺伝子異常の部位により，症状も異なる．後天性ではカリウムチャネルをブロックする薬を使っている場合や，電解質異常（低カリウム血症，低マグネシウム血症）などに合併する．後天性 TdP では心臓ペーシングによる心拍数の上昇や，硫酸マグネシウムの投与が有効である．

76　心室細動（発症早期）

48歳，男性

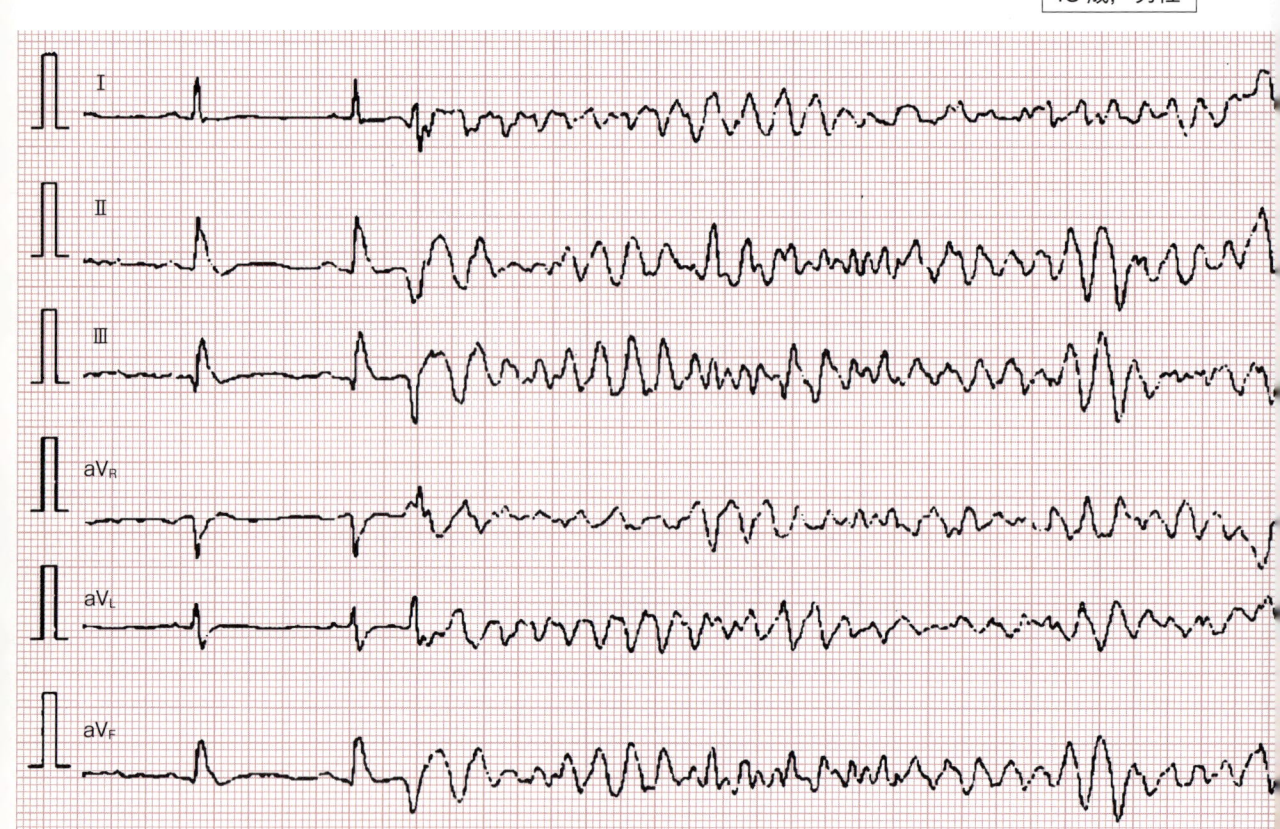

診断のポイント

1) 短いRR間隔．
2) 不規則なQRS波形．
3) 時間の経過とともにQRS波形が崩れている．

▶ 本例の診断

　短い連結期の心室性期外収縮で誘発された心室細動である．最初はR波様の波形を示しているが，徐々に形態はくずれ，QRS波と呼べる波形はみられなくなる．

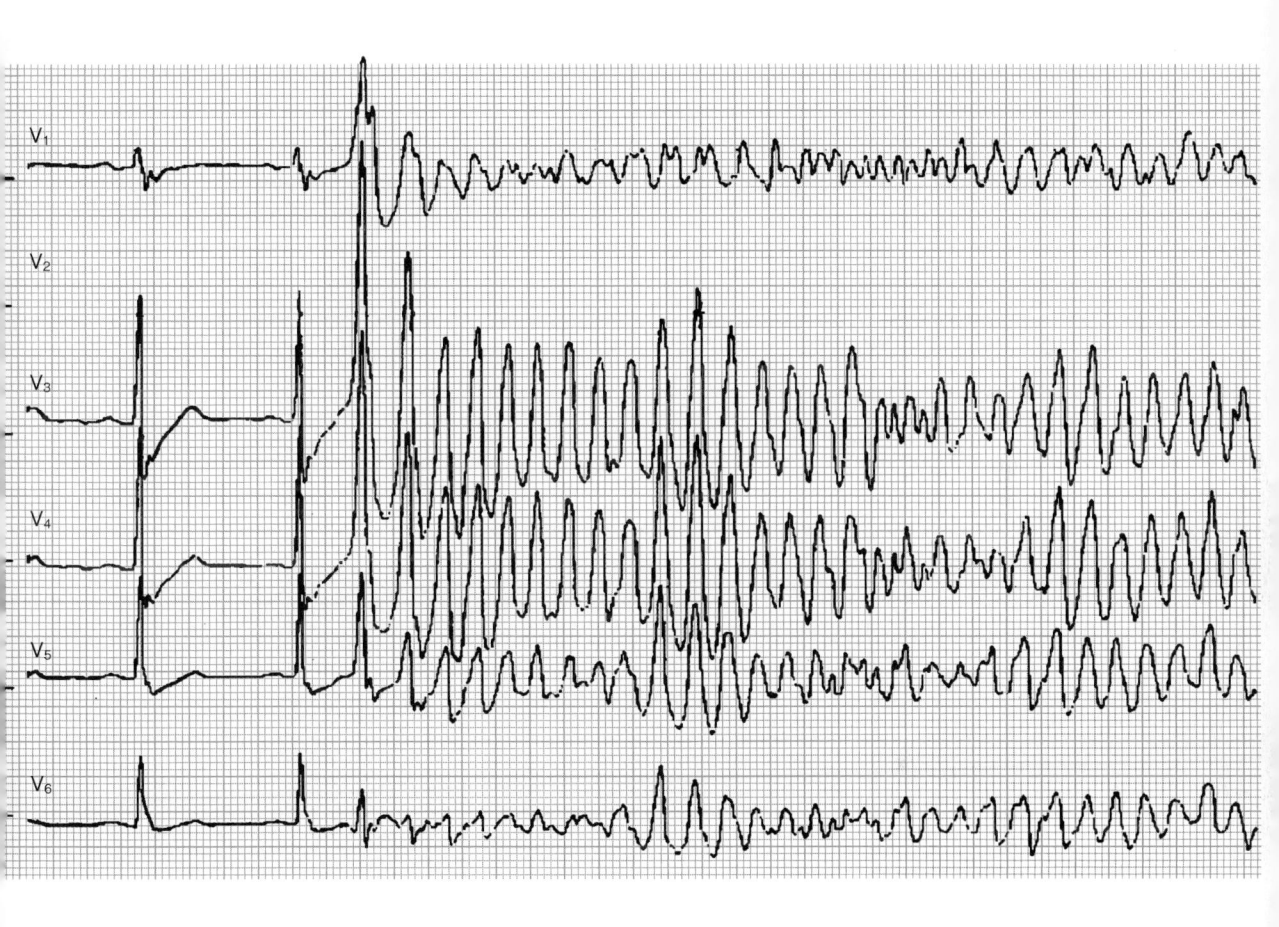

▶ 鑑別診断

ノイズの混入を心室細動波と誤認することがある．

▶ 臨床指針

　頻拍と細動との大きな相違は，頻拍はある条件（基質）を持つ心臓にのみ生じるのに対して，細動はいかなる心臓にも生じうる．心室細動では心臓の電気的な興奮は認めるが，心室は震えているだけで心臓のポンプとしての機能は失われている．したがって発症して数秒で脳循環不全となり意識は消失し，数分で脳に不可逆的な障害をきたし，最終的には死に至らしめる．心室細動に対してはすばやい除細動がきわめて重要である．AEDの必要性はここにある．心室細動を見つけた場合には，一刻も早く除細動をする．除細動器が到着するまでのあいだ，心臓マッサージを行い，脳血流をできるだけ確保するように心肺蘇生術を施行する．

　心室細動の再発予防には，誘発因子を除外することが重要である．植込み型除細動器は心室細動の停止には有効であり，突然死の予防として用いられる．

77 心室細動（晩期）

48歳，男性

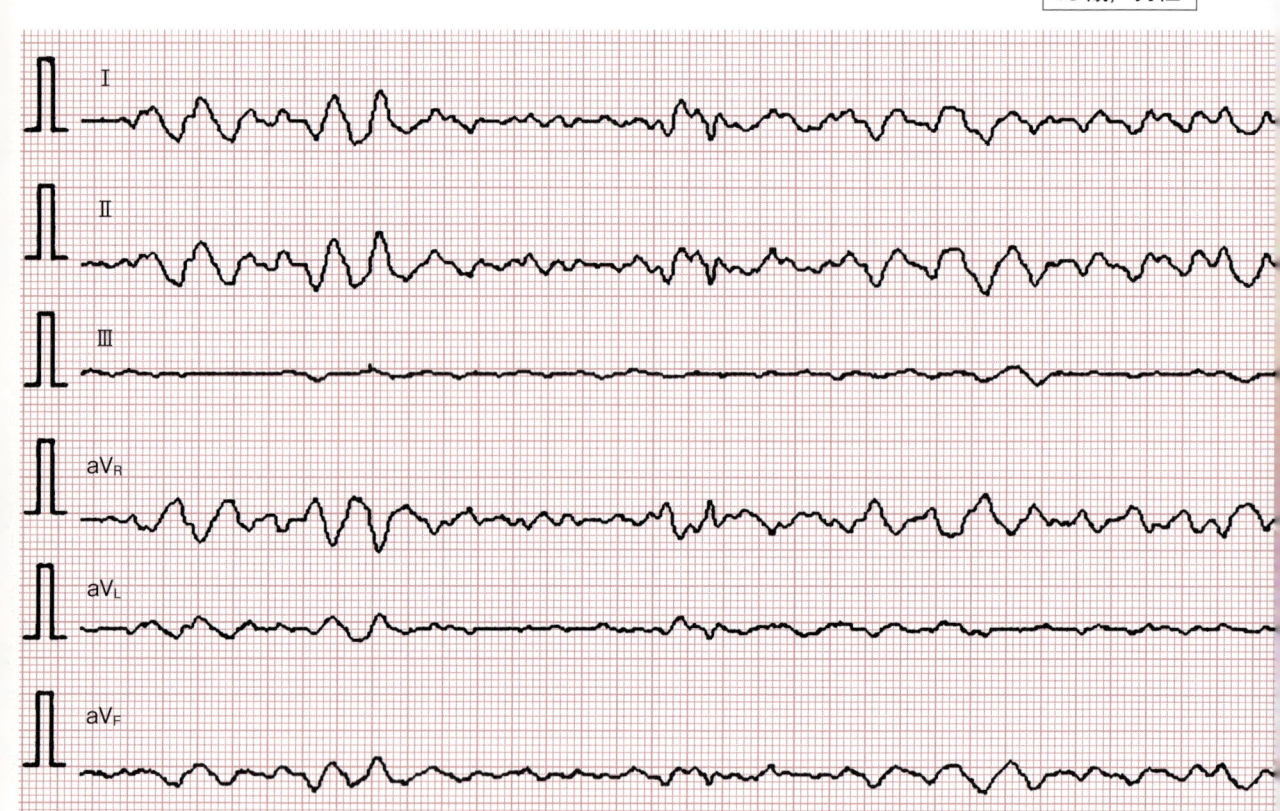

診断のポイント

細動波形は時間の経過とともに細かくなり，QRS波は同定できなくなる．

慢性腎不全（透析療法中），急性心不全時に出現した心室細動

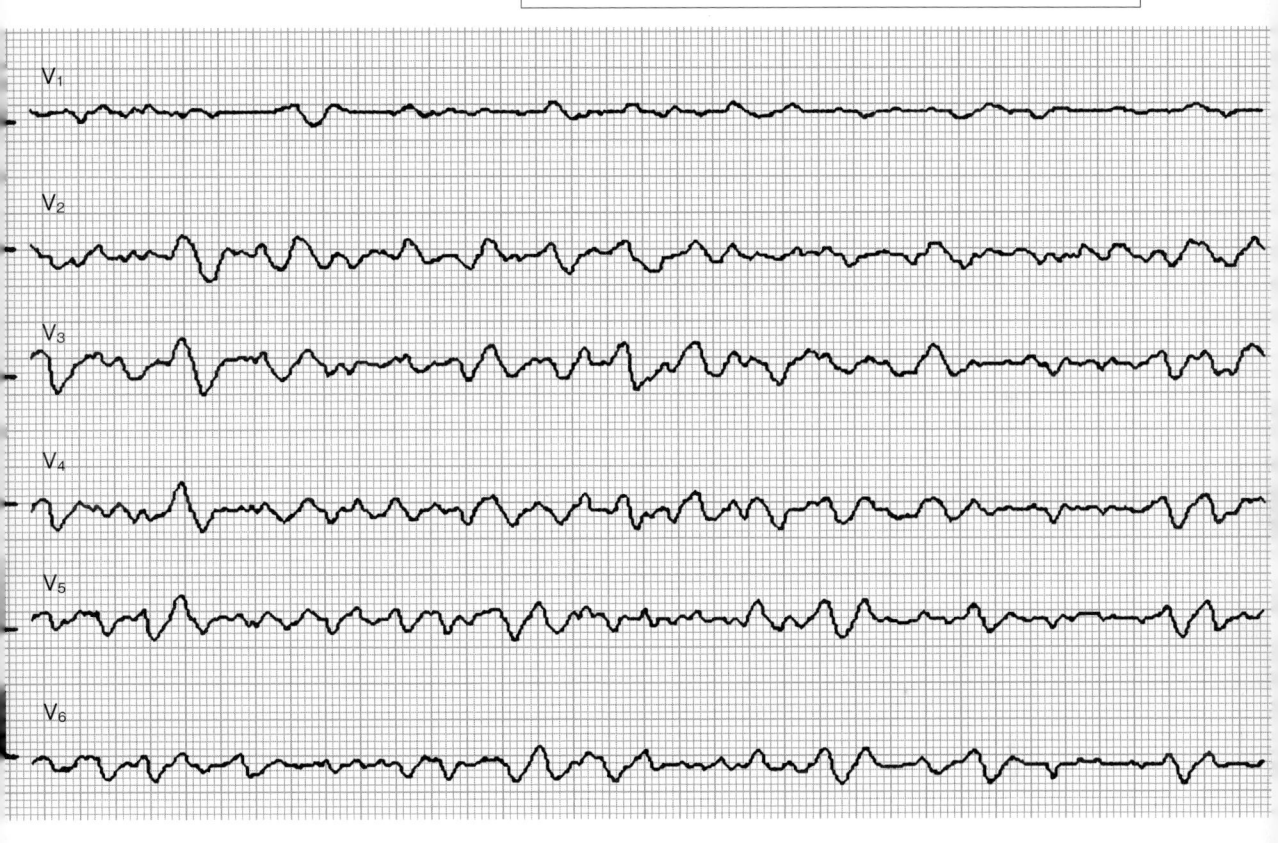

▶ 本例の診断

　心室細動（晩期）．心電図は基線を示さず，電気現象が持続していることは確認できるが，QRS波はない．

▶ 鑑別診断

　心電図は一目瞭然であるが，強いてあげるならノイズの混入による細動様波形はありうる．

▶ 臨床指針

　心室細動は直流電流による電気ショックでしか止まらない．電気ショックをかけても洞調律となる可能性は低いが，見つけたらすぐ電気ショックをかける．その場に電気ショックがない場合には，電気ショックが届くまで心臓マッサージを続ける．

78 心静止

48歳，男性

診断のポイント

全ての誘導で心臓の電気現象は観察されない．すなわち心電図は基線のままである．

慢性腎不全（透析療法中），急性心不全時に出現した心室細動⇒心静止

▶ **本例の診断**
　心静止．電気現象を示さない心電図であれば，診断は明白である．

▶ **鑑別診断**
　全ての誘導は基線のままである．間違えることはないと思うが，強いてあげるならば，心電計とケーブルがつながっていなければ心電図は基線のままである．

▶ **臨床指針**
　心静止となった心臓は，二度と動くことはない．心静止前の心室細動で除細動できなければ，救命はできない．

79 WPW 症候群（type A）

15歳，男性

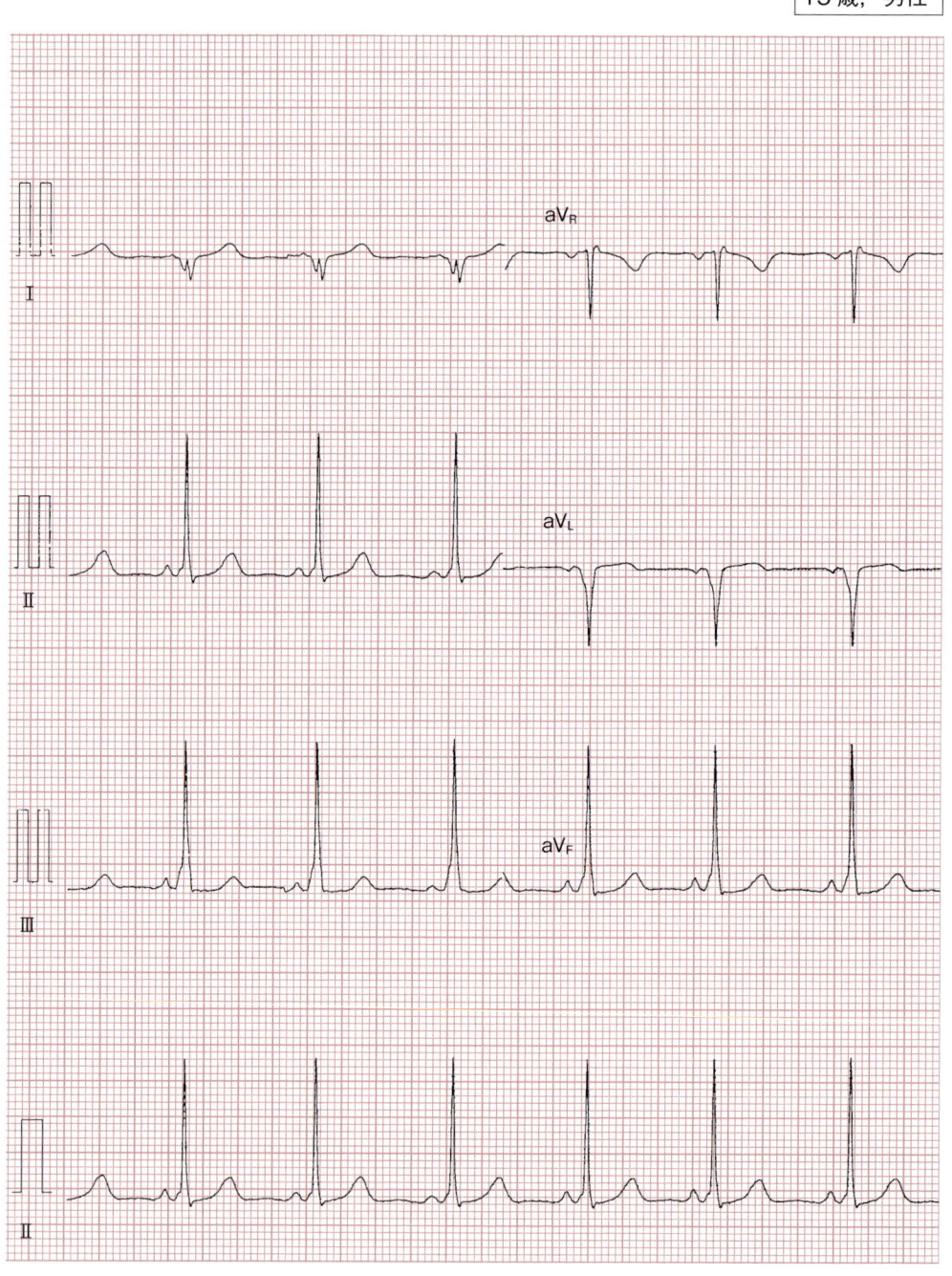

79. WPW症候群（type A）

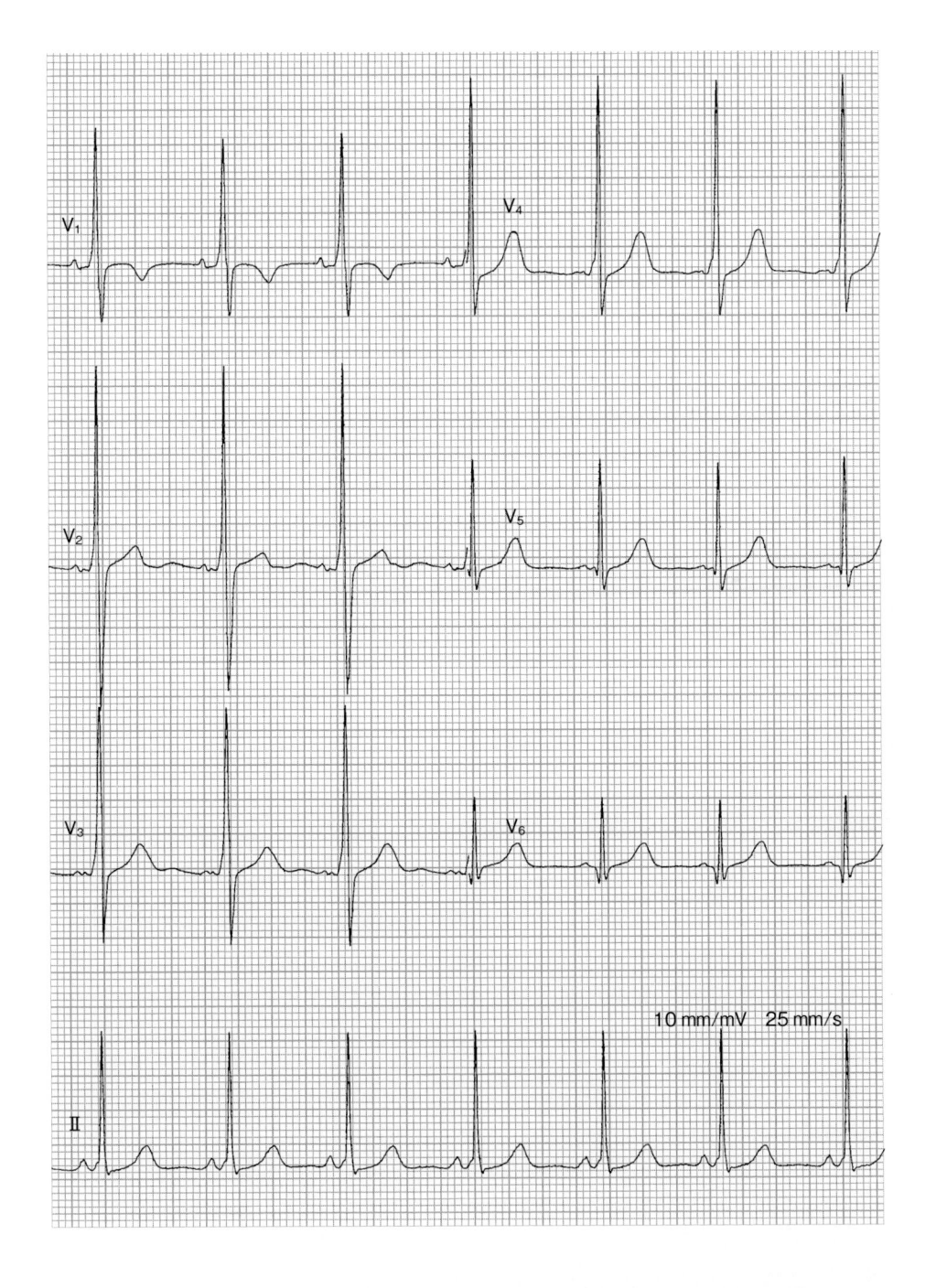

> **診断のポイント**
> 1) PQ 間隔の短縮（0.12 秒以内）．
> 2) デルタ波の出現．
> 3) QRS 幅の延長．
> 4) V_1 の高い R 波の存在．

▶ 本例の診断

　WPW 症候群には Kent 束と呼ばれる副伝導路が存在するため，房室結節（正常伝導路）とあわせて 2 つの伝導経路が存在する．したがって安静時心電図ではデルタ波と呼ばれる特殊な波形を呈する．安静時（非頻拍時）は，正常伝導路と副伝導路の両方から心室へ興奮が伝わる．一方頻拍時には，正常伝導路から心室に伝わった興奮は副伝導路を上行して心房へ伝搬される．その結果，リエントリーが形成され頻拍発作が持続する．カテーテルアブレーションは，副伝導路の焼灼を目的とした最も有効な治療法である．したがって心電図から Kent 束の場所を推定することは有用かつ重要な情報である．

　本例の心電図について，II 誘導に着目すると，PQ 間隔の短縮とデルタ波および QRS 幅の延長が認められ WPW 症候群と診断される．V_1, V_2 では高い R 波を有しており，上田らの分類（表 1）によると type A となる．type A は Kent 束が左房–左室間に存在することを意味する．

▶ 鑑別診断

V_1 の高い R 波を認める心電図は，
1) 右脚ブロック
2) 高位後壁梗塞
3) 右室肥大
4) 反時計回転

上記ではいずれも PQ 間隔の短縮やデルタ波を認めない．

表 1　上田らの分類

	V_1, V_2 波型	副伝導路
A 型	高い R 波	左心自由壁
B 型	rS 波	右室自由壁
C 型	QS あるいは QR 波	心室中隔

▶ 臨床指針

　PR 間隔短縮，QRS 間隔延長，デルタ波を示していた心電図が，自律神経作用により時に QRS 間隔の狭い正常心電図に変化することがある．これを間欠的 WPW 症候群と呼ぶ．また副伝導路の中には非発作時には WPW 型心電図を示さないが，発作時にのみ一方向性伝導（心室→心房）を呈するものがあり，潜在性 WPW 症候群といわれる．これらのタイプ診断は発作時の心電図を捉えることで確定する．

　頻拍発作に対してはアミサリン，ピルジカイニド，シベンゾリンなどの Na チャネル遮断薬の静注を行う．ジギタリスやベラパミルなど房室伝導のみを抑制する薬剤を使用すると副伝導路の伝導が促進される結果となり，QRS 間隔幅の広い頻拍発作（偽性心室頻拍）を誘発することがあるため使用は禁忌である．これらの薬剤では正常房室伝導が抑制することにより，Kent 束を介した偽性心室頻拍をさらに持続させることから血行動態が悪化し，偽性心室頻拍から真の心室頻拍や心室細動に移行する危険性がある．根治治療としてはカテーテルアブレーションが非常に有用である．

80 WPW症候群（type B）

37歳，男性

178　II．チェックリスト

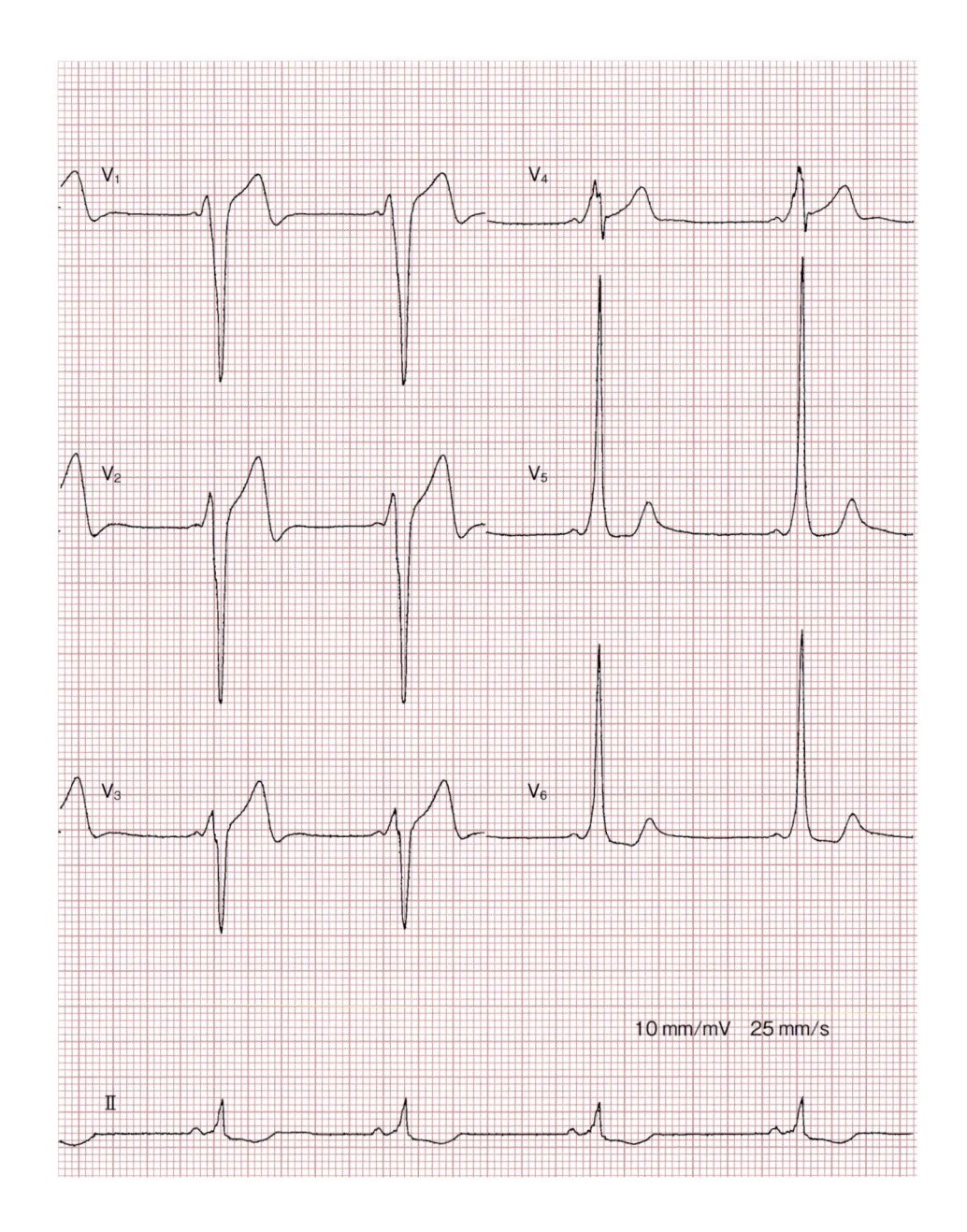

診断のポイント

1) PQ 間隔の短縮（0.12 秒以内）．
2) デルタ波の出現．
3) QRS 幅の延長．
4) V_1 の QRS が下向きで rS 型．

▶ 本例の診断

　本例の基本調律は洞調律である．II 誘導に着目すると，PQ 間隔の短縮とデルタ波および QRS 幅の延長が認められ，WPW 症候群と診断できる．V_1, V_2 は下向きで rS 波を有しており，上田らの分類では Type B となる．Type B とは Kent 束が右房−右室間に存在することを意味する．II，III，aV_F 誘導では陰性 T 波，V_5，V_6 誘導では ST 低下が認められるが，虚血性変化かどうかは不明である．WPW 症候群では心筋脱分極時間の遅延に伴う再分極時間の変化を生じるため，心電図のみで虚血の有無を判断することはできない．

▶ 鑑別診断

V_1 の QRS が下向きで rS 型心電図は，
・左脚ブロック
上記では PQ 間隔の短縮やデルタ波を認めない．

▶ 臨床指針

　Type A が全体の 50％程度，Type C が 25 〜 35％程度を占めるのに対して，Type B の発現頻度は最も少なく 10 〜 15％程度である．頻拍がなければ治療は必要ない．頻拍発作に対する治療は Type A と同様である．

81 WPW症候群（type C）

73歳，女性

10 mm/mV 25 mm/s

81. WPW症候群（type C）

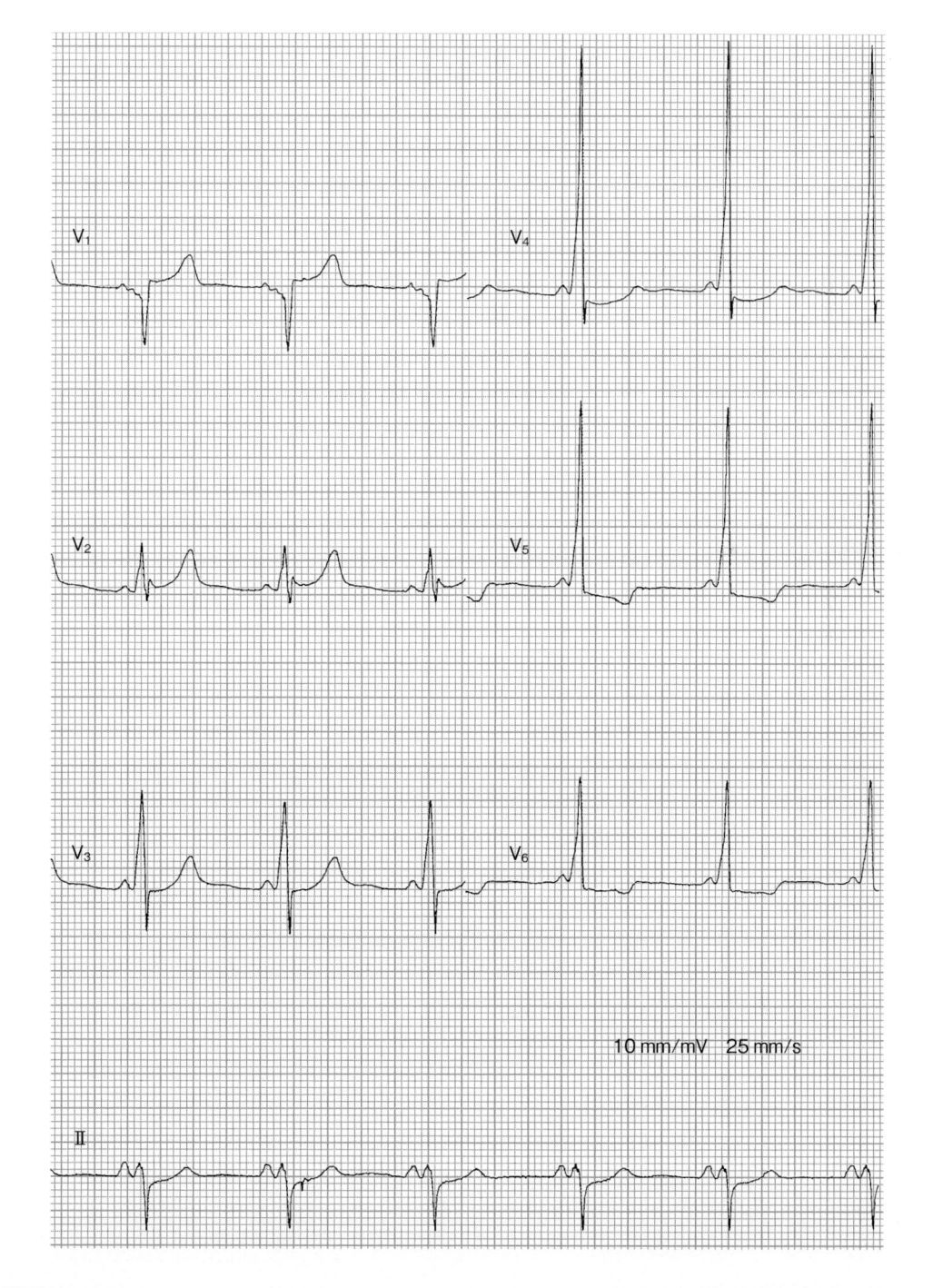

診断のポイント

1) PQ 間隔の短縮（0.12 秒以内）．
2) デルタ波の出現．
3) QRS 幅の延長．
4) V_1 の QRS が QS 型．

▶ 本例の診断

　本例の基本調律は洞調律である．Ⅰ誘導に着目すると，PQ 間隔の短縮とデルタ波および QRS 幅の延長が認められ，WPW 症候群と診断される．V_1, V_2 は QS 波を有しており，心室中隔に副伝導路を有する Type C である．なお心室中隔における Kent 束が左側寄りか右側寄りかについて心電図だけで診断することは難しい．電気生理学検査的な検索が必要である．なお，Ⅰ，aV_L, V_5, V_6 誘導では陰性 T 波，Ⅱ，Ⅲ，aV_F 誘導では ST 低下が認められるが，虚血性の変化を示すものであるかどうかはこの心電図のみでは不明である．

▶ 鑑別診断

V_1 の QRS が QS 型心電図は，
 1) 前壁中隔心筋梗塞
 2) 左脚ブロック
上記では PQ 間隔の短縮やデルタ波を認めない．

▶ 臨床指針

頻拍がなければ治療は必要ない．頻拍発作に対する治療は Type A と同様である．

82 LGL症候群

45歳, 女性

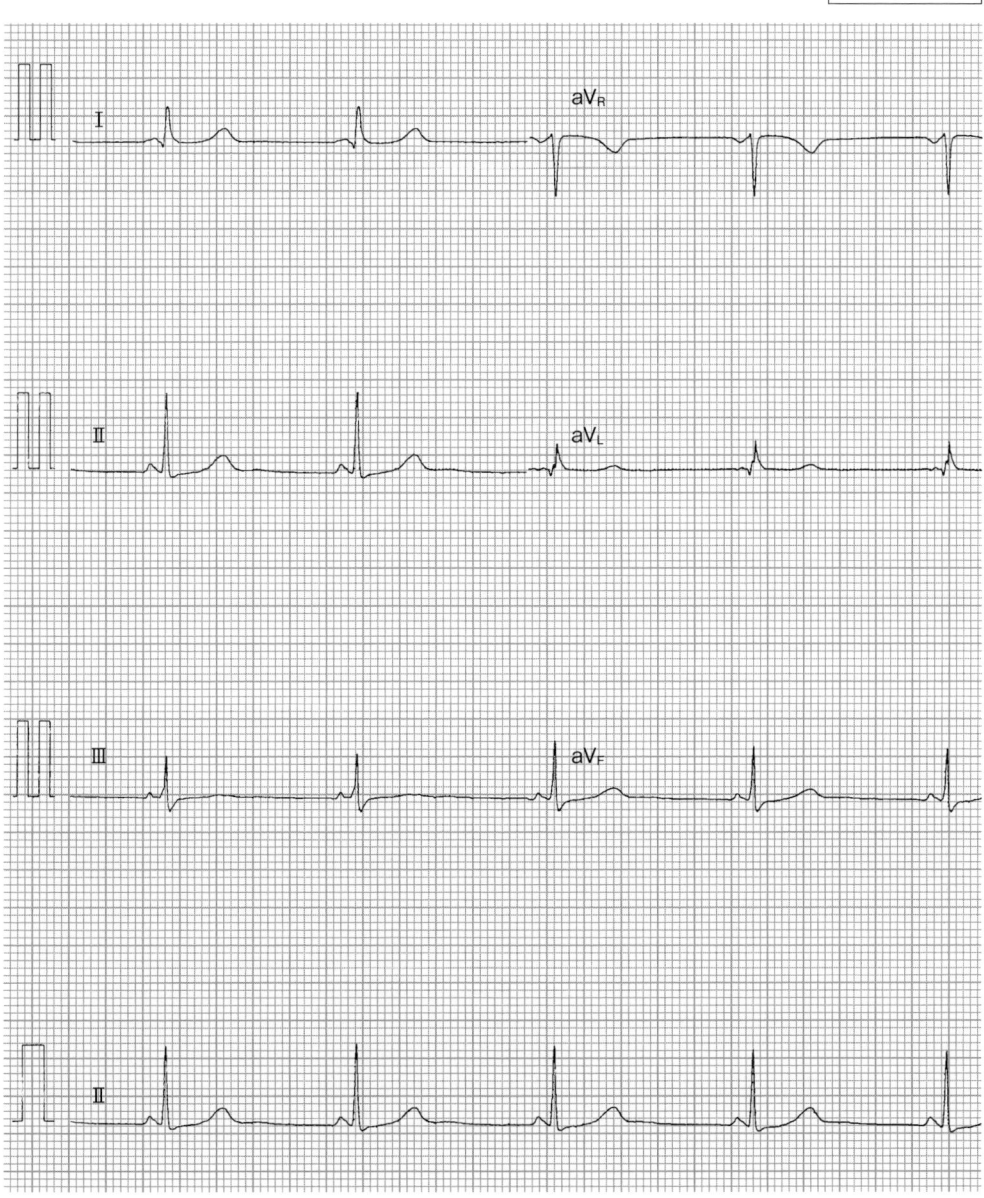

184 II. チェックリスト

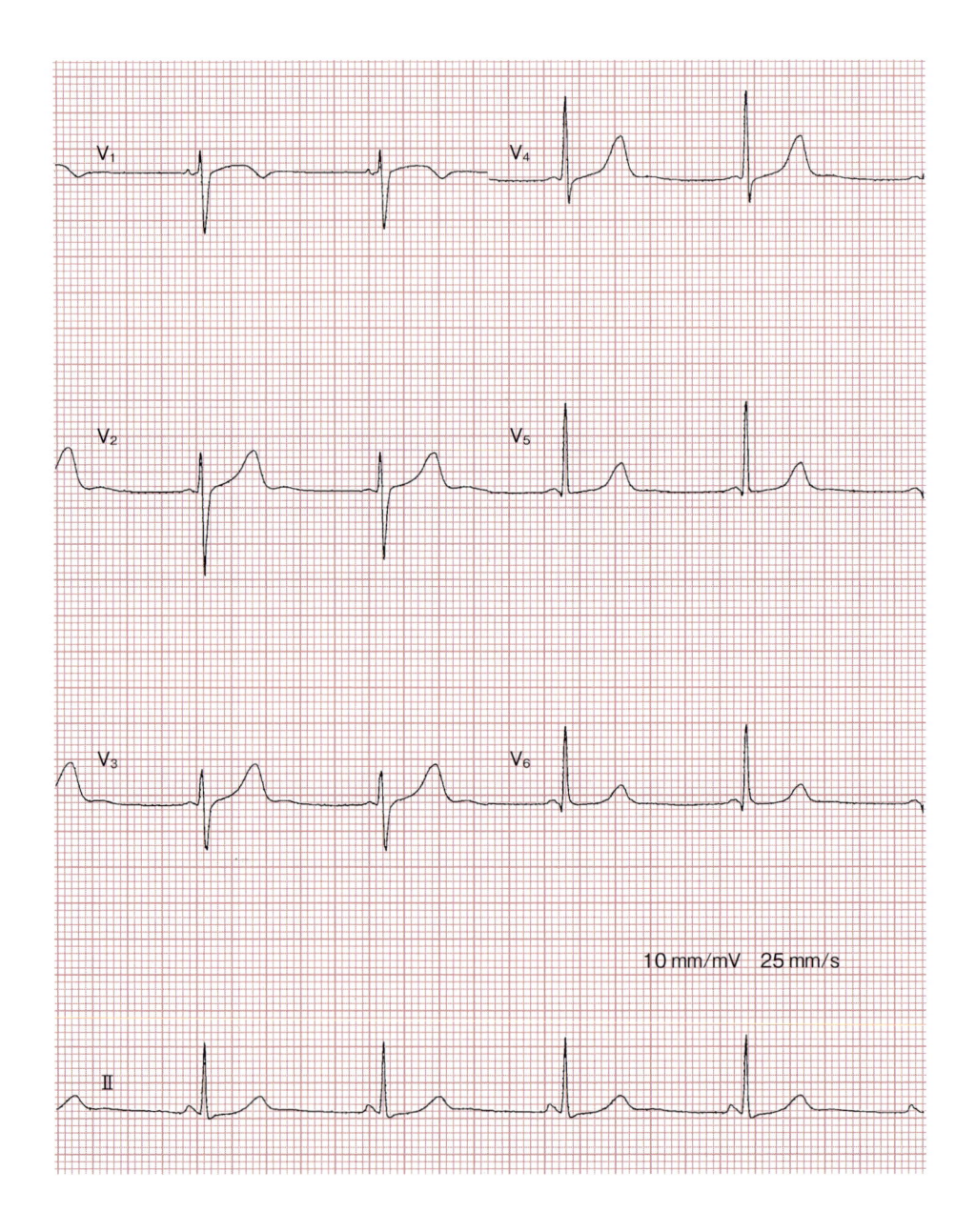

診断のポイント

1) P波は正常調律.
2) PR間隔の短縮.
3) QRS幅は正常.
4) 頻拍発作が出現する.

本例の診断

本例の基本調律は洞調律であり，P波に異常はない．Ⅱ誘導におけるPR間は0.09秒と短縮しているが，QRSの幅や形にも異常はない．

LGL症候群にはJames束と呼ばれる副伝導路が存在するため，房室結節経由の正常伝導路とあわせて2つの伝導経路が存在する．ただし，James束は房室結節下方あるいはHis束に連絡しているため，洞結節からの刺激は房室結節を通らずにバイパスを迂回しやすい．その結果，房室結節での伝導遅延を生じることなく興奮が早期に心室に伝わり，副伝導路を介したリエントリー性頻拍が発生しやすい．頻拍時はPQが短縮しQRS波形は狭い．安静時心電図においてもWPW症候群のようなデルタ波は存在しない．LGL症候群は突然の頻拍症発作を合併し，強い動悸を訴える．

鑑別診断

WPW症候群→デルタ波，QRS幅の拡大およびPQ短縮を認める．
房室接合部性調律→Ⅱ，Ⅲ，aV_FのP波が逆転する．

臨床指針

原則的に治療の必要性はないが，発作性上室性頻拍を合併する場合はWPWに準じて治療を行う．

83 先天性QT延長症候群

58歳，女性

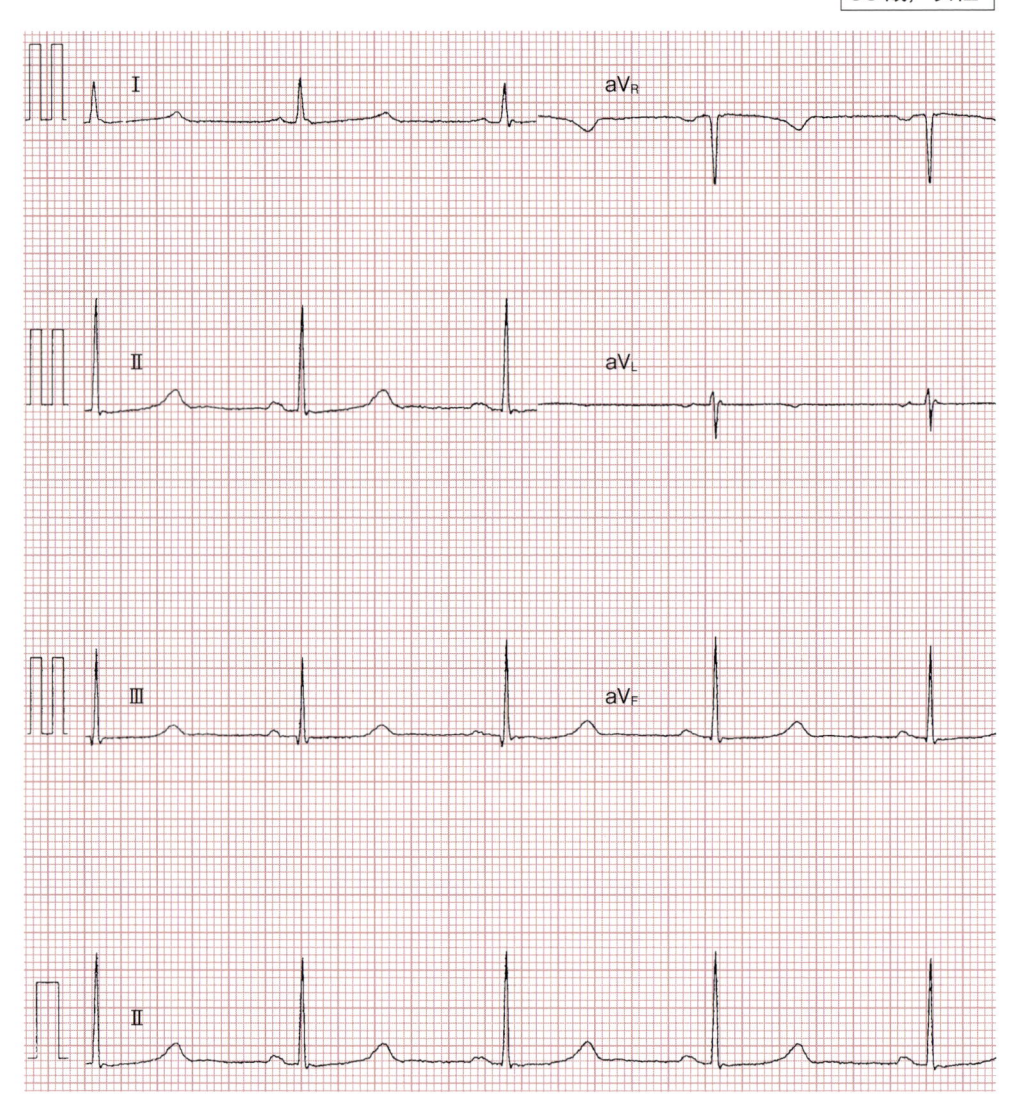

診断のポイント

1) QT間隔の著明な延長を認める（QTc＞0.44秒）．
2) 延長したQT間隔は変動し，T波の形態は変形する．
3) 心室細動，心室頻拍により失神，突然死をきたすことがある．
4) 2次性のQT延長をきたす器質的心疾患や薬剤の服用が認められない．
5) 家族歴で同様の心電図を有する症例がいる．

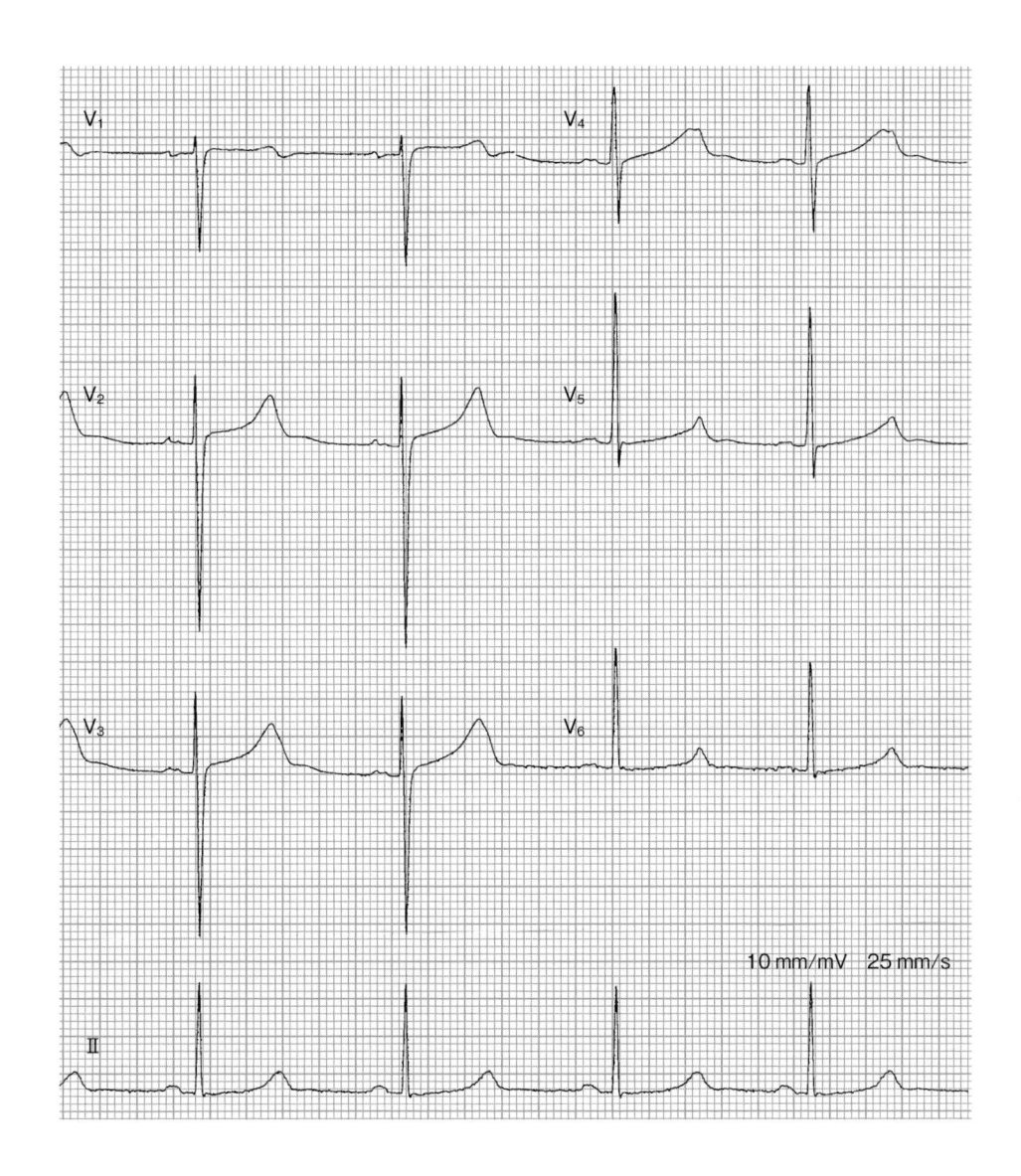

▶ 本例の診断

　基本調律は洞調律．QT 間隔は 560〜720 msec と著明な延長を呈する（QTc 534〜687 msec）．患者の年齢は 58 歳であるが，今まで心電図異常を指摘されたことはない．2 次性の QT 延長をきたすような器質的心疾患や薬剤服用歴は存在しない．突然死の家族歴が認められることから本例は先天性 QT 延長症候群と診断された．

　先天性 QT 延長症候群は遺伝様式と聾唖の有無により以下のごとく分類される．
 1）Romano-Ward 症候群（常染色体優性遺伝）
 2）Jervell and Lange-Nielsen 症候群（常染色体劣性遺伝）→先天性聾唖を伴う．

3）孤立性

　本例では聾唖は認められず，家族歴を有することからRomano–Ward症候群と考えられる．現在遺伝子異常の有無につき検索中である．

▶ 鑑別診断

　1）2次性QT延長

　薬剤（抗不整脈薬，マクロライド系抗生剤，抗ヒスタミン剤，三環系抗うつ薬，フェノチアジン系向精神薬），電解質異常（低K血症，低Ca血症，低Mg血症），中枢神経系障害，心筋炎など．

　2）洞不全症候群や完全房室ブロックなど徐脈に伴う生理的なQT延長

▶ 臨床指針

　先天性QT延長症候群は心筋細胞膜上でイオン電流を調整するK，Naイオンチャネルなどの遺伝子異常により起こるチャネル病で，原因遺伝子によりLQT1–LQT10に分類される．そのほとんどはLQT1–LQT3であるが，LQT1は外向きK電流のなかでキネティックスの遅いI_{Ks}というチャネルの機能不全によって起こる．LQT2はキネティックスの速いI_{Kr}というチャネルの機能不全である．一方，LQT3はKチャネルではなく，Naチャネルの不活化が遅れるためにNa電流が流入し続けた結果QTが延長する．心室性不整脈の誘因としてLQT1は主に運動や情動に関係した誘因が90％以上を占める．LQT2は電話のベルや目覚まし時計のアラームなどの聴覚刺激が誘因となる．LQT3は安静時や睡眠時に発生することが多い．LQT1では運動や情動に関連した交感神経緊張により，β受容体を介した内向きCa電流が増加する．このとき健常人ではI_{Ks}も同時に増加し活動電位を短縮させる方向に働くが，LQT1ではI_{Ks}は増加することなく内向きCa電流のみ増加する．その結果，活動電位が延長し，不応期のばらつきや早期後脱分極が生じて心室頻拍の発生をきたす．よってβ遮断薬がきわめて有効な治療法となるが，時にKチャネル開口薬やCaチャネル遮断薬などが効果的なこともある．LQT2はI_{Kr}チャネルが関与する病態であるが，通常I_{Kr}はI_{Ks}とは反対に通常心拍や徐脈時に活動電位を短縮させる．LQT2では外向きのI_{Kr}が抑制されているため活動電位は延長し，不応期のばらつきが増大する．治療はβ遮断薬，Kチャネル開口薬，Naチャネル遮断薬，Caチャネル遮断薬のいずれを選択しても比較的有効である．I_{Kr}の抑制が助長されないように低K血症を補正することも重要である．一方，LQT3に対してはQT延長が徐脈依存性を示すためβ遮断薬は逆に病態を悪化させることがある．それゆえNaチャンネル遮断薬が第一選択となる．このように先天性QT延長症候群では遺伝子型に応じた内服薬を的確に選択する必要があるとともに生活指導が重要なカギとなる．LQT1およびLQT2に関してはきびしい運動制限を加えなければいけないし，また情動的な感情をコントロールするように指導する必要がある．LQT3においては運動制限の必要はない．

　内科的治療に抵抗性のQT延長症候群に対しては植込み型ペースメーカや植込み型除細動器が選択される．また外科的治療として，左星状神経節（左第1～第4交感神経節）切除が有効な場合がある．表1にLQT1, LQT2, LQT3の心電図におけるQTの特徴を示す．

表1　LQT1-LQT3の心電図上の特徴

	QTの特徴
LQT1	大きく幅広いT波（prolonged T wave duration）
LQT2	平低化したT波やノッチを伴うT波（small or notched T wave）
LQT3	T波の始まりが遅れて（ST部が長い）出現する（delayed onset of T wave）

(Chiang CE, Roden DM. The long QT syndromes : genetic basis and clinical implications. J Am Coll Cardiol. 2000 ; 36 : 1-12)

84 （陰性T波を伴う）後天性QT延長症候群

75歳，女性

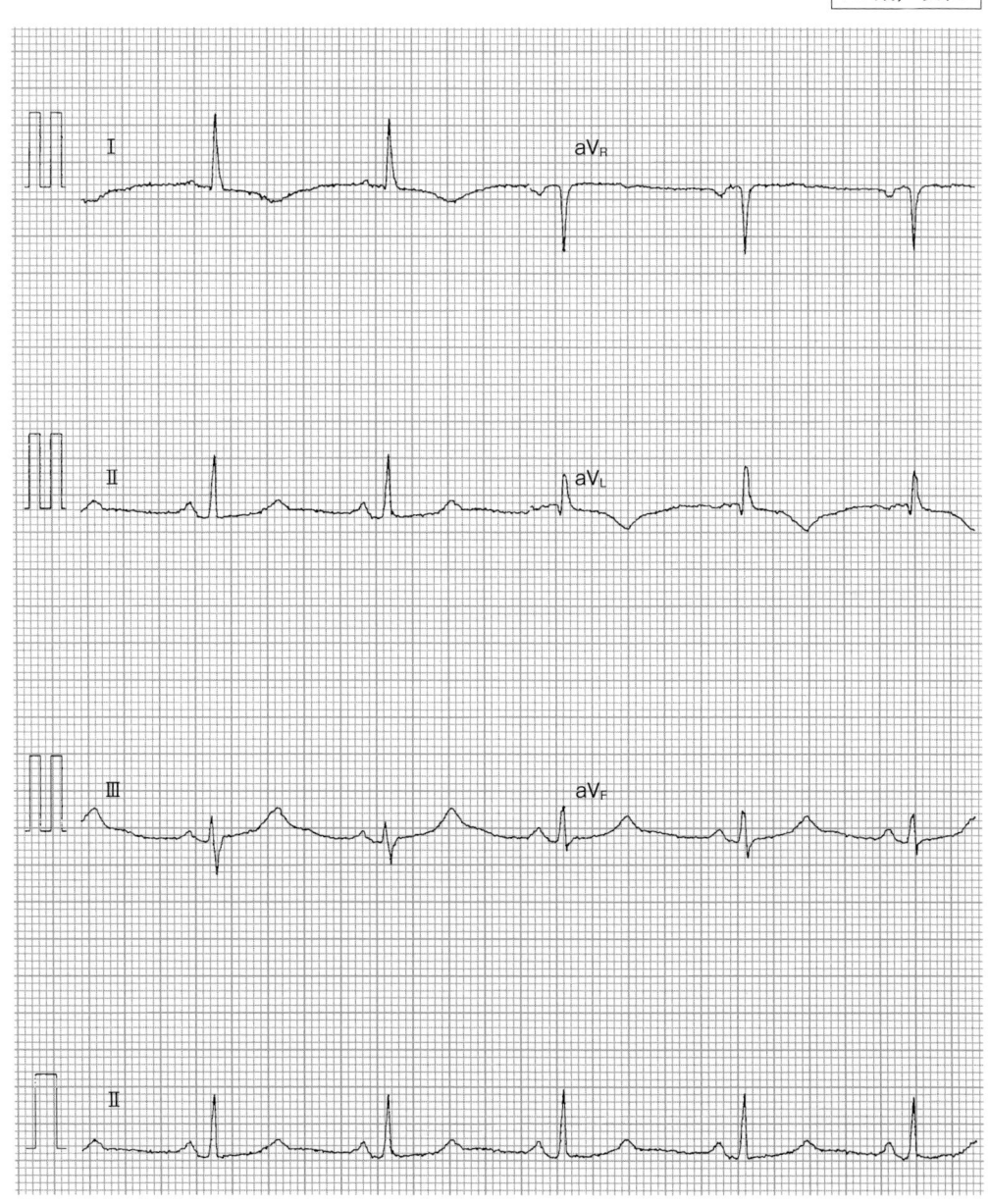

10 mm/mV   25 mm/s

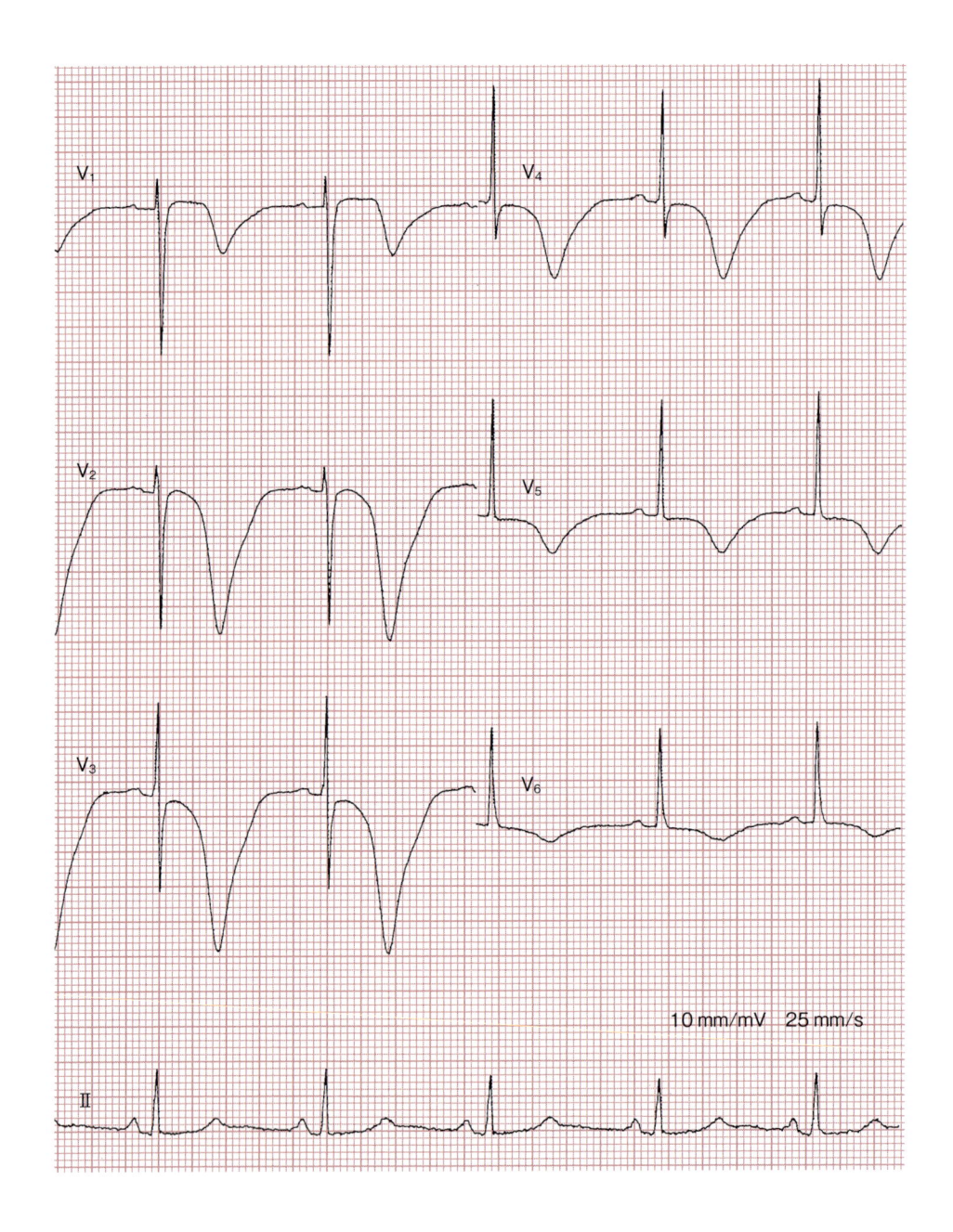

診断のポイント

1) QT 間隔の著明な延長を認める．
2) 延長した QT 間隔，T 波の形態は変動あるいは変形する．
3) 心室細動，心室頻拍により失神や突然死をきたすことがある．
4) 先天性 QT 延長症候群が否定されている．

▶ 本例の診断

本症例は亜急性心筋梗塞の症例である．基本調律は洞調律であり，Ⅰ，aV_L 誘導の陰性 T 波，および V_{1-6} 胸部誘導において深い陰性 T 波を認める．QT 間隔は 680〜720 msec と著明な延長を呈する（QTc 690〜730 msec）．このような多誘導広範囲にわたる巨大陰性 T 波は左冠動脈主幹部狭窄あるいは多枝病変を示唆する所見であり，きわめて緊急性が高いことを認識しなければいけない．本例の緊急冠動脈造影では，右冠動脈 #2-90％，左前下行枝 #6-90％，左回旋枝 #12-90％，#13-90％と 3 枝にわたる高度狭窄病変が認められ，ただちに冠動脈バイパス術の適応となった．

▶ 鑑別診断

陰性 T 波をきたす疾患
1) 肥大型心筋症
2) 急性心筋梗塞
3) 脳血管障害
4) 急性肺性心
5) カテコールアミン心筋症

▶ 臨床指針

症例では急性冠症候群を紹介したが，2 次性 QT 延長を呈する原因として最たるものは薬剤性である．QT 延長の機序は，多くの場合 I_{Kr} が抑制されることより生じる．一般に女性は男性に比較して QT が長く，薬剤の影響による QT 延長も生じやすい．しかし同じ薬剤を用いても一様に QT 延長をきたすことはなく，さらに同一個人においても毎回 QT 延長を呈するわけではない．これは薬剤に対する個体差や体内環境に加え，自律神経変動が深く関与している可能性が考えられる．

2 次性 QT 延長症候群では徐脈により QT 延長が助長され，R on T を契機として torsades de pointes を生じることが多い．しかし，先天性 QT 延長症候群のように運動やストレスなど交感神経刺激が誘因となることはまれである．治療は QT 延長をきたす原因の除去（胃洗浄，下剤投与，透析など），硫酸マグネシウムの静注，電解質補正を行う．β 刺激薬（イソプロテレノール点滴静注）による QT 短縮は即効性が期待できる．QT が短縮するまでのあいだ，体外式ペースメーカによる高頻度ペーシングで R on T のきっかけとなる補充収縮の陥入を防ぐ．

85 Brugada症候群（coved型）

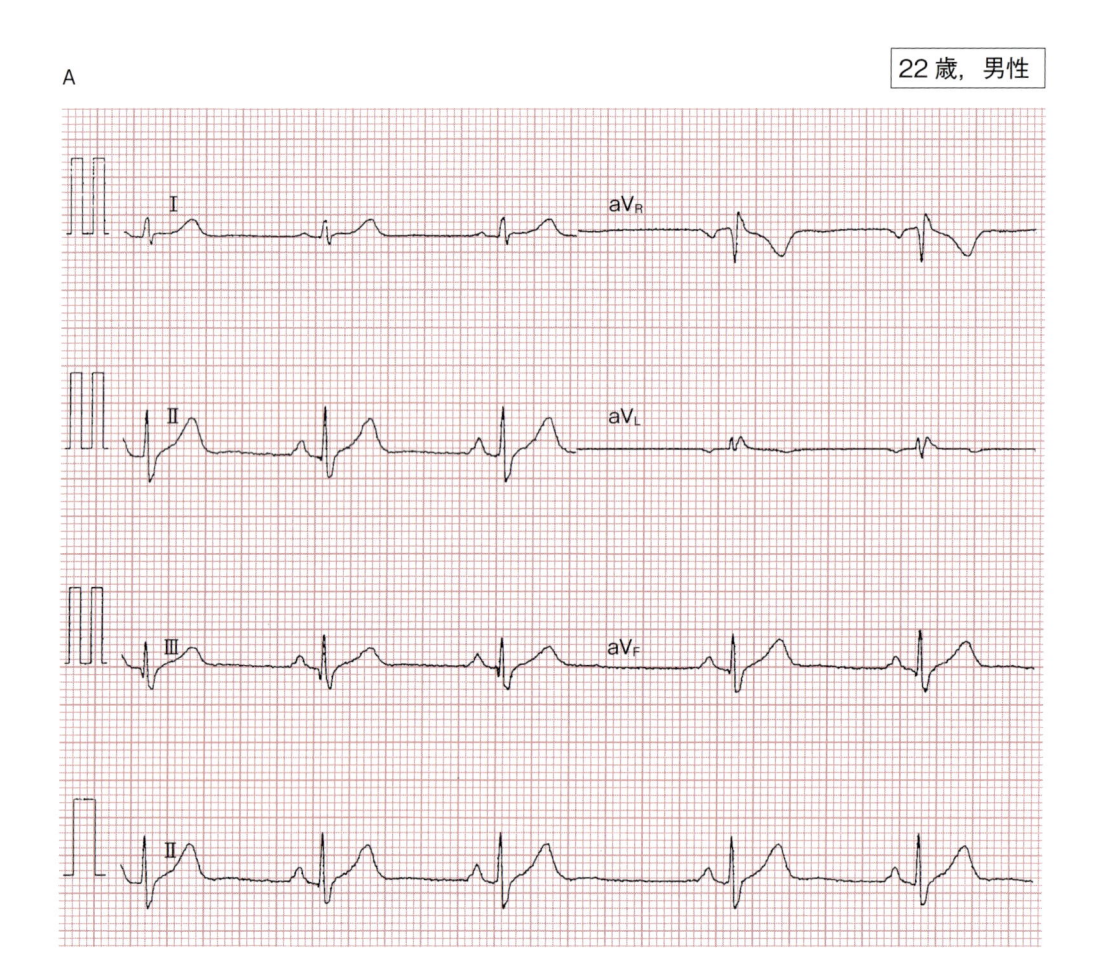

A 22歳，男性

診断のポイント

1) 右脚ブロック様波形.
2) 右側胸部導（V$_{1-3}$誘導）でcoved（弓型）のST上昇を呈する.
3) 陰性T波を伴う.
4) J波の高さ2mm以上.

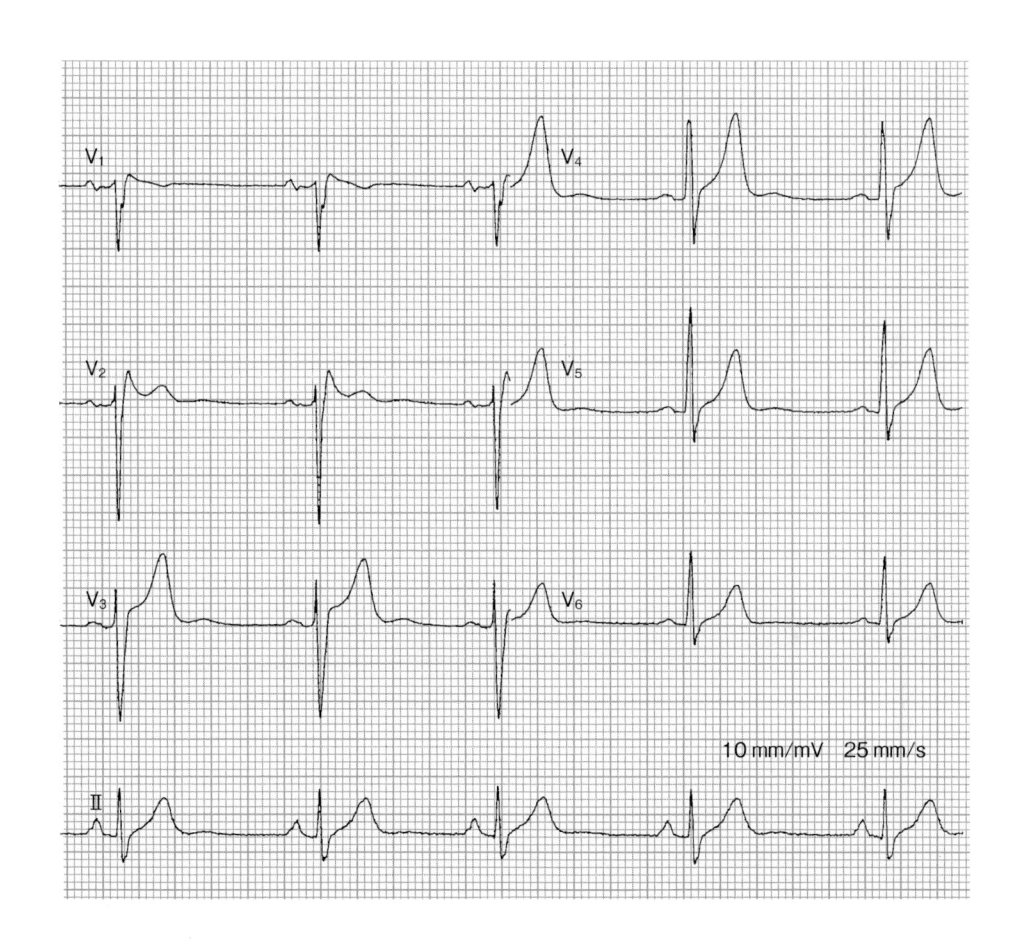

▶ 本例の診断

　洞調律，正常軸．右側胸部導（V_{1-2}誘導）で右脚ブロック＋ST上昇を呈する（図A）．V_2誘導のST変化は coved 型か saddle back 型か不明瞭である．そこで胸部誘導を1肋間上方に移動し第3肋間心電図を施行すると，V_{1-2}誘導においては coved 型，V_3誘導においては saddle back 型が明瞭に描出された（図B）．なお，いずれの心電図においても aV_R と V_1 誘導は互いに酷似した波形が観察されている．Brugada 症候群の不整脈基質は右室流出路に存在することから，aV_R および通常よりも高位肋間での心電図記録は基質に由来した心電図異常が反映されやすい．

B

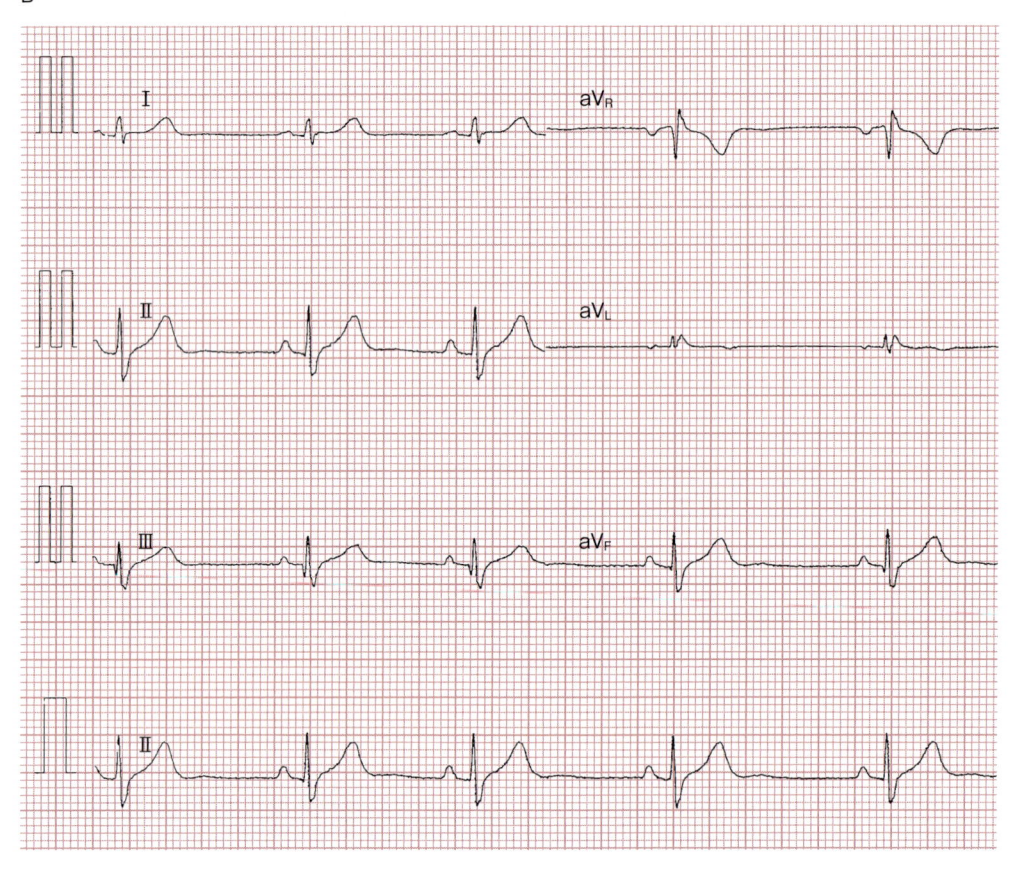

▶ 鑑別診断

1）急性心筋梗塞
2）異型狭心症
3）通常の右脚ブロック波形

▶ 臨床指針

1）欧米の consensus report では coved 型（Type1）のみを Brugada 型心電図とする．saddle back 型心電図において，Na チャネル遮断薬負荷により誘発された coved 型変化も Brugada 型心電図に含む．

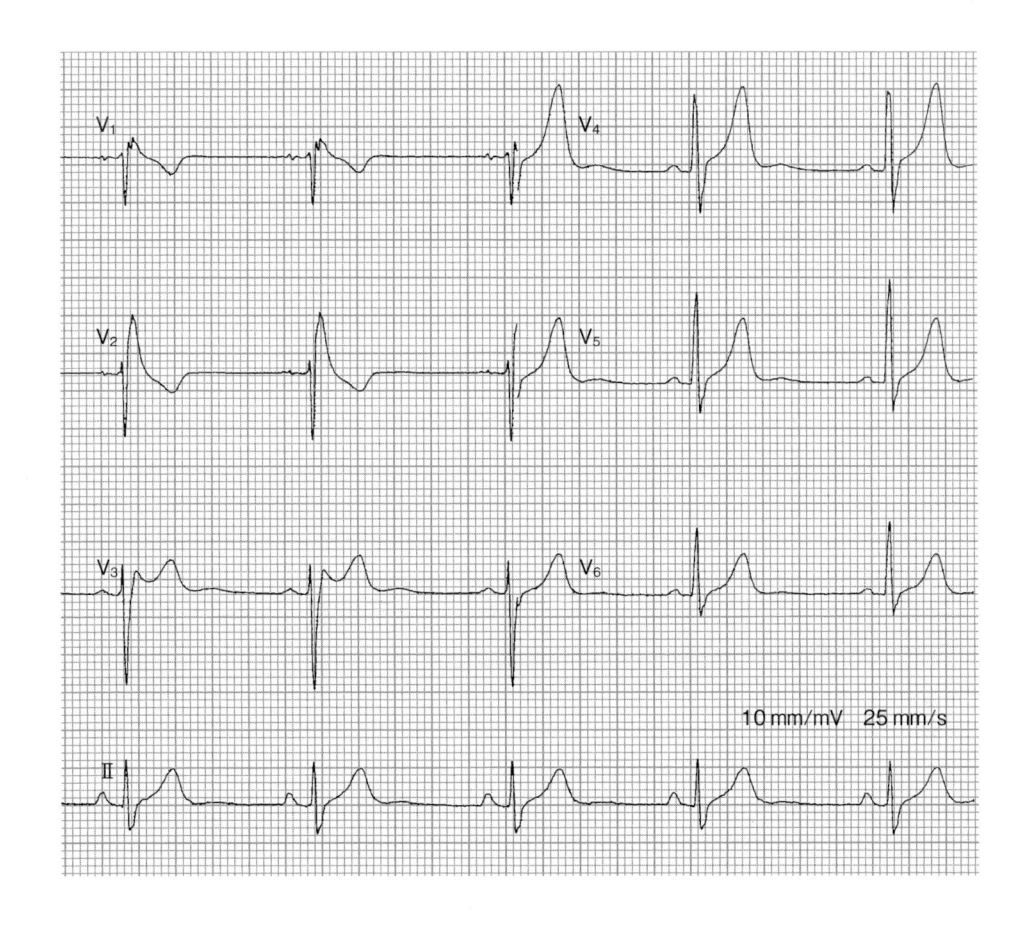

2）通常の胸部誘導心電図で明らかな coved 型が認められない場合でも，1 ないし 2 肋間上方に胸部誘導をずらすことで，明瞭な coved 型が出現することがある．

3）日内変動，日差変動を有する．Coved 型出現には自律神経活動との深い関連性があり，たとえば満腹量に達するほどの十分な食事摂取，あるいは夜間睡眠時の心電図記録を行うことで初めて coved 型を捉えることが可能な場合がある．したがって，頻回心電図検査，あるいは Holter 心電図による連続心電図検査が重要である．

4）Brugada 型心電図が認められた場合，失神の有無と突然死の家族歴について聴取する．

5）QT 間隔：陰性 T 波に伴う場合は延長する．一方，coved 型で ST 上昇が顕著になると陰性 T 波は浅くなり QT 間隔は短縮する．

6）突然死予防に唯一の有効な治療法は植込み型除細動器である．心停止・蘇生例あるいは自然停止する心室細動・多形性心室頻拍が確認されている症例では絶対的適応がある．

86 Brugada症候群（saddle back型）

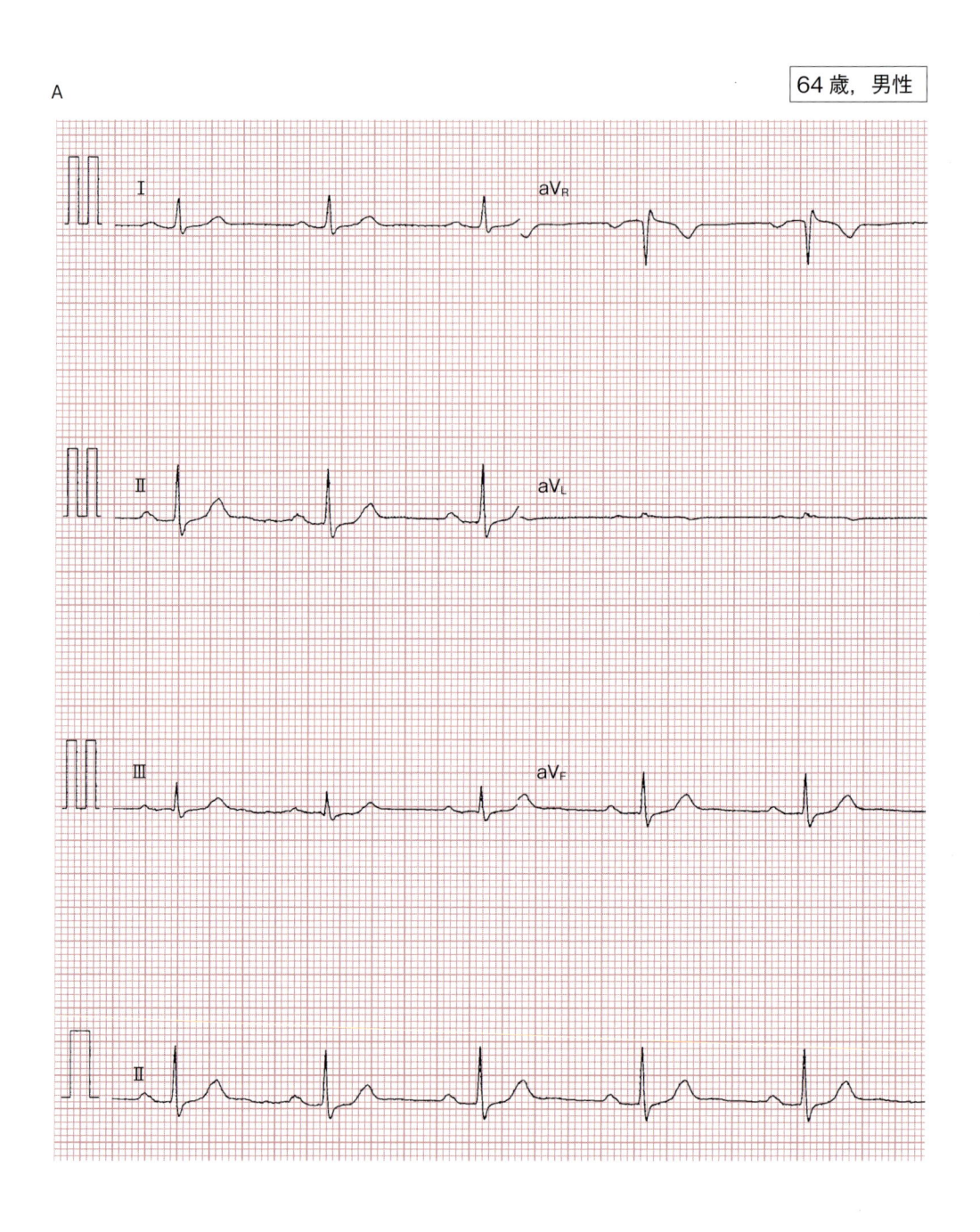

A

64歳，男性

診断のポイント

1) 右脚ブロック様波形．
2) 右側胸部導（V$_{1-3}$ 誘導）で saddle back type（馬鞍型）の ST 上昇を呈する．
3) 陽性 T 波を伴う．
4) J 波の高さ 2 mm 以上．

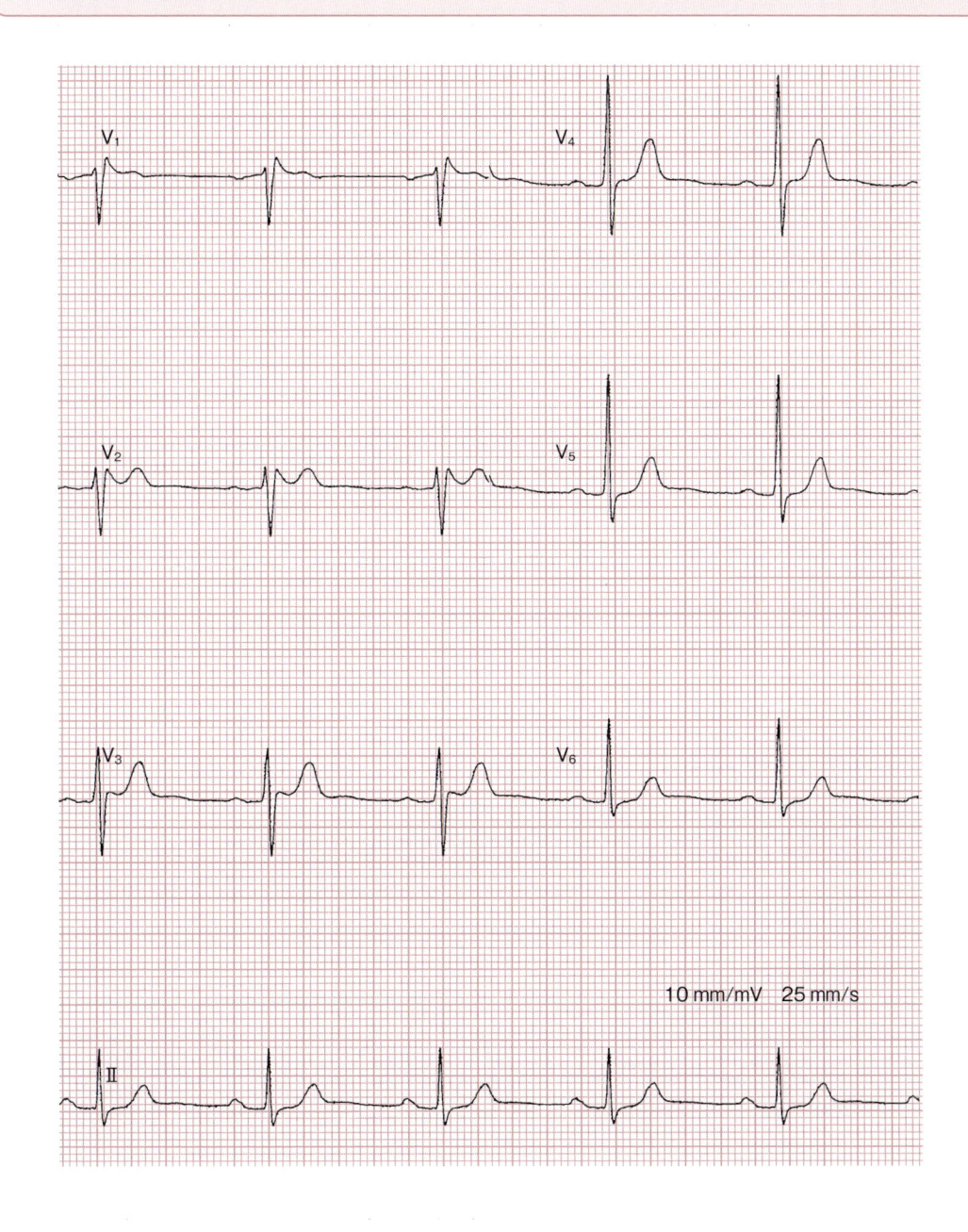

▶ 本例の診断

洞調律，正常軸．右側胸部導（V_{1-2}誘導）で右脚ブロック＋ST上昇を呈する（図A）．V_2誘導のJ点で3mm以上のST上昇を有し，ST部分は2.5mmでT波は2相性ゆえtype 2と診断される．Naチャネル遮断薬の負荷を行うと，5分後にはV_{1-2}誘導の著明なST上昇を示し，20分後には典型的なcoved typeに変化した（図B）．

日本循環器学会ではBrugada心電図のタイプ分類を以下の基準に準じている．

	特徴
Type 1	J点で2mm以上のST上昇を有し，ST部分は徐々に下降しT波が陰性のもの．
Type 2	J点で2mm以上のST上昇を有し，ST部分は1mm以上でT波が陽性もしくは2相性のもの．
Type 3	J点で2mm以上のST上昇を有し，ST部分は1mm未満でT波が陽性のもの．

〔QT延長症候群（先天性・2次性）とBrugada症候群の診療に関するガイドライン（班長：大江　透）．Circ J. 2007；71（Suppl VI）〕．

▶ 鑑別診断

1）通常の右脚ブロック波形
2）早期再分極波形

▶ 臨床指針

原因不明の失神例で，心電図がsaddle back型である場合は薬物負荷によりcoved型への変化の有無を確認する．Saddle back型に伴うQT間隔は通常は正常範囲内である．典型的な心電図所見を示すにもかかわらず，なんら不整脈を発症しないものを無症候性Brugada型心電図と呼ぶ．Naチャネル遮断薬投与によりtype 1のcoved型へ変化すればtype 1と同様に取り扱うとし，type 3がtype 2になったのみでは診断は確定できないとする．ただし，ST上昇は日内変動や日差変動を有する．薬剤を用いない自然の状態でsaddle back型からcoved型へ変化することも少なくない．

最近では，突然死のリスク層別化として，心室内遅延電位，再分極指標であるT波バリアビリティ，T波オルタナンス，心拍変動解析などが同時に記録可能な高時間分解能Holter心電図が注目されている．単回心電図検査と異なり，心室細動の起こりやすい夜間時間帯を含めた連続24時間記録が可能な点でその有用性は高い．

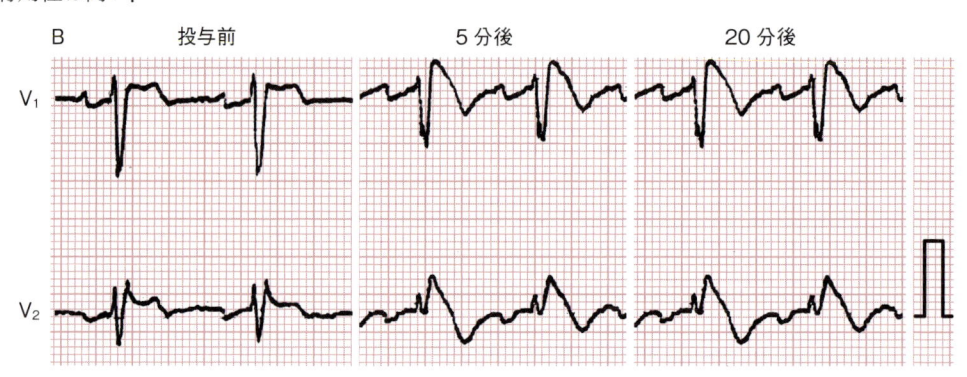

87 J波

17歳，女性

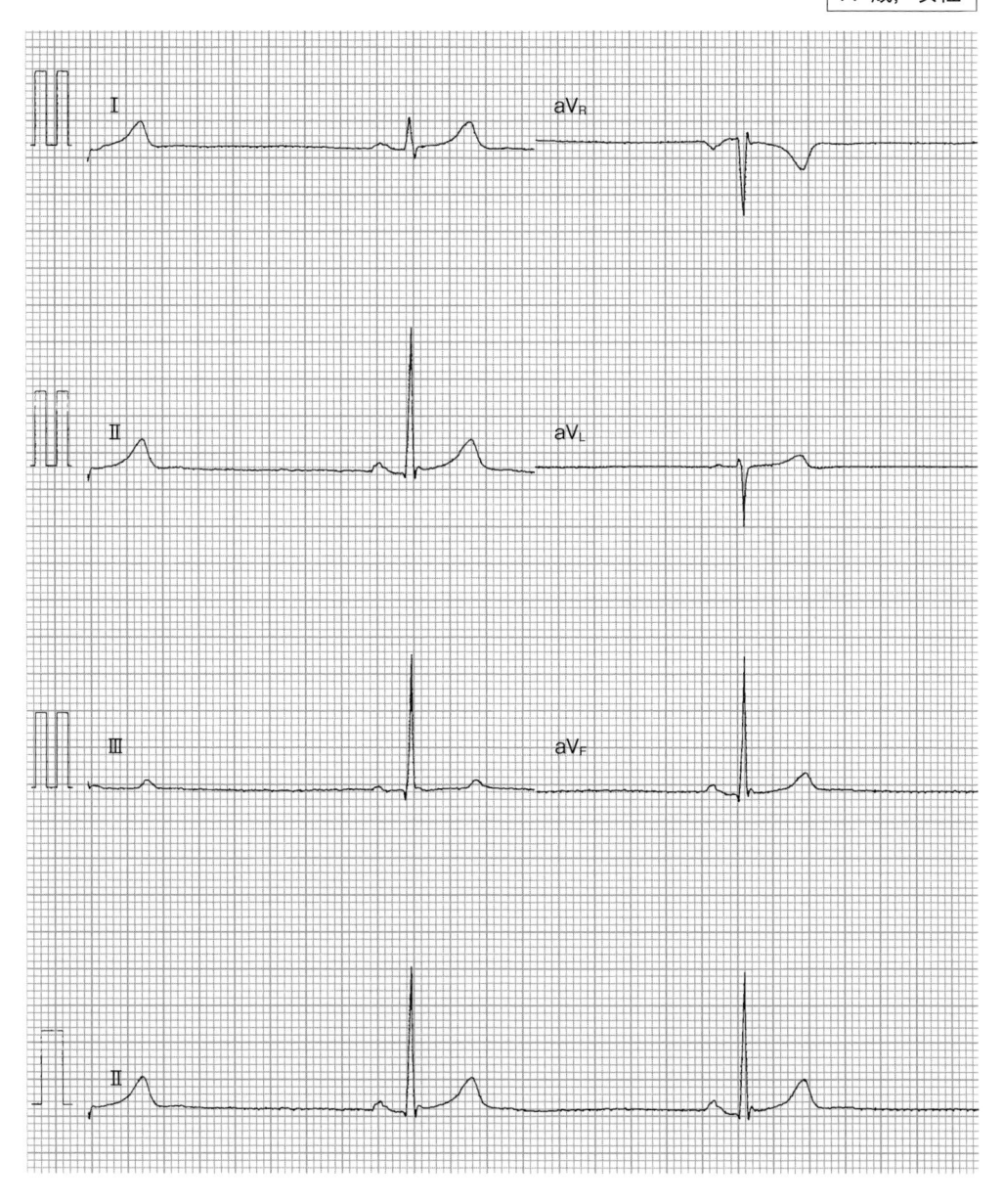

200　II. チェックリスト

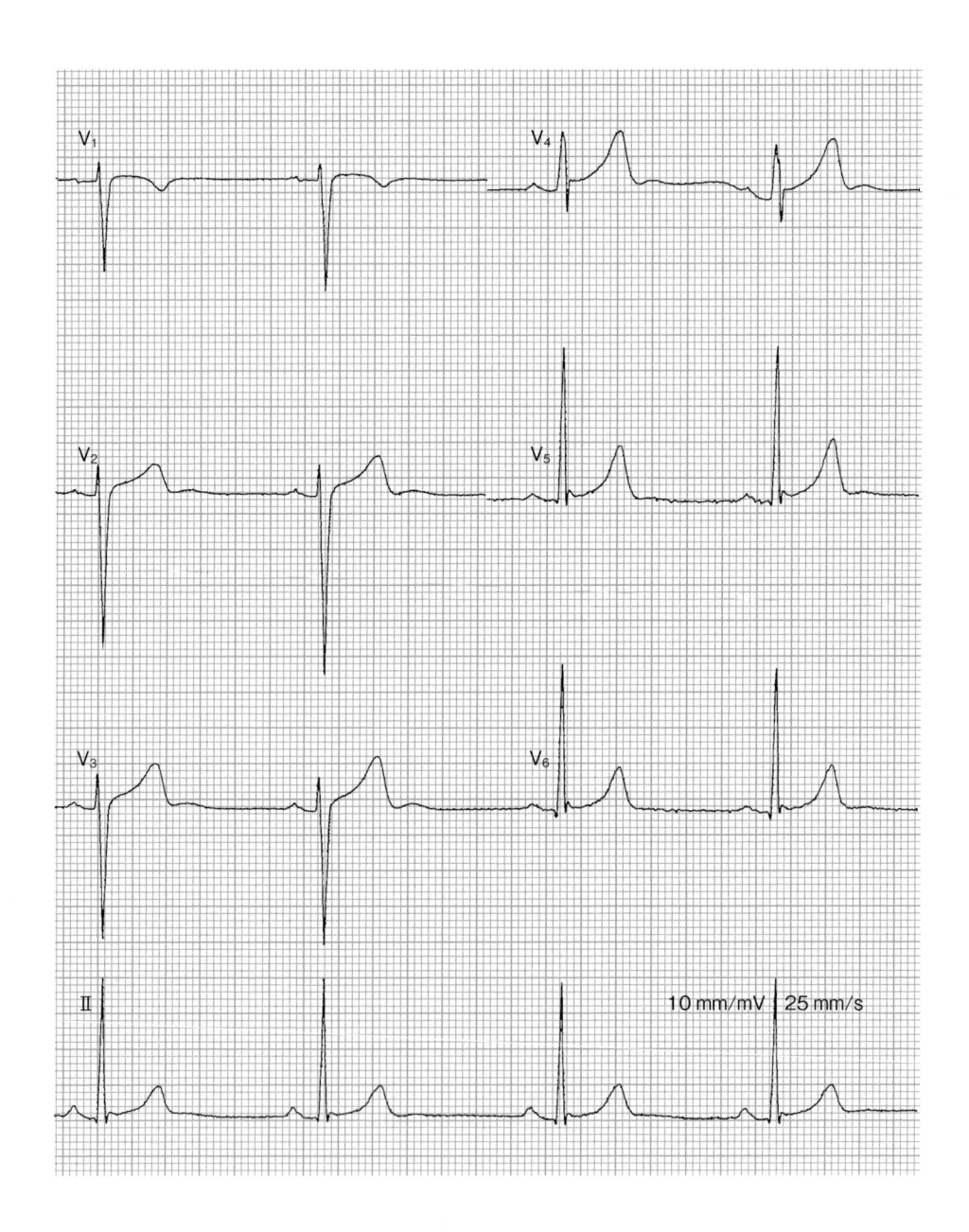

> **診断のポイント**
> 1）QRS の終末電位．
> 2）特発性心室細動と考えられる症例で Brugada 型心電図を右側胸部誘導で認めない場合，J wave syndrome と診断される．

本例の診断

　本例は失神を主訴として来院された症例である．突然死の家族歴はない．Ⅱ，Ⅲ，aV_F，V_5，V_6 誘導における QRS の終末部に小さく鈍なノッチ（J 波）を認める．器質的心疾患の所見は認められず，Na チャネル遮断薬負荷試験による Brugada 心電図の所見も認められなかったため，現時点では特発性心室細動の可能性を念頭に経過観察されている．

　J 波は元来，低体温に特徴的な QRS 波終末部の鈍い陽性波として古くから知られていた．しかしその意義について深く議論がなされることは少なく，病態に関与する重要な所見としてとらえられることはなかった．ところが Brugada 症候群の発見とともに J 波の概念が注目され，J 波を呈する心電図に対して注意深く鑑別をすすめる必要性が出てきた．また 2008 年に早期再分極に関連した突然死（N Engl J Med）について報告されて以来，早期再分極異常に対する特発性心室細動の鑑別が最も重要な概念となった．J 波には Osborn 波という呼称も存在するが，Osborn 波は低体温症で用いられることが一般的である．これらの疾患における J 波は Brugada 症候群とは異なり，V_{1-3} 誘導よりも $V_4 \sim V_6$ 誘導で観察されることが多い．

鑑別診断

・脚ブロック

臨床指針

　J 波が認められても心室細動の既往や家族歴などがなければ経過観察となる．J 波の出現は，低体温以外に脳血管障害（くも膜下出血）や脳幹損傷，心肺蘇生後などでも認められる．まず心室細動に起因する心停止以外の疾患を除外し，さらには Brugada 症候群と特発性心室細動の鑑別を進める．致死性不整脈を合併する場合は植込み型除細動器の適応となる．

＜早期再分極症候群の定義＞

　心電図上の QRS 波のスラーまたはノッチとして現れる（J 波）．下壁または側壁誘導の QRS-ST 接合部がベースラインから 0.1 mV 以上上昇する．広範な誘導での下に凸の ST 上昇が特徴的で，R 波および T 波の増高を伴う．副交感神経緊張と関連しているため徐脈傾向を有し，典型的な所見は副交感神経優位時に発現する．一方，運動負荷や交感刺激により J 波や ST 上昇は消失しやすい．

88　労作性狭心症

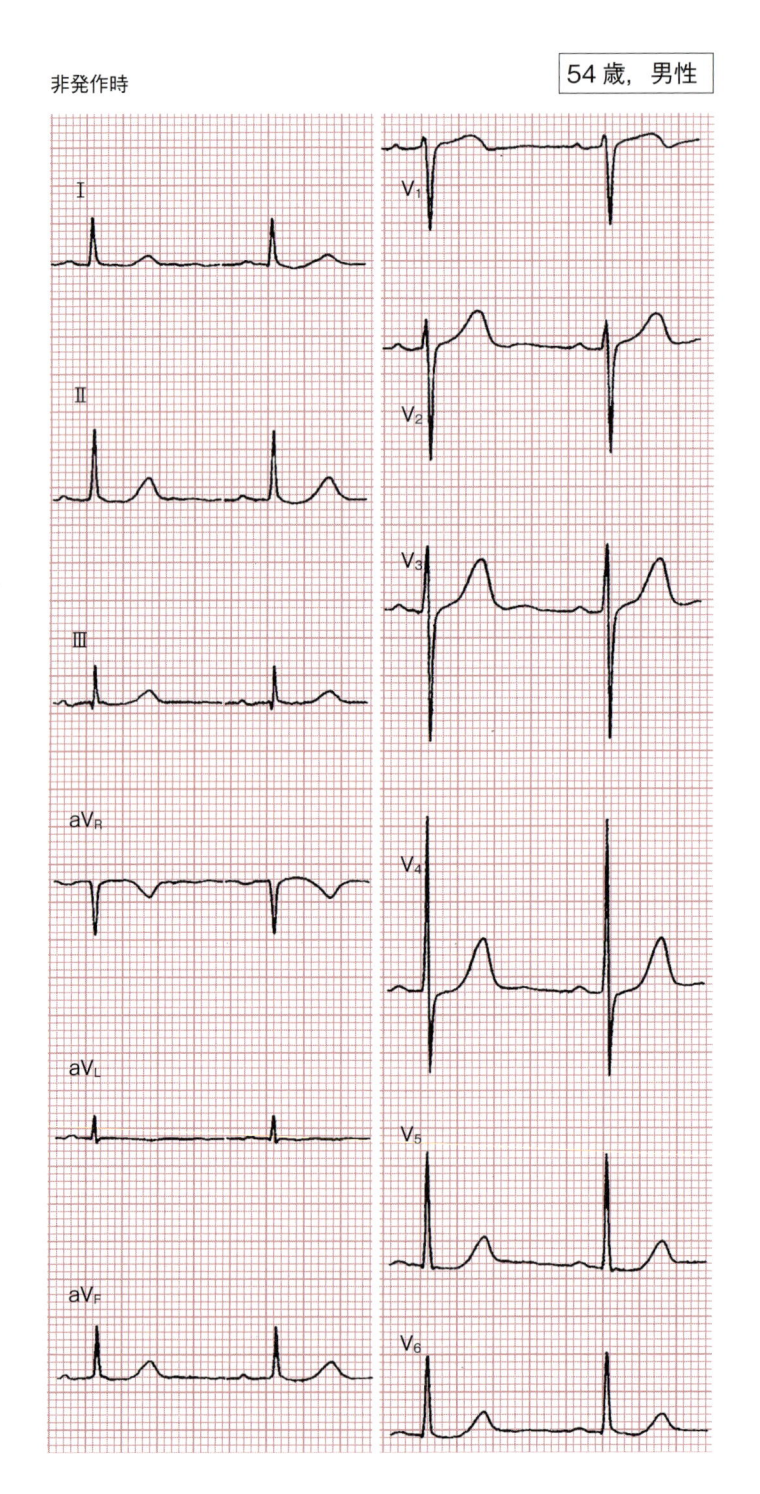

非発作時

54歳, 男性

202　II. チェックリスト

発作時（胸痛出現時）

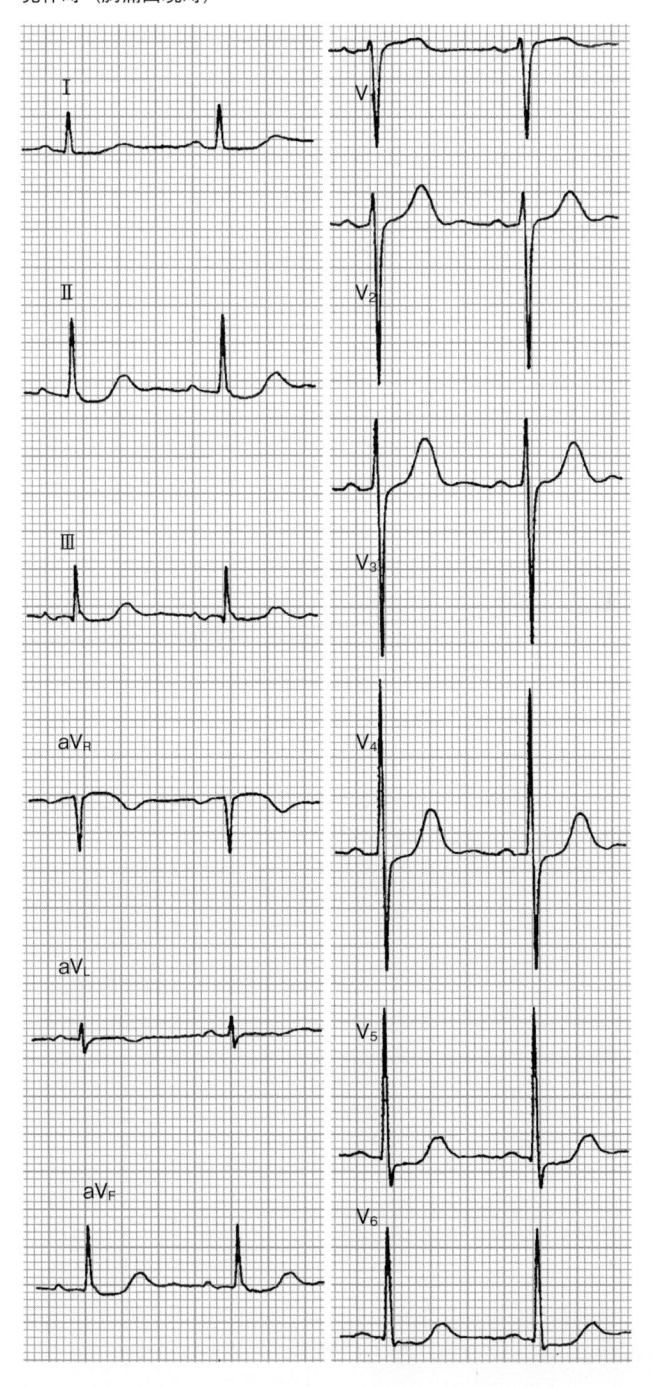

診断のポイント

1) 非発作時と発作時の心電図を比較することにより診断する．非発作時の心電図には異常はみられない．
2) 発作時には V_4, V_5, V_6 を中心に水平型ないしは下降型の ST 低下が出現する．
3) ST 低下はしばしば II，III，aV_F にもみられる．
4) 発作時には陰性 U 波がみられることがある．
5) 発作時には R 波の増高や左房負荷（V_1 の陰性 P の増大）の所見がみられることがある．
6) 胸痛の消失に伴い ST 低下はすみやかに，長くても 30 分以内に消退する．

▶ 本例の診断

非発作時の心電図には異常はみられない．発作時には V_5, V_6 で 1 mm の水平型の ST 低下がみられ，II，III，aV_F にも軽度の水平型 ST 低下が生じている．R 波の増高もみられるが，左房負荷と陰性 U 波はみられない．

本例のような 1 mm 程度の ST 低下でも非発作時と比較して ST-T の変化が明らかであれば狭心症と診断してよい．

▶ 鑑別診断

ST 低下をきたすものが鑑別の対象となる．

1) 非 Q 波心筋梗塞→胸痛とともに ST 低下や陰性 T 波が出現する．狭心症より胸痛や心電図変化の持続時間が長い．発症早期では心電図での鑑別は困難である．
2) 左室肥大→左室ストレインパターンとしての V_5, V_6 で持続的な ST 低下，陰性 T 波，R 波増高がみられる．発作の有無にかかわらず常時出現している．
3) Ta 波→運動などによる頻脈時には Ta 波の増大により上向き（接合部型，junctional 型）の ST 低下がみられる．脈が遅くなるにしたがい消退する．
4) 頻拍後の ST-T 変化 (post-tachycardia T wave change)→頻拍症やペーシングによる頻拍後には cardiac memory に起因する ST 低下や陰性 T 波が数時間から数日間にわたり出現することがある．
5) ジギタリス効果→広範囲の誘導で円弧様の盆状 ST 低下がみられる．
6) 非特異的 ST-T 変化→冠動脈疾患や明らかな心肥大が存在しなくても持続的な軽度の ST 低下，T 波の平低化，陰性 T 波がみられることがある．

▶ 臨床指針

心電図の比較に際しては，非発作時に異常所見のない心電図の場合は発作時の ST-T 変化の判定は容易であるが，非発作時に左室ストレインパターンなどの ST-T の異常がみられるときには電極の位置のわずかなずれで ST-T が変化することを考慮する．また心室内伝導異常がある場合は狭心症の発作時にも ST-T の変化がみられないことが多い．特に左脚ブロックと心室ペーシングでは ST-T 変化はみられ

ない．

　冠動脈病変部位にかかわらず ST 低下は V_4, V_5, V_6 が中心であり ST 低下誘導から病変部位を推定することはできない．しかし重症例ほど ST 低下が高度で ST 低下の誘導数も多くなる．したがって多数の誘導で高度の ST 低下がみられた場合は虚血領域が広範囲であり病変部位は前下行枝近位部か左主幹部または多枝病変であろうと推測することはできる．

　運動負荷試験などで胸痛を伴わない ST-T 変化が出現したときは，胸痛発作時の心電図とは異なり，偽陽性が存在する．偽陽性は特に女性に多い．男性の場合は偽陽性の診断は慎重でなければならない．

　狭心症では不安定狭心症と安定狭心症を鑑別することが重要である．不安定狭心症の場合は運動負荷は禁忌であり，CCU 等への入院を原則とする．不安定狭心症では非発作時にも陰性 T 波などの ST-T 異常が持続して出現していることがある．安定狭心症の場合は入院の絶対的適応はない．

89 冠攣縮性(異型)狭心症

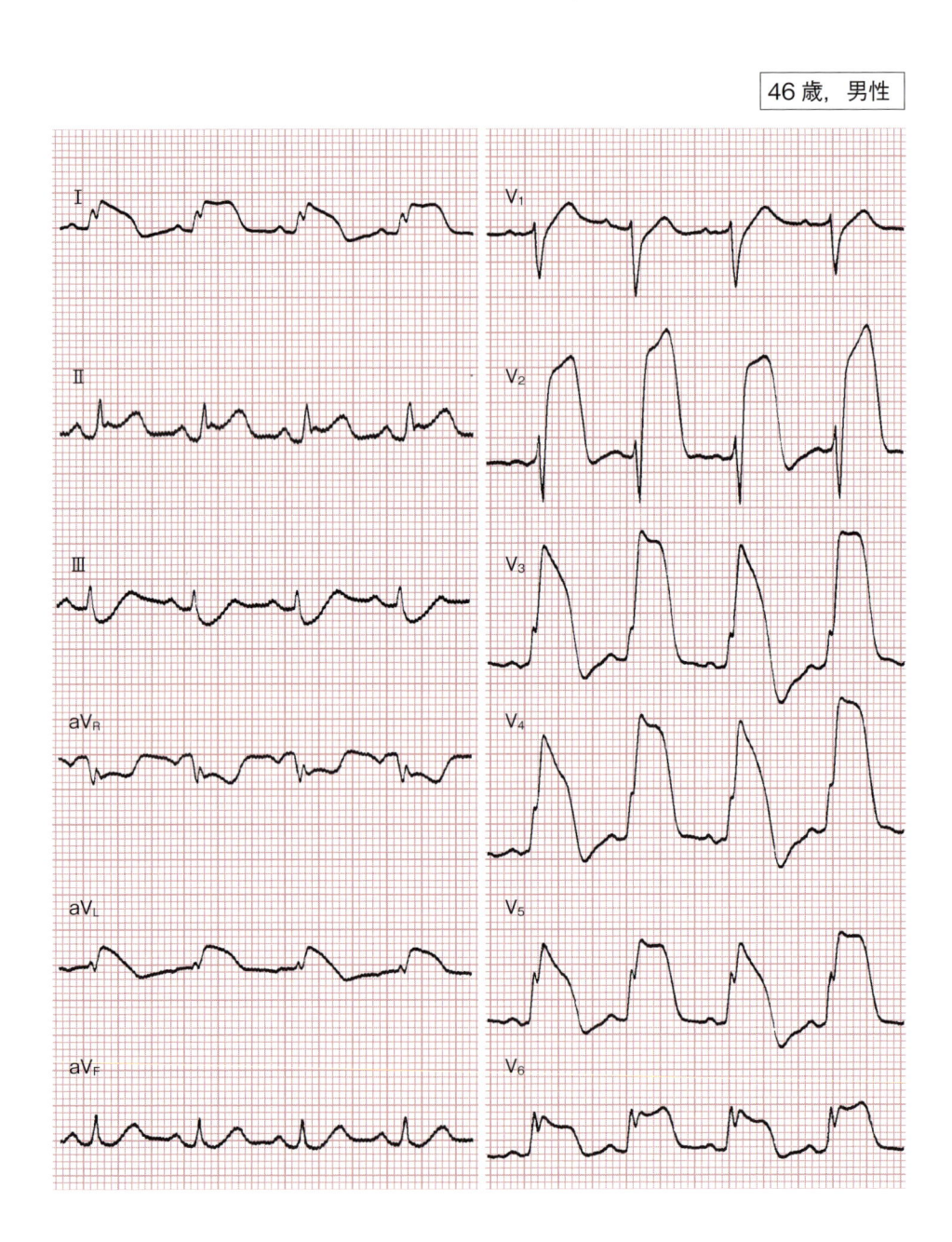

46歳,男性

診断のポイント

1) 非発作時には心電図異常はみられない．
2) 発作時にST上昇がみられる．
3) ST上昇誘導により病変部位が推定できる（左冠動脈前下行枝はV_1〜V_4，右冠動脈はⅡ，Ⅲ，aV_Fなど）．
4) 発作中に心室性期外収縮や心室頻拍などを合併しやすく，突然死をきたすこともある．
5) 胸痛の消失に伴いST上昇はすみやかに消退する．

本例の診断

Ⅰ，Ⅱ，aV_L，V_1〜V_6でST上昇がみられ，特にV_2からV_6に顕著である．これらの誘導は左冠動脈の領域であるので，発達した前下行枝の攣縮，または前下行枝と回旋枝の多枝攣縮と推定される．Ⅲ，aV_RのST低下は対側性変化（reciprocal change）と思われる．また高度虚血時などに出現するST-Tの交互脈（alternans）がみられる．

鑑別診断

ST上昇をきたすものが鑑別の対象である．

1) 急性心筋梗塞→発症早期には鑑別は不可能である．急性心筋梗塞はその後に異常Q波や冠性T波が出現してくる．
2) たこつぼ型心筋障害→ST上昇，異常Q波，陰性T波をきたし，急性心筋梗塞と類似した心電図所見を呈する．心筋逸脱酵素もしばしば上昇する．心電図変化は数週間で消退する．心エコーで特徴的な所見がみられる．
3) 急性心膜炎→冠動脈病変とは一致しない広範囲の誘導でST上昇がみられ，ST上昇の後に陰性T波が出現する．ST上昇の対側性変化はみられない．
4) 急性肺塞栓症→おもに胸部誘導で陰性T波がみられる．ST上昇が出現することもある．
5) 早期再分極（early repolarization）→凹型のST上昇がみられる．胸部誘導で顕著だが，Ⅱ，Ⅲ，aV_Fでもみられる．常時出現している．

臨床指針

冠動脈の攣縮により冠動脈が完全閉塞した場合は心筋の全層の虚血によりST上昇がみられるが，不完全閉塞の場合は心内膜面のみが虚血となりST低下が出現する．冠攣縮は動脈硬化で内皮障害をきたした部位に出現しやすい．異型狭心症は冠攣縮性狭心症のうちでも特に早朝睡眠時に冠攣縮による完全閉塞をきたしST上昇が出現するものをいう．診断は発作時の心電図を記録するかアセチルコリン負荷冠動脈造影による誘発試験が必要である．

発作時にはニトログリセリンなどの亜硝酸薬の舌下投与が有効であり，予防にはカルシウム拮抗薬を使用する．長時間作用型の亜硝酸薬も有効である．β遮断薬はα作用優位となり冠攣縮を増強させるため使用すべきではない．

90 急性前壁中隔梗塞（超急性期）

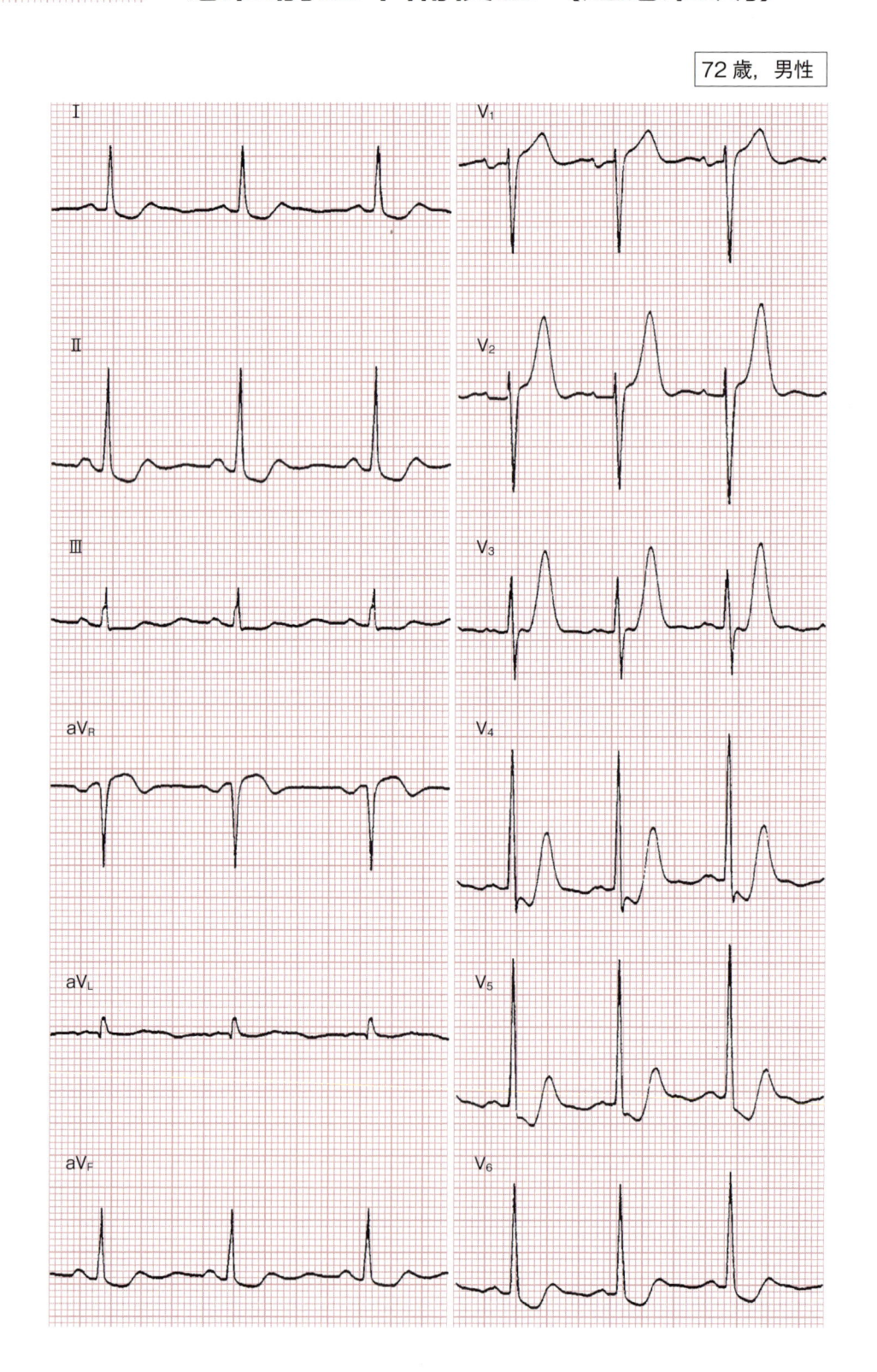

72歳，男性

> **診断のポイント**
> 1) T 波の増高（hyperacute T wave change）は発症直後に梗塞部位誘導で出現する．
> 2) ST 上昇は発症後 1 時間以内に梗塞部位誘導で始まる．
> 3) ST 上昇と同時に R 波の減高が始まり T 波の増高も消退していく．
> 4) その後異常 Q 波が形成されていく（経時変化を図 1 に示す）．

本例の診断

$V_1 \sim V_5$ で T 波が増高している．また $V_4 \sim V_6$，Ⅰ，Ⅱ，Ⅲ，aV_F では ST 低下がみられる．ST 上昇はみられない．T 波の高さは正常範囲内であるが，先鋭化した T 波に着目し，異常な T 波と判断すべきである．胸痛があれば心筋梗塞の超急性期，胸痛がなければ高カリウム血症を疑う．本例では $V_4 \sim V_5$ などにみられる ST 低下にも注目すべきである．発症直後には心内膜下の虚血によりこのような ST 低下がみられることがある．

鑑別診断

T 波の増高をきたすものが鑑別の対象となる．
1) 高カリウム血症→血清カリウム濃度が $7 \text{ mEq}/l$ 以上になると T 波が増高かつ先鋭化し，心筋梗塞発症早期の T 波の増高と類似したテント状 T 波となる．この変化は aV_R 以外のほぼ全誘導にみられるが，特に V_3，V_4，V_5 で顕著になる．心筋梗塞では梗塞誘導に限局しており，また T 波の増高がみられる時間帯は発症早期の短時間に限られ，心電図記録時には ST 上昇が始まっていることが多いが，高カリウム血症では多誘導にみられ ST 上昇を伴うことはない．
2) 正常亜型（normal variant）→健常人でも T 波の増高がみられることがあり，特に $V_3 \sim V_5$ でよくみられる．先鋭化することは少ない．常時出現しており経時的変化はみられない．なお T 波高についての正常値の明確な基準はない．
3) 脳血管障害（くも膜下出血，脳内出血）→陽性 T 波の増高がみられることがある．

臨床指針

心電図所見が T 波の増高のみの場合は心筋梗塞の診断に迷うことがある．ごく早期であるので血行再建による梗塞サイズの抑制効果は高いので，生化学的検査の結果を待ったり，経過観察などで時間を費やさず，急性大動脈解離などが否定できれば速やかに冠動脈造影を実施する．

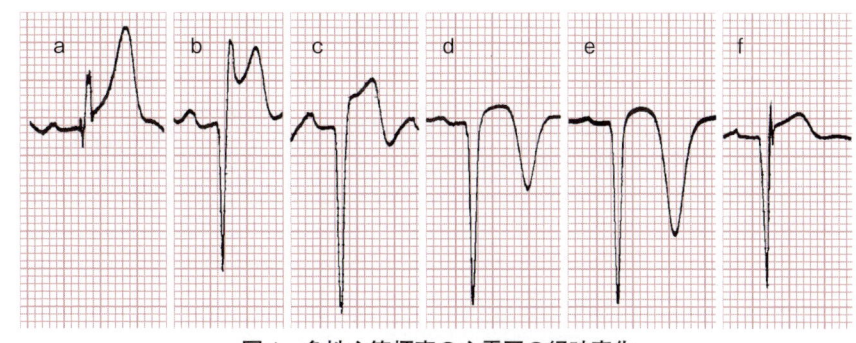

図 1　急性心筋梗塞の心電図の経時変化
a：発症直後の T 波の増高，b：ST 上昇と異常 Q 波の出現（1 時間後），c：冠性 T 波の出現（数時間後），d：ST 上昇の消退と冠性 T 波の完成（数時間から数日後），e：急性期の波形の完成，f：慢性期の冠性 T 波の消失

91 急性前壁中隔梗塞

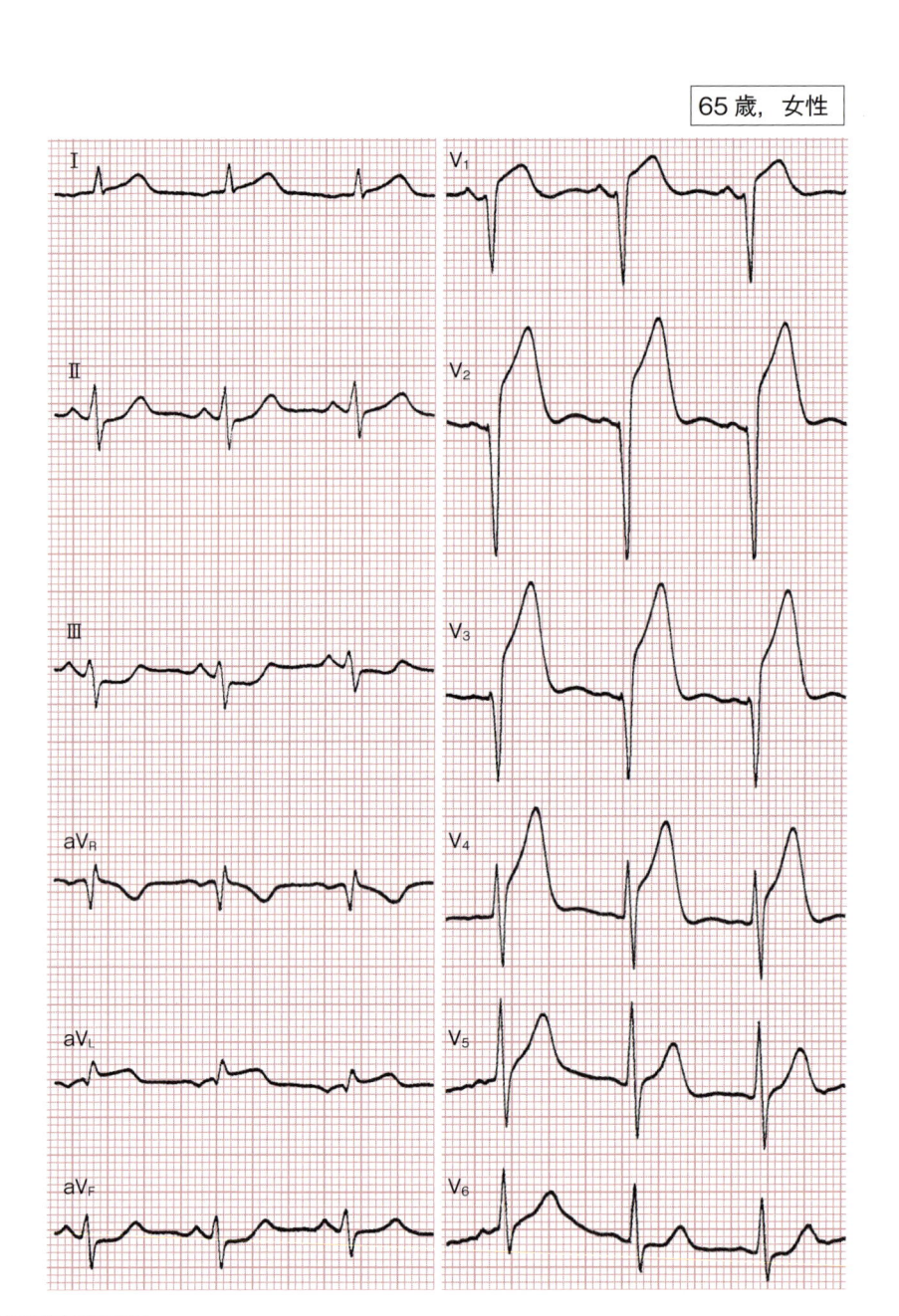

65歳，女性

診断のポイント

1) V₁〜V₄ で ST 上昇がみられる．
2) 次いで V₁〜V₄ で異常 Q 波（QS パターン）が出現する．
3) 次いで V₁〜V₄ で冠性 T 波（coronary T wave）が出現する．
4) 対側性変化として II，III，aV_F で ST 低下がみられることがある．

▶ 本例の診断

　V₁～V₅でST上昇がみられ，V₁～V₃でR波が減高していることから，急性前壁中隔梗塞と診断できる．冠性T波はみられないため発症してから数時間後と推定できる．側壁の異常を反映するⅠ，aV_L，V₅，V₆のうちⅠ，aV_L，V₅に軽度のST上昇がみられていることから比較的広い範囲の前壁中隔梗塞と思われる．

▶ 鑑別診断

　右側胸部誘導（V₁～V₃）でST上昇や異常Q波がみられるものが鑑別の対象となる．
　1）異型狭心症→左冠動脈前下行枝の攣縮では急性前壁中隔梗塞と同様のST上昇がみられるが，冠性T波や異常Q波は出現せず，ST上昇は数分から数十分で消退する．
　2）たこつぼ型心筋障害→胸部誘導を中心とした多誘導で心筋梗塞様のST上昇，異常Q波，冠性T波が出現し，心筋逸脱酵素も上昇することが多い．しばしば心筋梗塞と誤る．心エコーで特徴的なたこつぼ様の左室壁運動異常がみられ，数週間で心電図変化は消失する．
　3）急性肺塞栓症→胸部誘導で陰性T波が出現する．ST上昇が出現することもある．
　4）急性心膜炎→責任冠動脈の誘導を超えた多数の誘導でST上昇がみられる．対側性変化はみられない．ST上昇の後に冠性T波様の陰性T波が出現するが，異常Q波は出現しない．経時変化は心筋梗塞より緩徐に進行する．
　5）早期再分極→胸部誘導またはⅡ，Ⅲ，aV_Fで凹型のST上昇が常時みられる．
　6）左脚ブロック→典型的な完全左脚ブロックは問題ないが，QRS幅が狭く右側胸部誘導でR波が小さいかQSパターンの場合には鑑別に迷うことがある．

▶ 臨床指針

　心筋梗塞は異常Q波の出現する誘導により梗塞部位の判定ができ，さらに責任冠動脈病変部位の推定も可能である．異常Q波は深さがR波高の1/4以上でかつ幅が0.04秒以上と定義されている．R波が消失しQ波のみのQRS群をQSパターンという．また梗塞誘導に出現する左右対称の陰性T波を冠性T波という．前壁中隔梗塞のST上昇の対側性変化は前下行枝の閉塞部位や発達状態により出現する場合としない場合がある．
　心筋梗塞は前壁中隔梗塞が約50％を占め，下壁梗塞を加えると90％以上になり，残りが側壁梗塞，後壁梗塞，非Q波梗塞などである．前壁中隔梗塞の責任冠動脈は前下行枝であり，第一対角枝が虚血に陥る近位部の閉塞では梗塞巣が側壁に及ぶ広範囲前壁中隔梗塞となる．本例は側壁に虚血が及んでいるので責任病変部位は前下行枝の近位部と推測できる．まれに前壁中隔梗塞に完全房室ブロックを合併することがあるが，これは非常に広範囲の心筋障害の存在を示しており，予後不良の徴候である．

92 陳旧性前壁中隔梗塞

64歳, 男性

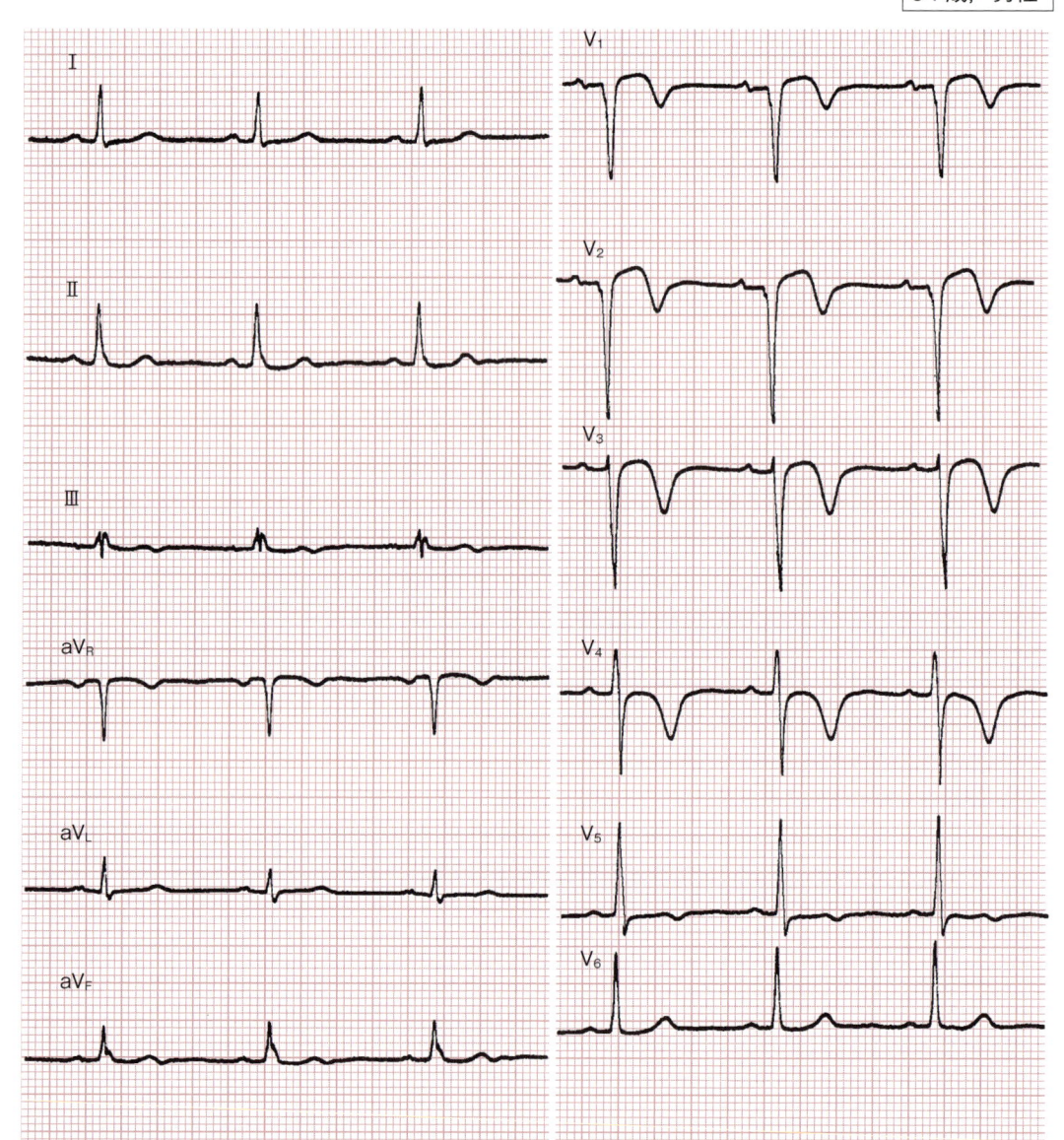

診断のポイント

1) V₁〜V₄で異常Q波（QSパターン）が存在する．
2) 急性期にみられたST上昇および対側性変化（ST低下）は消退している．
3) 冠性T波は残存または消退している．

▶ 本例の診断

 V_1, V_2 は QS パターンであり，V_3 には小さな R 波がみえる．ST は V_1〜V_3 で最高で 2.5 mm ほど上昇している．V_1〜V_4 で左右対称の冠性 T 波がみられ，V_5 にも小さな陰性 T 波が存在している．肢誘導には異常はみられない．V_1, V_2 の QS パターンと V_1〜V_4 の冠性 T 波から陳旧性前壁中隔梗塞と診断できる．発症後 2 カ月の心電図である．

▶ 鑑別診断

 右側胸部誘導（V_1〜V_3）で異常 Q 波がみられるものが鑑別の対象となる．

 1）正常亜型→V_1 の QS パターンはしばしばみられるので，これを根拠に前壁中隔梗塞と診断してはならない．また V_2 も V_1 ほどではないが健常人で QS パターンを呈することがあるので，冠性 T 波がない場合には正常亜型の可能性が高い．また健常人でも小児型陰性 T 波（juvenile T wave pattern）が V_1〜V_3 でみられることがあるが，左右非対称であることから冠性 T 波とは区別できる．

 2）左室肥大→V_1〜V_3 で QS パターンを呈することがある．V_5, V_6 での R 波の増高と左室ストレインパターンが鑑別点である．

 3）肺気腫→横隔膜低位のため胸部誘導の電極の位置が相対的に高くなり QS パターンを呈することがある．この場合は立位心の波形を呈する．

 4）拡張型心筋症→心室内伝導異常などにより胸部誘導で QS パターンを呈することがある．

 5）心アミロイドーシス→V_1〜V_3 で QS パターンをとることがある．肢誘導は低電位差となる．高齢者に多い．

 6）漏斗胸→心臓と電極の位置のずれにより胸部誘導で QS パターンをとることがある．

 7）その他に WPW 症候群（C 型），左脚ブロック，筋ジストロフィーでも右側胸部誘導で QS パターンがみられることがある．

▶ 臨床指針

 心電図波形は慢性期でも緩徐な経時変化がみられる．まず ST 上昇が徐々に消退し，大部分は数週間で基線に復していく．冠性 T 波は数カ月で消退することも，何年も残存することもある．Q 波も数カ月から数年で消退して小さな R 波が出現してくることがある．

 急性期に血行再建術が成功すると ST 上昇はただちに消退し冠性 T 波が出現してくる．早期の血行再建術により，異常 Q 波は急性期の短時間の出現で終わる例や慢性期に R 波が再生する例が増加している．右側胸部誘導で R 波の波高が 3 mm 以下の場合を poor R wave progression というが，R 波が再生した陳旧性前壁中隔心筋梗塞は，左室肥大，正常亜型などとともにその原因の 1 つとなっている．

 ST 上昇が慢性期にも持続している場合は心室瘤の存在を示すとされていたが，近年では持続性 ST 上昇と心室瘤の関連性は低いと考えられている．

 陳旧性心筋梗塞の治療方針の第 1 は再梗塞の予防であり，次いで不整脈死と心不全の予防である．

93 急性下壁梗塞

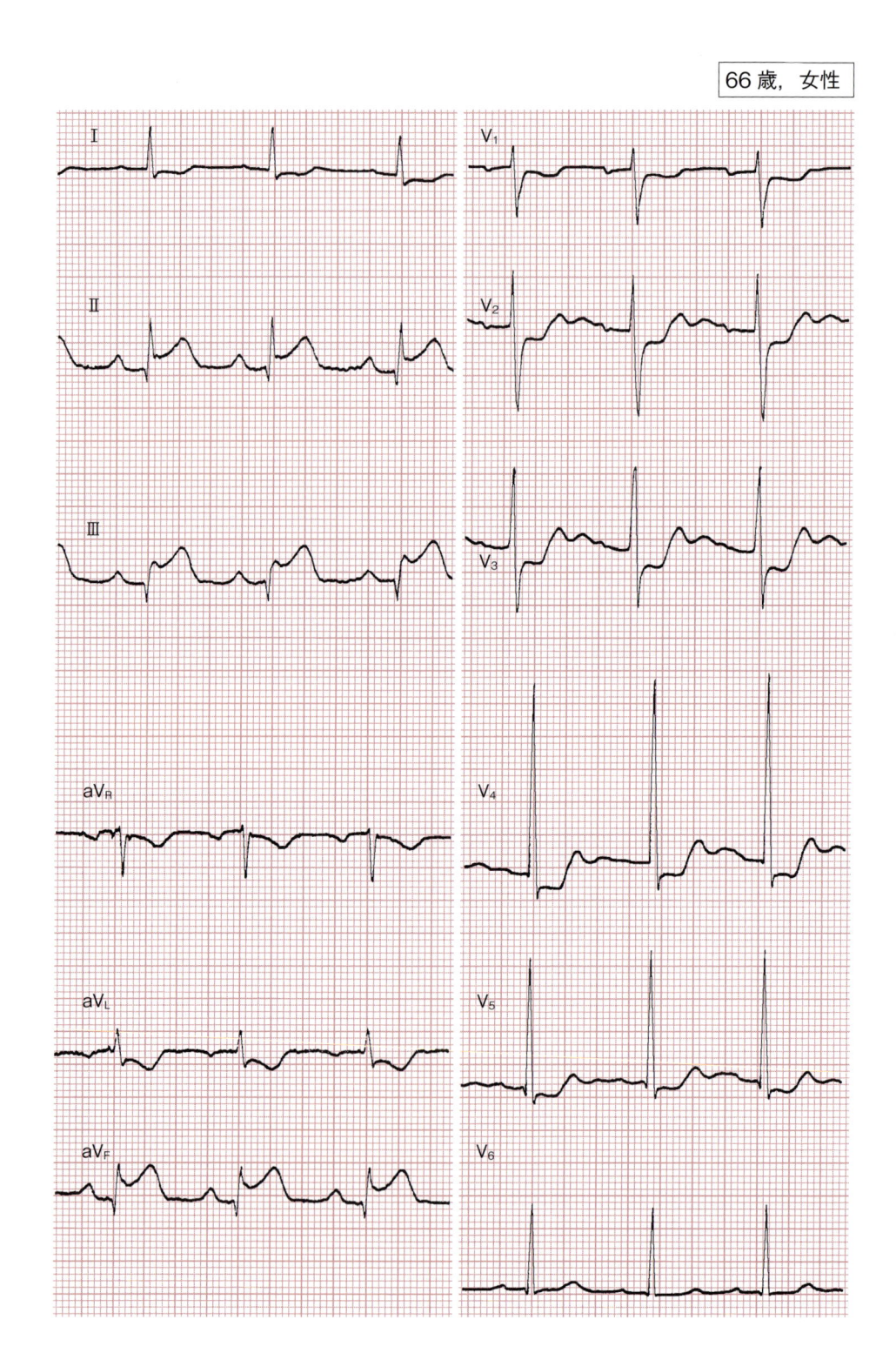

66歳, 女性

214　Ⅱ. チェックリスト

> **診断のポイント**
> 1) Ⅱ，Ⅲ，aV_F で ST 上昇がみられる．
> 2) 次いでⅡ，Ⅲ，aV_F で異常 Q 波が出現する．
> 3) 次いでⅡ，Ⅲ，aV_F で冠性 T 波が出現する．
> 4) 胸部誘導や Ⅰ，aV_L で対側性変化の ST 低下がみられることが多い．

本例の診断

　Ⅱ，Ⅲ，aV_F で ST 上昇がみられ，異常 Q 波が出現しつつあることから発症数時間後の急性下壁梗塞と考えられる．Ⅰ，aV_L，V_1〜V_5 で ST 低下がみられるが，これはⅡ，Ⅲ，aV_F の ST 上昇の対側性変化である．

鑑別診断

　Ⅱ，Ⅲ，aV_F で ST 上昇がみられるものが鑑別の対象となる．
　1) 異型狭心症→右冠動脈の攣縮では急性下壁梗塞と同様の ST 上昇がみられるが，冠性 T 波や異常 Q 波は出現せず，ST 上昇は数分から数十分で消退する．
　2) たこつぼ型心筋障害→ST 上昇，異常 Q 波，冠性 T 波の出現は心筋梗塞と同様であるが，数週間でこれらの所見は消失し発症前の波形に復する．心エコーでたこつぼ様の左室壁運動異常がみられる．心電図変化は胸部誘導を中心として出現することが多いが，Ⅱ，Ⅲ，aV_F でみられることもある．
　3) 急性心膜炎→責任冠動脈の誘導を超えた多数の誘導で ST 上昇がみられる．ST 上昇後に冠性 T 波様の陰性 T 波が出現するが，異常 Q 波は出現しない．対側性変化はみられない．
　4) 早期再分極→胸部誘導ないしはⅡ，Ⅲ，aV_F で凹型の ST 上昇が常時みられる．

臨床指針

　下壁梗塞は前壁中隔梗塞に次いで多く，心筋梗塞の半数近くを占めている．責任冠動脈はほとんどが右冠動脈であるが，回旋枝が発達した左優位の場合は回旋枝のこともある．この場合は後壁梗塞を合併することが多いが，右冠動脈の閉塞よりも梗塞範囲は狭い．
　急性心筋梗塞の基本的な治療方針はどの梗塞部位でも同じであり，酸素吸入，ニトログリセリンの舌下，アスピリンとβ遮断薬の内服を行い，できるだけ速やかに緊急冠動脈造影を実施し血行再建術を施行する．冠動脈造影の実施が不可能ならば t-PA の静注を行う．
　一方，急性下壁梗塞には，1) 房室ブロックをしばしば合併する，2) 右室梗塞を合併することがある，3) 心機能低下は軽度が多い，という特徴がある．房室ブロックの合併は房室結節の栄養血管である房室結節枝が右冠動脈から分岐しているためであり，特に右冠動脈近位部の閉塞に多い．房室ブロックはⅠ度からⅢ度まで出現し，多くは一過性で数日で回復する．この間は一時的ペーシングを行う．しかし房室ブロックは右室梗塞とともに予後不良の徴候の１つでもあり，まれに重症化するので注意が必要である．また近位部閉塞では右室梗塞や心房梗塞を合併しやすい．心房梗塞ではP波の異常やPRの上昇，心房性不整脈がみられるが，見逃されていることが多く，臨床的な意義は小さい．

94 右室梗塞

73歳，女性

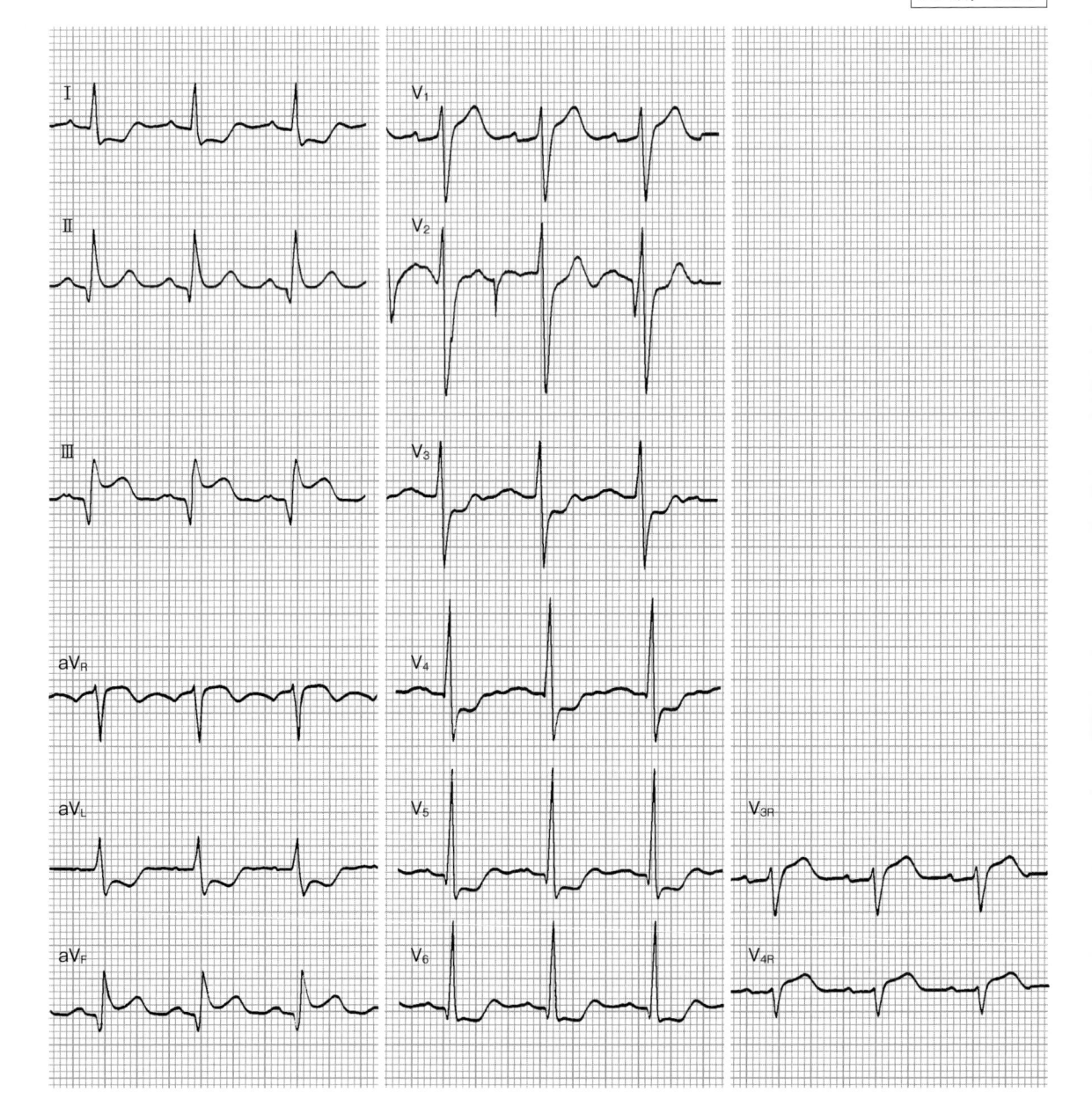

> **診断のポイント**
>
> 1) 急性下壁梗塞の所見が存在する．
> 2) V_{3R}, V_{4R} の 1 mm 以上の ST 上昇がみられる．
> 3) V_1 で 1 mm 以上の ST 上昇を伴うことが多い．
> 4) V_{4R} の ST 上昇が感度，特異度ともに高い．V_1 の ST 上昇のみでは診断しない．

▶ 本例の診断

II，III，aV_F での異常 Q 波と ST 上昇により急性下壁梗塞と診断できる．さらに V_1, V_{3R}, V_{4R} でも 1.5〜2 mm の ST 上昇が出現していることから右室梗塞を合併していることがわかる．I，aV_L，V_3〜V_6 では ST 低下がみられるが，これは下壁および右室梗塞の対側性変化，または右冠動脈に栄養されている側壁の一部の虚血が原因と思われるが，前者の可能性が高い．

▶ 鑑別診断

下壁梗塞の所見があり V_{3R}, V_{4R} の ST 上昇がみられる場合は鑑別は容易である．V_1 の ST 上昇は右室梗塞の診断に関しては補助的な意味合いでしかない．

1) 急性心膜炎→V_{3R}, V_{4R} で ST 上昇をきたすことがある．ST 上昇は II，III，aV_F 以外の多誘導でみられる．
2) Brugada 症候群→V_1 で coved 型の ST 上昇がみられる．その他の誘導の ST 上昇はみられない．

▶ 臨床指針

右室自由壁の梗塞をいい，ほとんどが右冠動脈の近位部閉塞による下壁梗塞に合併する．右室梗塞による V_{3R}, V_{4R} の ST 上昇は発症から 10 時間程度で半数は消失してしまう．このため心筋梗塞を疑う場合は来院時の心電図で V_{3R}, V_{4R} の記録を怠らないことが診断の最大のポイントである．また V_{3R}, V_{4R} の ST 上昇はボーダーラインの 1 mm 前後の上昇が多いため判定に迷うことが少なくない．この場合は血行動態を参考にするが，心電図診断で右室梗塞の所見を認めてもすべてが右室梗塞の血行動態を呈しているわけではない．

下壁梗塞に合併した右室梗塞は予後不良の徴候であり，できるだけ早期の血行再建が必要である．ショックを呈した場合は右室への前負荷を増加させるための補液と強心薬で対処する．

95 陳旧性下壁梗塞

70歳，男性

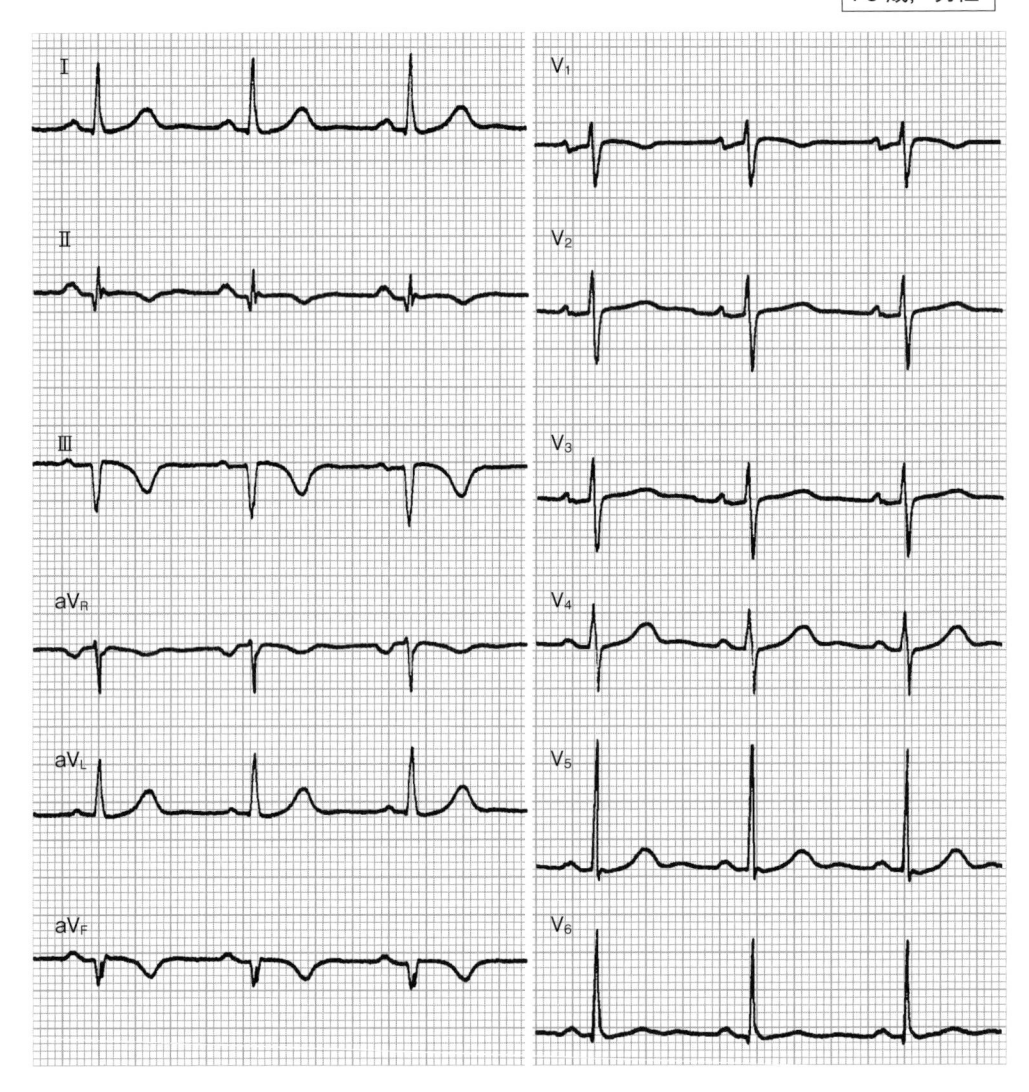

> **診断のポイント**
> 1) Ⅱ, Ⅲ, aV_F で異常 Q 波が存在する．
> 2) 急性期にみられた ST 上昇は消退している．
> 3) 冠性 T 波は残存または消退している．
> 4) 胸部誘導，Ⅰ, aV_L の対側性変化（ST 低下）は消退している．

▶ 本例の診断

　Ⅱ, Ⅲ, aV_F で異常 Q 波と冠性 T 波がみられる．ST 上昇はみられず，その他にも異常はみられない．Ⅱ, Ⅲ, aV_F における異常 Q 波は陳旧性下壁梗塞を疑う所見であり，加えて冠性 T 波がみられる場合には陳旧性下壁梗塞と診断してよい．

▶ 鑑別診断

　Ⅱ, Ⅲ, aV_F で異常 Q 波がみられる疾患が鑑別診断の対象となる．
　1) 正常亜型→Ⅱ, Ⅲ, aV_F は健常人でも小さな Q 波がみられる誘導である．しばしば R 波の 1/4 以上の深さの Q 波もみられるがその幅は狭い．Ⅲには健常人でも異常 Q 波がみられることがあるのでⅢのみの異常 Q 波で下壁梗塞と診断してはならない．
　2) 心アミロイドーシス→異常 Q 波は胸部誘導に出現することが多いが，Ⅱ, Ⅲ, aV_F にみられることもある．
　3) 拡張型心筋症や筋ジストロフィーでもⅡ, Ⅲ, aV_F に異常 Q 波がみられることがある．
　表 1 に異常 Q 波出現誘導と梗塞部位の関係を示した．

▶ 臨床指針

　陳旧性下壁梗塞の診断では，肢誘導の低電位の場合は異常 Q 波の判定が困難な場合があること，Ⅱの異常 Q 波は他の誘導よりも慢性期に消退する割合が高いこと，健常人でⅢに異常 Q 波がみられる場合はⅢは陰性 T 波となることなどに注意する．
　下壁梗塞は前壁中隔梗塞より心機能低下は軽度であり，心不全をきたすことはあまりない．未精査の場合は冠動脈 CT や冠動脈造影などで冠動脈病変の評価を行い再発の予防に努める．

表 1 異常 Q 波出現誘導と梗塞部位の関係

	Ⅰ	Ⅱ	Ⅲ	aV_R	aV_L	aV_F	V_1	V_2	V_3	V_4	V_5	V_6
前壁中隔梗塞							○	○	○			
広範囲前壁中隔梗塞	○				○		○	○	○	○	○	○
前壁梗塞									○	○		
側壁梗塞	○				○						○	○
下壁梗塞		○	○			○						
下側壁梗塞		○	○			○					○	○
下後壁梗塞		○	○			○	△	△				
後壁梗塞							△	△				

△：R 波の増高

96 急性側壁梗塞

61歳，男性

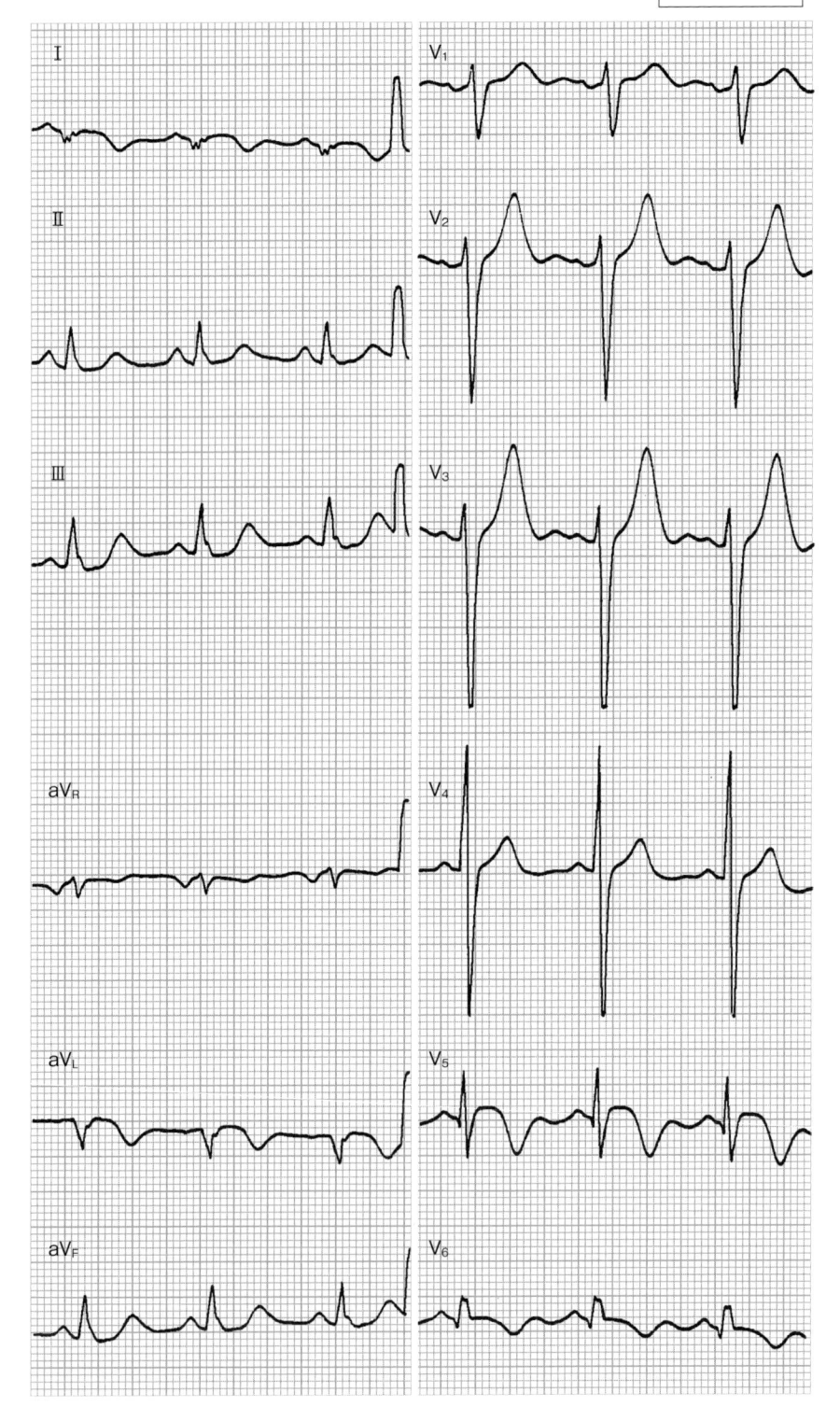

診断のポイント

1) Ⅰ，aV_L または V_5, V_6 で ST 上昇がみられる．
2) 次いでⅠ，aV_L または V_5, V_6 で異常 Q 波が出現する．
3) 次いでⅠ，aV_L または V_5, V_6 で冠性 T 波が出現する．
4) Ⅱ，Ⅲ，aV_F で対側性変化の ST 低下がみられることがある．

本例の診断

Ⅰ，aV_L で異常 Q 波，ST 上昇，陰性 T 波がみられ，V_5, V_6 では ST 上昇と陰性 T 波がみられることから側壁梗塞と診断できる．Ⅱ，Ⅲ，aV_F の軽度の ST 低下は対側性変化と思われる．

鑑別診断

Ⅰ，aV_L または V_5, V_6 で ST 上昇や異常 Q 波を呈するものが鑑別対象となる．
1) 低電位の場合はⅠ，aV_L の ST 上昇を見逃しやすいので注意が必要である．
2) 急性心筋梗塞類似の心電図がみられる急性心膜炎，たこつぼ型心筋障害などでは波形変化がⅠ，aV_L, V_5, V_6 に限局することはほとんどないので，鑑別は容易である．
3) 回旋枝の攣縮による異型狭心症は鑑別すべきであるが，その発症頻度は低い．
4) aV_L は健常人でも異常 Q 波や陰性 T 波がみられるので，特に慢性期において aV_L 単独の異常 Q 波のみで側壁梗塞と診断すべきではない．

臨床指針

責任冠動脈は回旋枝や前下行枝の対角枝のことが多く，梗塞範囲は狭く，発症頻度も低い．心機能低下は軽度であり心不全をきたすことは少ない．治療は他の心筋梗塞と同様である．

側壁梗塞は単独で発症するよりも前下行枝近位部病変による前壁中隔梗塞に合併してみられることのほうが多く，この場合は広範囲前壁中隔梗塞といい，心機能低下が高度で心不全をきたしやすく，心室瘤も合併しやすいので要注意である．

表1に梗塞部位と責任冠動脈病変部位の関係を示した．

表1 梗塞部位と責任冠動脈病変部位の関係

	前壁中隔	広範囲前壁中隔	前壁	側壁	下壁	下後壁	後壁
右冠動脈							
近位部					◎	◎	
中部					◎	◎	
遠位部					◎	◎	
右後下行枝						○	
左冠動脈主幹部		○					
左冠動脈前下行枝							
近位部	○	◎					
遠位部	◎	○					
対角枝			○	○			
左冠動脈回旋枝							
近位部				○	○	○	○
遠位部					○	○	○
第一鈍縁枝				○			

◎：高頻度

97 急性後壁梗塞

58歳，男性

診断のポイント

1) V_1, V_2 の高い R 波がみられる．
2) V_1, V_2 で左右対称の高い陽性 T 波がみられる．

▶ 本例の診断

　V_1, V_2 で高い R 波と左右対称の高い陽性 T 波がみられるが，正常範囲内であり明らかな異常とはいえないため，心電図のみで急性後壁梗塞とは診断できない．胸痛があって初めてこれらの所見から後壁梗塞を疑う．

▶ 鑑別診断

　V_1, V_2 で高い R 波を呈するものが鑑別の対象になる．
　1) 反時計方向回転→心臓の長軸を心尖部からみて反時計方向に回転するため通常は V_3, V_4 で記録される高い R 波が V_1, V_2 で記録されると想定されている．実際は心室中隔と前胸壁の角度の問題である．移行帯の右方移動ともいうが，正常亜型の変化であり病的意義はない．V_1, V_2 で陰性 T 波がみられることがあるが，急性後壁梗塞では陰性 T 波はみられない．陳旧性後壁梗塞との鑑別はほとんど不可能であり，胸痛がない場合は V_1, V_2 の高い R 波は反時計方向回転と診断してよい．
　2) 右室肥大：V_1, V_2 の高い R 波のほかに右軸偏位がみられる．また右室ストレーンパターンにより V_1, V_2 では陰性 T 波を呈することが多い．

▶ 臨床指針

　V_1, V_2 の高い R 波は異常 Q 波を心臓の反対側から記録したものであり，同じく高い陽性 T 波は冠性 T 波を反対側から記録したものである．後壁梗塞は発症頻度が低く，かつ心電図による診断が困難なため確定診断が遅れることが多い．心筋梗塞様の胸痛があるが心電図には心筋梗塞に特徴的な所見がない場合には V_1, V_2 に注目して経時的変化を追い，V_1, V_2 で R 波や T 波が増高してきたら後壁梗塞と診断できる．発症前の心電図との比較も有用であるが，電極の位置により V_1, V_2 の R 波高は容易に変動することを念頭において判断する．
　後壁梗塞は左冠動脈回旋枝の閉塞によるものがほとんどであり，心機能は保たれていることが多い．治療は通常の急性心筋梗塞と同様である．
　後壁梗塞は単独で発症するよりも下壁梗塞に合併することのほうが多い．この場合は下壁梗塞の所見に後壁梗塞の所見が付随してみられ，下後壁梗塞ともいう．冠動脈が右優位の場合に生じやすいが，後壁梗塞の合併の有無は心機能や予後等への影響はなく，その臨床的意義は乏しい．発祥頻度は低いが左優位の場合の回旋枝の閉塞で下後壁梗塞の心電図を呈することがある．

98 左冠動脈主幹部閉塞による急性心筋梗塞

59歳，男性

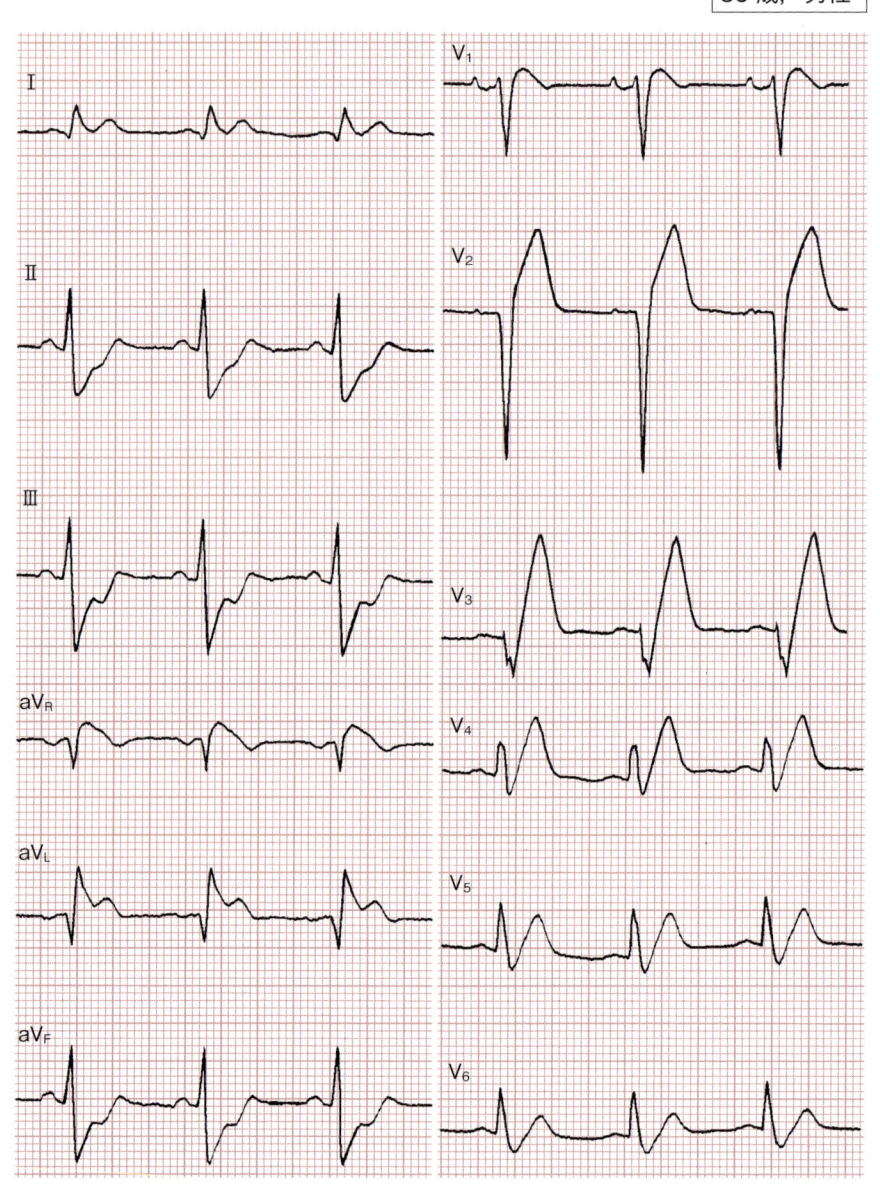

診断のポイント

1) ほとんどの誘導で高度なST上昇ないしはST低下が出現する．
2) QRS幅の増大がみられることが多い．
3) aV_RでST上昇がみられることが多い．
4) 完全右脚ブロックを呈することも多い．
5) しばしば致死的な心室性不整脈を合併する．

本例の診断

Ⅰ，aV_R，aV_L，V_1〜V_6 で ST 上昇が，Ⅱ，Ⅲ，aV_F で ST 低下がみられる．異常 Q 波は V_2 にみられる．QRS 幅は 3 mm と増大している．このような心電図に遭遇する場合，ほとんどは激しい胸痛を訴えていることから急性心筋梗塞を疑う．しかし典型的な前壁中隔梗塞とは異なっており責任病変部位の推測に迷う波形である．このように QRS 幅が増大し多誘導で ST-T 変化がみられるのが左冠動脈主幹部閉塞の特徴である．

鑑別診断

1) 広範囲前壁中隔梗塞→V_1〜V_4 と Ⅰ，aV_L，(V_5，V_6) で ST 上昇がみられるが，QRS 幅の増大は軽度である．
2) 非 Q 波梗塞→陰性 T 波の出現はさまざまであり，多誘導に出現して鑑別が困難な例もある．QRS の幅は狭い．
3) 急性心膜炎→多誘導で陰性 T 波がみられるが，大きな陰性 T 波を呈することは少ない．QRS 幅は狭い．
4) 心筋炎→さまざまな波形異常をきたし，鑑別が困難なこともある．
5) 心室内伝導異常→主幹部病変の心筋梗塞と似た波形を呈するものもある．間欠性のもの以外は常に出現している．

なお心室内伝導異常により wide QRS を呈するもののうち心筋梗塞により右脚ブロックは ST 上昇と異常 Q 波が出現するが，左脚ブロックと心室内ペーシングでは波形変化はみられず，WPW 症候群は急性期に ST 上昇がみられることもあるが異常 Q 波は出現しない．

臨床指針

急性心筋梗塞を疑う胸痛があり，広範囲の誘導で ST-T の変化がみられ，かつ QRS 幅が増大している場合は，責任冠動脈病変が左冠動脈主幹部に存在する心筋梗塞を疑わなければならない．

左冠動脈主幹部病変による心筋梗塞は発症直後に虚血性心臓突然死をきたすことが多い．血行動態が保たれていても，致死的不整脈が出現したり，急激にショックに陥ることが多いので，すみやかに血行再建術を行う．経皮的心肺補助装置の準備も必要である．図1に急性冠症候群と心筋梗塞の関係を示した．

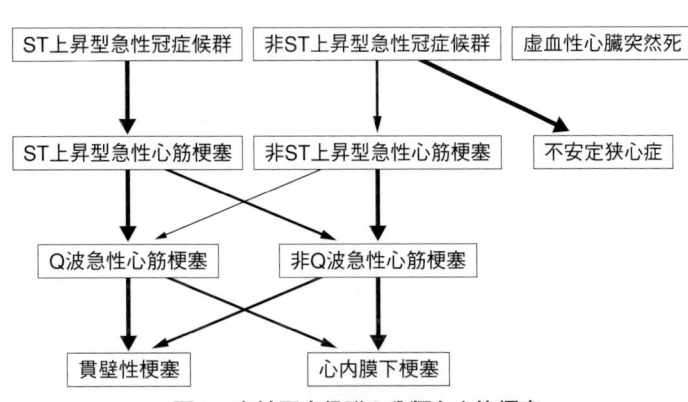

図1 急性冠症候群の分類と心筋梗塞

99 非Q波心筋梗塞

64歳，男性

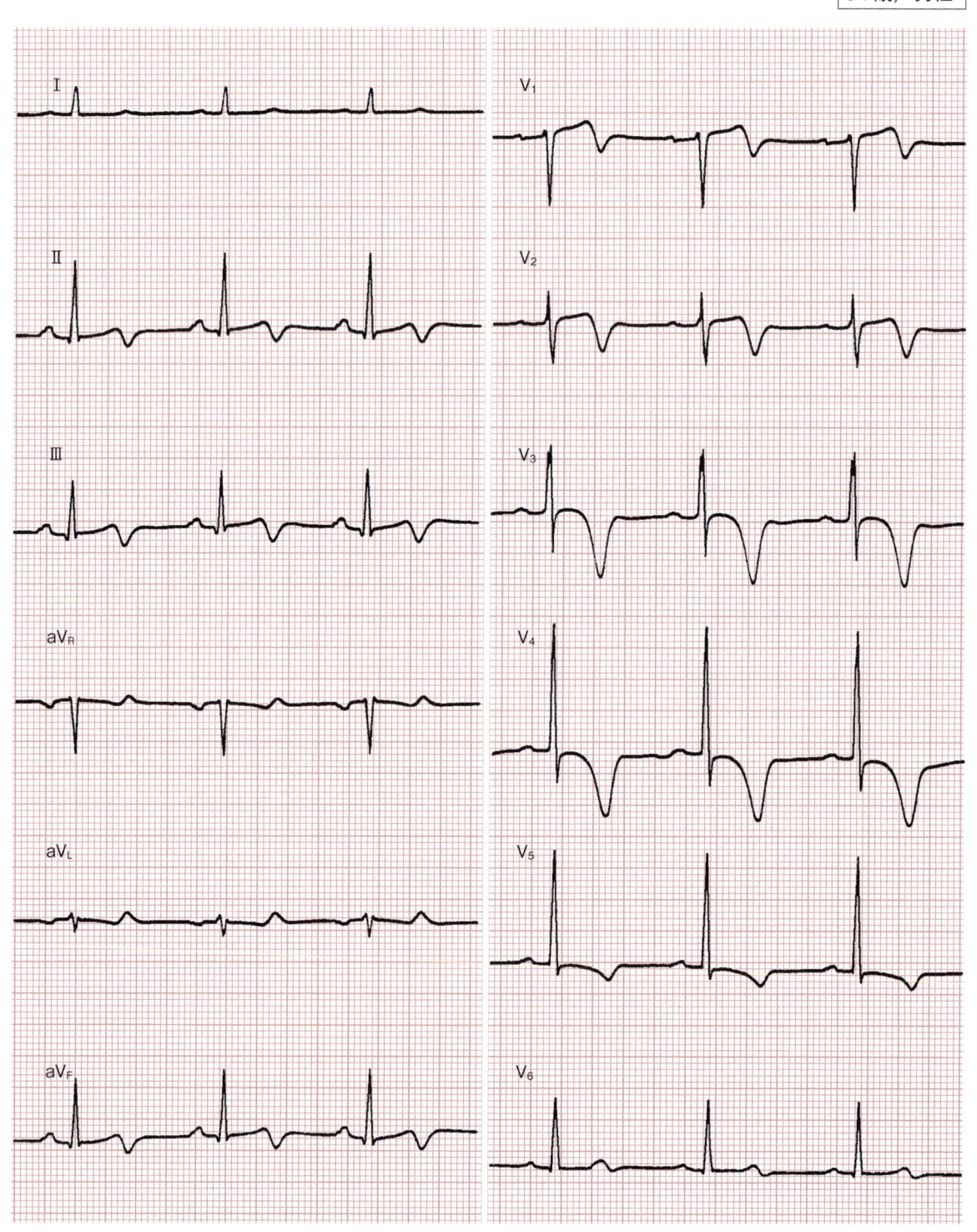

> **・診断のポイント・**
>
> 以下のタイプに分類される．
> 1) ST 上昇と冠性 T 波が出現：ST 上昇型急性心筋梗塞だが異常 Q 波が出現しなかったもの．
> 2) 陰性 T 波または ST 低下が出現：非 ST 上昇型急性心筋梗塞の大部分．ST 低下のみは少ない．

▶ 本例の診断

V_1～V_5 で左右対称な冠性 T 波様の陰性 T 波がみられ，II，III，aV_F にも陰性 T 波がみられる．異常 Q 波はみられず，その他には異常はみられない．

ST-T の変化がみられ心筋逸脱酵素の上昇を認めるが最終的に異常 Q 波が出現しなかった場合に非 Q 波梗塞と診断する．非 Q 波心筋梗塞は結果論的な診断名であり，心電図のみからは非 Q 波心筋梗塞とは診断できない．心筋逸脱酵素の上昇がなければ不安定狭心症である可能性が高い．

▶ 鑑別診断

陰性 T 波がみられる疾患が鑑別の対象になる．
1) 不安定狭心症→安定狭心症は発作時のみに ST 低下がみられるが不安定狭心症では非発作時にも陰性 T 波や ST 低下が持続してみられることがある．心電図のみでの鑑別は不可能である．
2) 急性心膜炎→多誘導で ST 上昇がみられ，その後に陰性 T 波が出現する．
3) 肺血栓塞栓症→しばしば胸部誘導で陰性 T 波をきたす．
4) たこつぼ型心筋障害→異常 Q 波が出現していれば鑑別可能だが，しばしば異常 Q 波を欠く．
5) 脳血管障害（くも膜下出血，脳内出血）→胸部誘導で大きな陰性 T 波がみられる．
6) 左室肥大（肥大型心筋症など）→高電位差が顕著なら鑑別は容易である．心室中隔肥大などでは胸部誘導の陰性 T 波の出現のみの場合もある．
7) 小児型陰性 T 波→小児期の胸部誘導の陰性 T 波が成人期まで残存していることがある．常にみられる．
8) 先天性 QT 延長症候群→胸部誘導に陰性 T 波がみられることがある．

▶ 臨床指針

心筋逸脱酵素の上昇があるが最終的に異常 Q 波が出現しなかった心筋梗塞をいう．心室内伝導異常がある場合を除く．

急性冠症候群（acute coronary syndrome）は前項の図 1（225 頁）のように分類できる．ST 上昇型急性冠症候群は Q 波心筋梗塞に進行するが，早期血行再建に成功し残存心筋が豊富ならば非 Q 波心筋梗塞となる．非 ST 上昇型急性心筋梗塞は早期に自然に再開通したか，完全閉塞には至らないきわめて高度な狭窄が存在した場合にみられる．病理学的には梗塞巣が心室壁の 2/3 以上なら Q 波梗塞に，1/2 以下なら非 Q 波梗塞となる．したがって Q 波梗塞と貫壁性梗塞，非 Q 波梗塞と心内膜下梗塞は必ずしも同義ではない．

非 Q 波梗塞は心筋梗塞としては軽症であり，短期予後は良好であるが長期予後は決して良好ではない．冠動脈造影による冠動脈病変の検索が必要である．

100 肥大型心筋症

47歳，男性

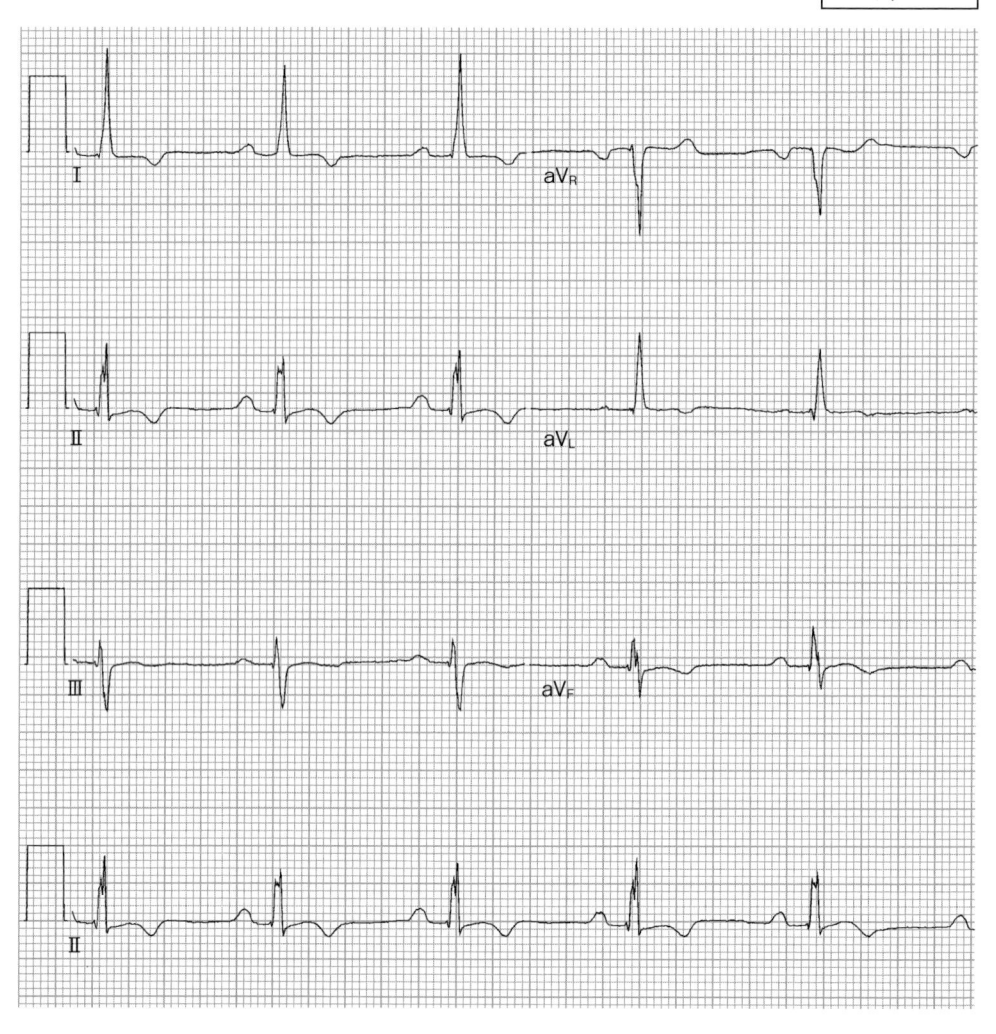

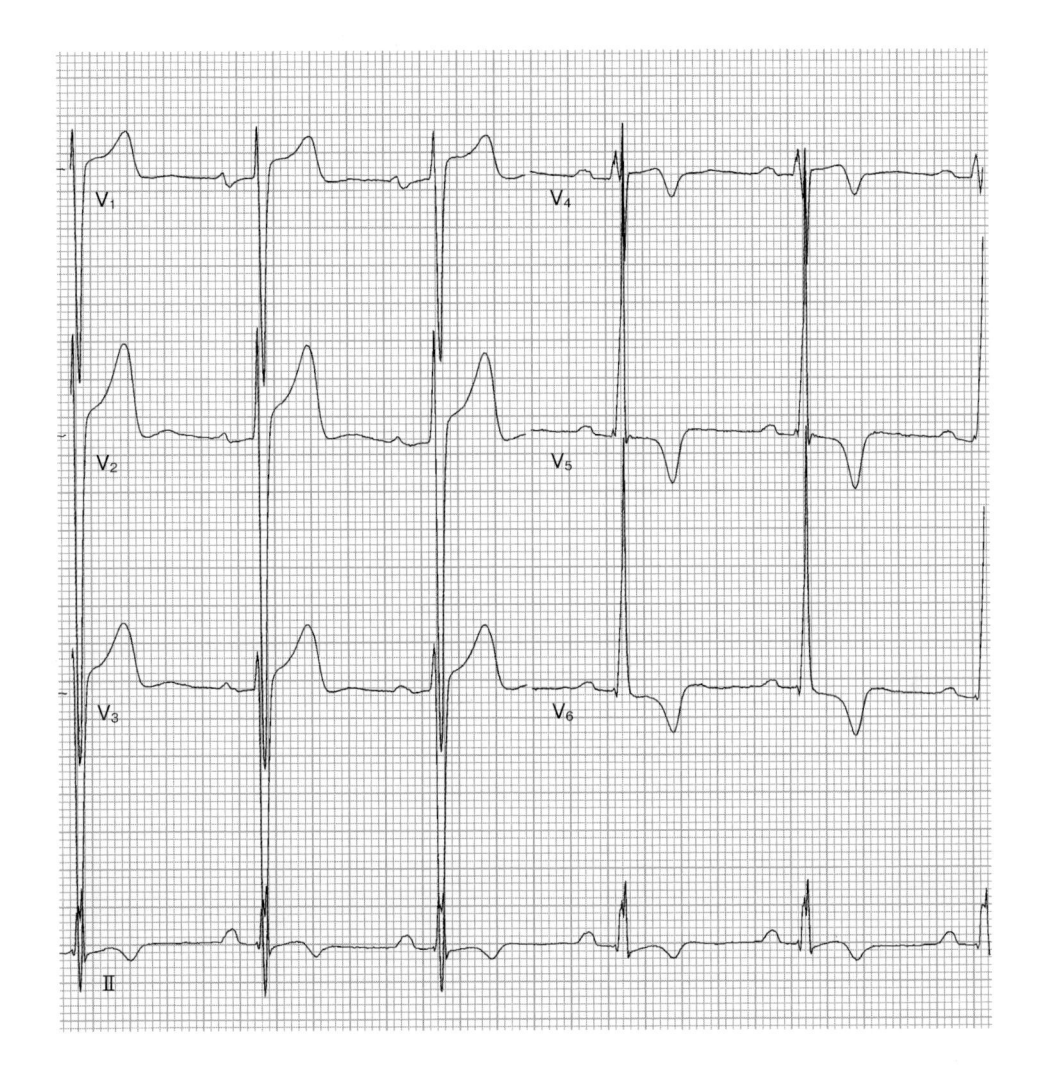

100. 肥大型心筋症　229

> **・診断のポイント・**
> 1) 左室高電位を示す．
> 2) 左側胸部誘導の ST-T 変化，左房負荷，左軸偏位などの左心系負荷所見が必要．
> 3) QRS 幅の延長（心室内伝導障害）や脚ブロックを認めることが多い．
> 4) 異常 Q 波や QT 時間の延長を認めることがある．
> 5) 心室期外収縮，心室頻拍，心房細動など左心系負荷による不整脈を合併しやすい．
> 6) 心室内伝導障害の合併や拡張相への移行のため，経過で変化することが多い．
> 7) 心電図のみで，左室流出路の狭窄を知ることは難しい．

▶ 本例の診断

　肥大型心筋症とは，心肥大のため左室拡張能の低下を特徴とする疾患である．約 1/4 に心室中隔の肥大による左室流出路狭窄を伴う（閉塞型肥大型心筋症）．心尖部に限局した肥大がみられることもあるが，これは「心尖部肥大型心筋症」(232 頁）の項で扱う．約半数に家族内発症を認め，ミオシンやトロポニンに関連した遺伝子変異が数多く報告される．多くは労作時息切れ，胸痛，動悸，脳虚血症状などなんらかの自覚症状を有しているが，無症候性の場合，健診で初めて心電図異常としてみつかることも多い．

　本例の心電図では S_{V1}，$R_{V5(6)}$，R_{aVL} などが増高した左室高電位を認める．よく用いられる基準は $S_{V1}+R_{V5(6)} > 35$ mm，$R_{V5(6)} > 26$ mm，$R_{aVL} > 11$ mm であるが，体格によっても波高は変わるので，計測値よりも見た目が重要である．$V_5 \sim V_6$ には ST 低下と陰性 T 波を認め，いわゆるストレイン型 ST-T を示す．肢誘導にも ST-T 変化を認める．肥大型心筋症と診断するには，左室高電位とともにこのような左心系負荷所見が必要である．また，本例では QRS 幅が 104 ms と軽度延長し，軽微ながら心室内伝導障害が示唆される．なお，異常 Q 波，肢誘導 R 波の減高，胸部誘導 R 波の増高が生じた場合には，左室壁の線維化と菲薄化による拡張相への移行が疑われるが，この時点ではない．

▶ 鑑別診断

　ST-T 変化や心肥大をきたす可能性のある疾患が鑑別の対象となる．
　1) 虚血性心疾患→冠動脈造影により有意狭窄の有無を調べる．
　2) 高血圧症→厳格な血圧コントロールによりリバースリモデリングが期待される．
　3) 大動脈弁狭窄→心エコー検査で確認する．必要なら外科手術も行う．
　4) アミロイドーシス→心エコー検査にてアミロイド沈着による左室壁のびまん性肥厚を認める．心電図では心筋障害による低電位差，異常 Q 波を示す．
　5) 心 Fabry 病，ミトコンドリア病，糖原病→心内膜心筋生検が必要．
　6) 心尖部肥大型心筋症→ S_{V1} の増高よりも，$R_{V4} \sim R_{V5}$ の増高が目立つ．$V_4 \sim V_5$ の巨大陰性 T 波も特徴的．また，異常 Q 波を伴わないことが多い．
　7) 左室高電位→実際に心肥大はないため，左心系負荷所見がなく QRS 幅も拡大しない．

臨床指針

　10年生存率は80％以上を示すが，15年以上となると拡張相に移行したり，心房細動を合併したりして予後は不良となる．突然死は年3％であるが，無症候の若者が初発で突然死することもあり，過度の運動や緊張を避けるための十分な指導が必要である．薬物療法としては，陰性変力作用や陰性変時作用を期待してβ遮断薬，Ca拮抗薬（ベラパミル），Ⅰ群抗不整脈薬（ジソピラミド，シベンゾリン）などを用いる．心房細動や心室頻拍・心室細動の合併例ではⅢ群抗不整脈薬のアミオダロンも用いられる．心筋の肥大や線維化を抑える目的で，アンジオテンシン変換酵素阻害薬（ACEI）やアンジオテンシンⅡ受容体拮抗薬（ARB）が用いられることもあるが，閉塞型では逆に左室流出路狭窄を強める危険性があり禁忌となっている．ジギタリスも左室流出路の狭窄を強めるため禁忌である．非薬物療法としては，突然死を防ぐのに植込み型除細動器（ICD）が有効だが，左室流出路の狭窄を緩和するには外科治療，DDDペースメーカ植込みのほか，冠動脈の中隔枝に高濃度エタノールを注入する経皮的中隔心筋焼灼術（PTSMA）が有効とされる．

101 心尖部肥大型心筋症

50歳,男性

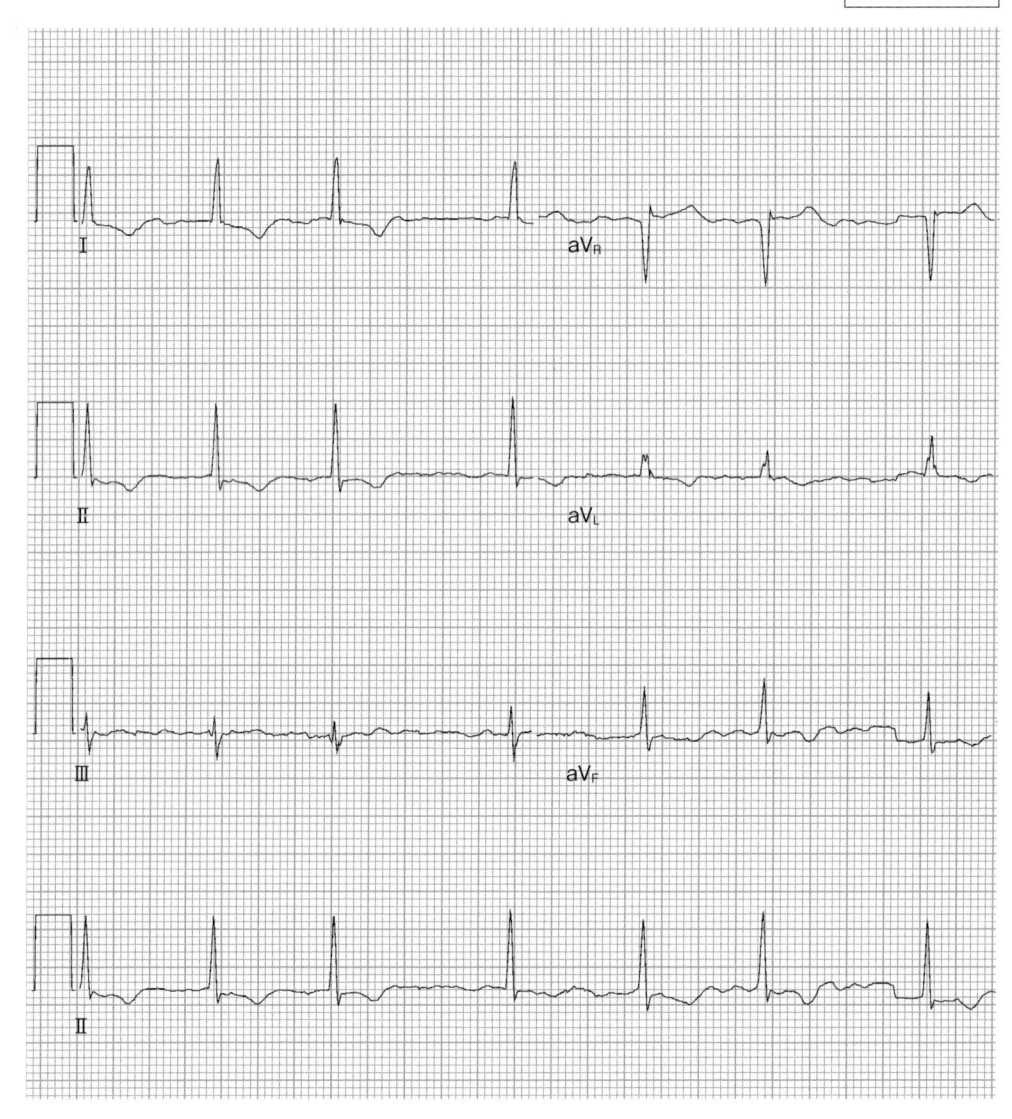

診断のポイント

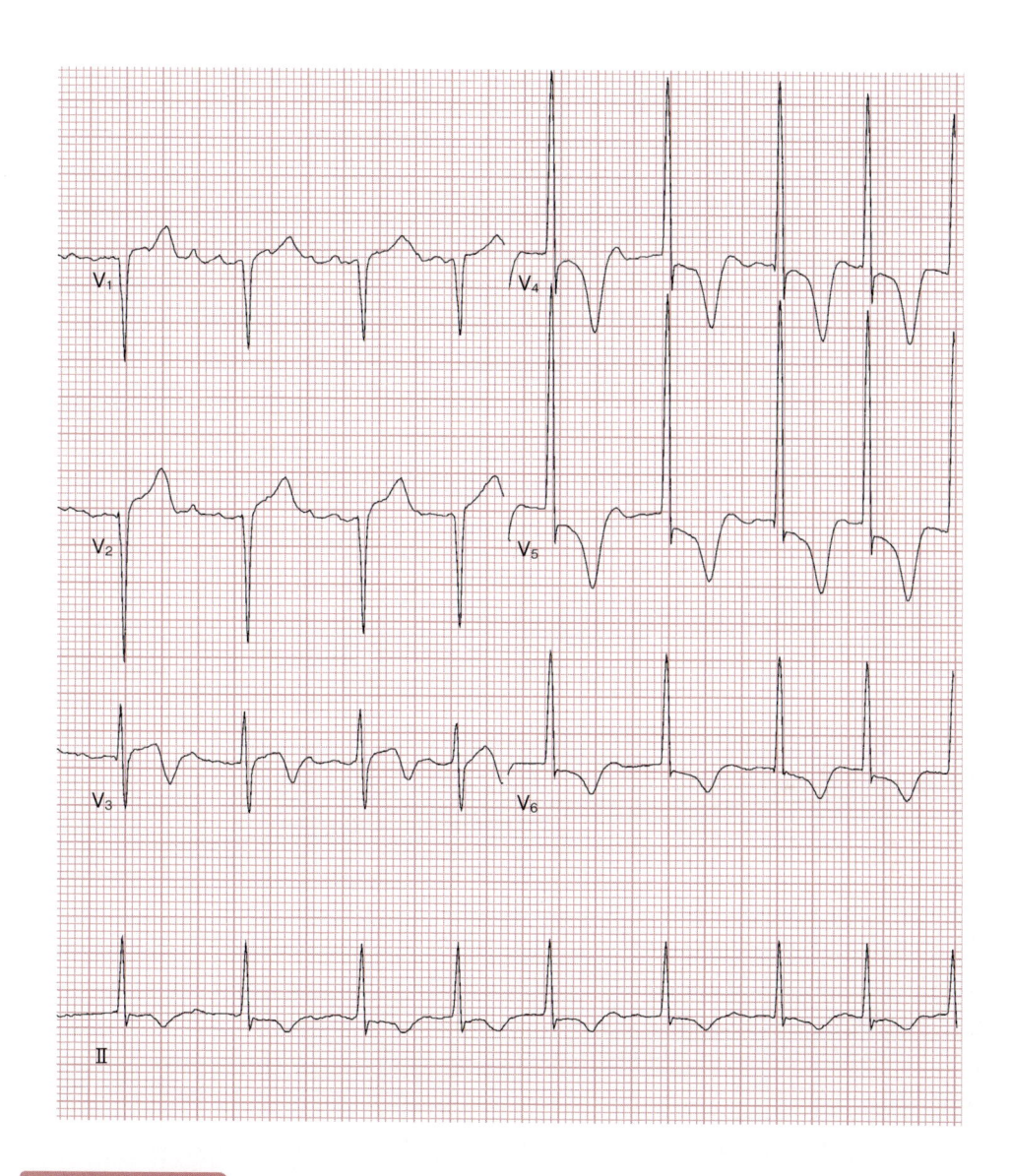

1) 心尖部に相当する V_4〜V_5 で R 波が増高する．
2) V_4〜V_5 で巨大陰性 T 波（>10 mm）が出現する．
3) ST 低下を伴うことも多い．
4) QRS 幅が延長することが多い．
5) 異常 Q 波を伴わないことが多い．
6) 心房細動などの不整脈を合併することも少なくない．
7) 経過とともに，左室高電位や巨大陰性 T 波は消失することが多い．

▶ 本例の診断

　心尖部肥大型心筋症とは，肥大型心筋症のうち，心室中隔下部から心尖部の領域に限局した肥大を特徴とする疾患である．そのため，左室流出路狭窄は起こらない．拡張期には内腔がトランプのスペード型となり，収縮期には内腔が先細りとなって心尖部が消失したようにみえる．心尖部肥大型心筋症は，日本から初めて報告されたもので，日本人を含めた東北アジア人に多い肥大様式とされる．また，家族性発症を示さない孤発例の肥大型心筋症のなかに多く含まれることが分かっている．

　本例の基本調律は心房細動である．肥大型心筋症の場合と同様に，心尖部肥大型心筋症でも左心系負荷のため，心房細動などの不整脈を合併しやすいことがわかっている．また本例では，心尖部に相当する V_4～V_5 でR波が増高しており，同じ誘導でT波高が10 mmを超える巨大陰性T波がみられる．V_4～V_6 にはST低下も伴っており，著明な再分極異常を生じるような何らかの変化が，心尖部を中心に広がっていることを示唆する所見といえる．この V_4～V_5 に限局したR波の増高と巨大陰性T波が心尖部肥大型心筋症の最大の特徴であり，心尖部から離れた V_1 では，肥大型心筋症の場合とは異なり，S波の増高を認めないことが多い．しかし一方では，経過とともに心筋の線維化が進み，左室高電位や巨大陰性T波が減弱ないし消失しうることも知られている．なお，QRS幅は延長することが多いが，本例のQRS幅は正常であった．

▶ 鑑別診断

巨大陰性T波を生じる可能性のある疾患が鑑別の対象となる．
　1) 急性心筋梗塞（とくに心内膜下梗塞）→胸痛，経時的なST-T変化，CPK上昇あり．冠動脈造影で有意狭窄あり．巨大陰性T波を生じることがあるが，R波は増高しない．
　2) 肥大型心筋症→R_{V_4}～R_{V_5} の増高とともに，S_{V_1} の増高も目立つ．決して頻度は高くないが，巨大陰性T波を生じることはある．また，異常Q波を認めることが比較的多い．
　3) たこつぼ型心筋症→胸痛と経時的なST-T変化あり．心エコー検査ないし左室造影にて，その「たこつぼ」型の形態変化を確認する．

▶ 臨床指針

　心尖部肥大型心筋症の治療は，基本的には肥大型心筋症に準ずるが，左室流出路の狭窄はきたさないため，その分，治療には多少の余裕と幅ができる．ただし，心房細動ないし心室頻拍・心室細動の合併例では，Ⅲ群抗不整脈薬のアミオダロン投与や植込み型除細動器（ICD）の植え込みが必要となることも少なくない．また，心尖部肥大型心筋症の約半数には高血圧症を合併しており，降圧薬投与が必要となることが多い．

102 拡張型心筋症

26歳，男性

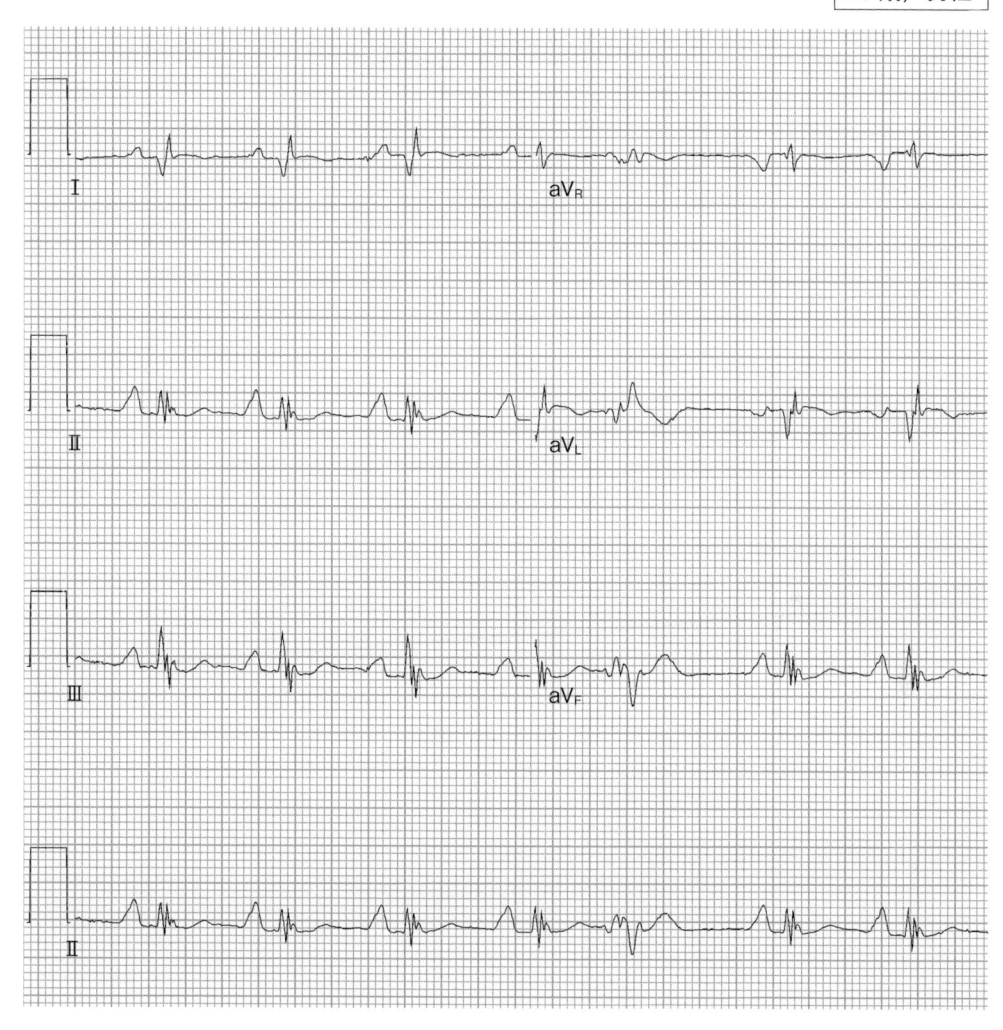

診断のポイント

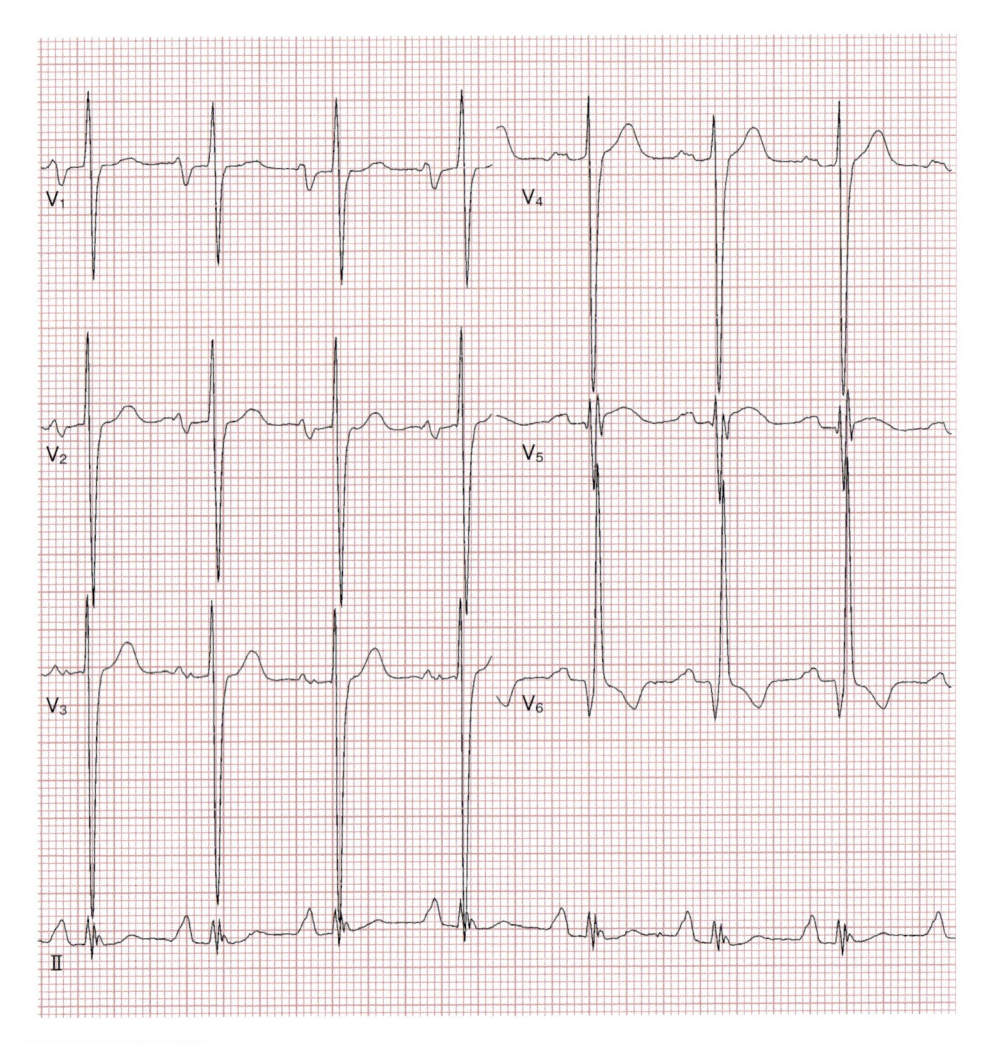

1) 異常 Q 波，ST-T 変化，左室高電位，肢誘導低電位差，QRS 幅の延長など多彩な変化を示す．
2) 房室ブロック，脚ブロックなどの刺激伝導系の異常を伴いやすい．
3) 心室期外収縮や心室頻拍などの心室性不整脈を伴いやすい．
4) 心房負荷所見を示す．ときに心房細動を伴うこともある．
5) 病態の進行により，経時的に心電図は変化する．

本例の診断

拡張型心筋症は，主として左室の拡大と心機能低下をきたす心疾患である．一部には家族内発症も報告されるが，大部分の原因はいまだ不明である．労作時息切れ，呼吸困難，浮腫などの心不全症状のほか，不整脈に伴う動悸などを訴え見つかることが多い．

本例は 26 歳と若年であることから，いわゆる先天性の拡張型心筋症の典型例と考えられる．最初は，ST-T 変化も軽く，心房負荷もなく，QRS 幅も正常であったが，その後，進行性の心電図変化を認め，次第に左図のような心電図に至った．この心電図における I, aV$_L$, V$_6$ の異常 Q 波と陰性 T 波，V$_1$ の R 波増高（reciprocal な異常 Q 波）などは，側壁から後壁へかけての陳旧性心筋梗塞を疑わせる所見だが，年齢からそれは否定的と考えられる．実際，高血圧，糖尿病，高コレステロール血症などの危険因子は有しておらず，過去に胸痛や胸部圧迫感などを訴えたこともなかった．一方，左室高電位（S$_{V1}$＋R$_{V6}$＞35 mm, R$_{V6}$＞26 mm）と心室内伝導遅延（QRS 幅の延長と QRS 内の notch）などの所見は左室拡大を疑い，両房負荷（II で P 波増高，V$_1$ で P 波の陰性成分増大）の所見は，左心機能低下および弁膜症のため，負荷が左心系のみならず右心系にまで広がっていることを連想させる．実際，胸部 X 線では心胸郭比が拡大し，心エコー検査では左室の著明な拡大と全周性の壁運動低下，ならびに両心房の拡大を認めた．また，本例のように胸部誘導が高電位であるにもかかわらず，その割に肢誘導が低電位傾向を示す場合には，左室拡大による胸部誘導電極への近接効果と，左室壁の菲薄化に伴う起電力の減弱効果が現れたと考えられる．なお，本例では散発性の心室期外収縮も認められる．

鑑別診断

拡張型心筋症には特異的な心電図所見がないため，除外診断が重要である．
 1）拡張相肥大型心筋症→過去の病歴から肥大型心筋症の有無を確認する．
 2）心筋炎→終末像では心室が拡大することもあるが，比較的早期なら発熱，胸痛，胸膜摩擦音，炎症所見などで鑑別できる．
 3）心筋梗塞（虚血性心筋症）→胸痛や危険因子の有無を調べる．できれば冠動脈造影で有意狭窄ないし冠攣縮を証明する．

臨床指針

一般に予後は不良で，5 年生存率は約 50％である．心機能低下を伴うため，心不全死が多く，次いで心室頻拍・心室細動などの頻脈性不整脈による突然死が多い．薬物療法としては，拡張型心筋症に対する治療というよりは，心不全に対する治療が中心となる．利尿薬のほか，アンジオテンシン変換酵素阻害薬（ACEI）やアンジオテンシン II 受容体拮抗薬（ARB）ならびにカルベジロールなどの β 遮断薬を中心に用いる．ジギタリスのような強心剤は，長期予後改善のエビデンスに乏しく，昔ほどは使われなくなった．非薬物療法としては，最近，重症かつ難治性の心不全例またはそれに心室性不整脈を伴う例に対し，両室ペーシングによる心臓再同期療法（CRT：cardiac resynchronization therapy）に除細動機能を併せもつ CRT-D を植え込むことが多くなった．一方，心移植の適応となることもあるが，残念ながら種々の制限があり，実際に心移植を受けることができる症例は決して多くない．

103 不整脈源性右室心筋症（ε波）

47歳，男性

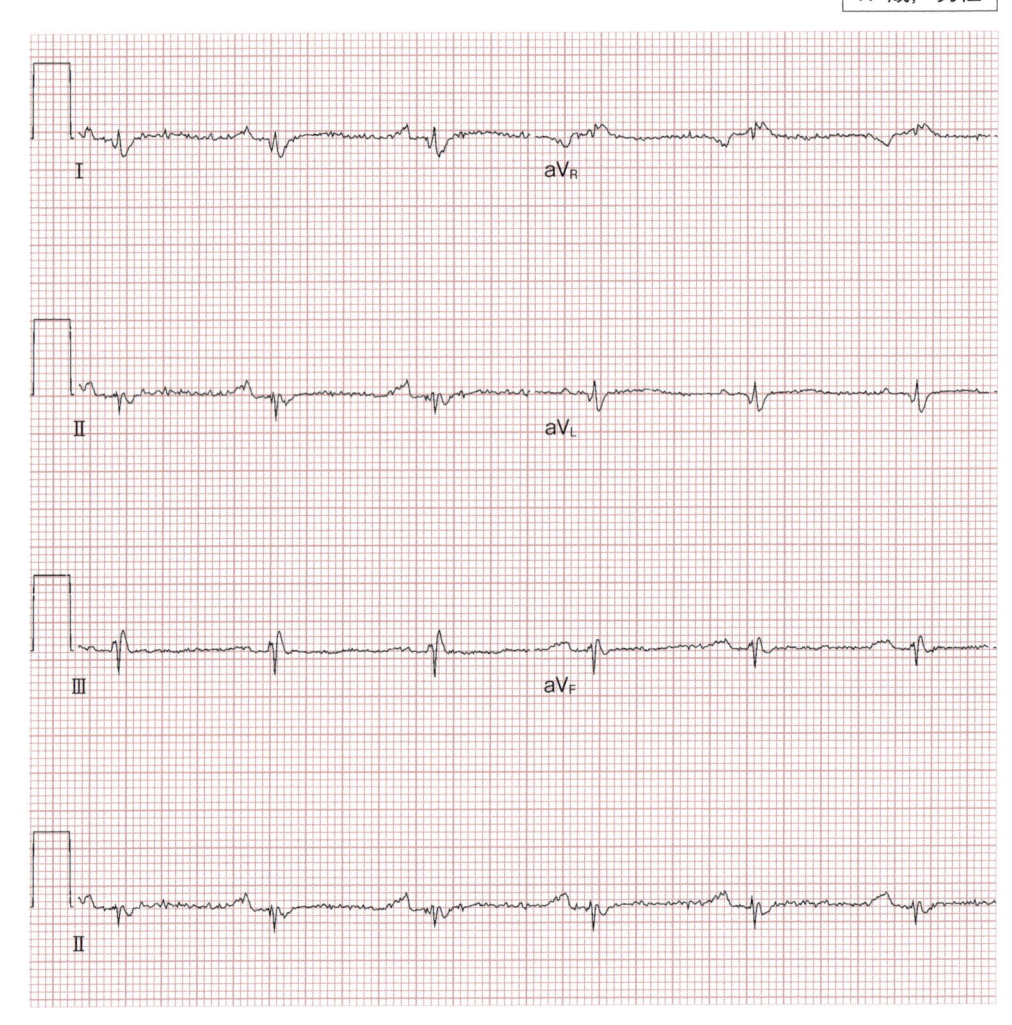

診断のポイント

1) （不）完全右脚ブロックを認める．
2) V_2〜V_3を中心とした陰性T波を認める．
3) V_1〜V_3でQRS直後にnotch状のイプシロン（ε）波を認める．
4) 左脚ブロック型の心室期外収縮や心室頻拍が生じやすい．
5) 心エコー検査や右室造影にて右室の拡大・壁運動低下・瘤形成を呈することがある．

238　II．チェックリスト

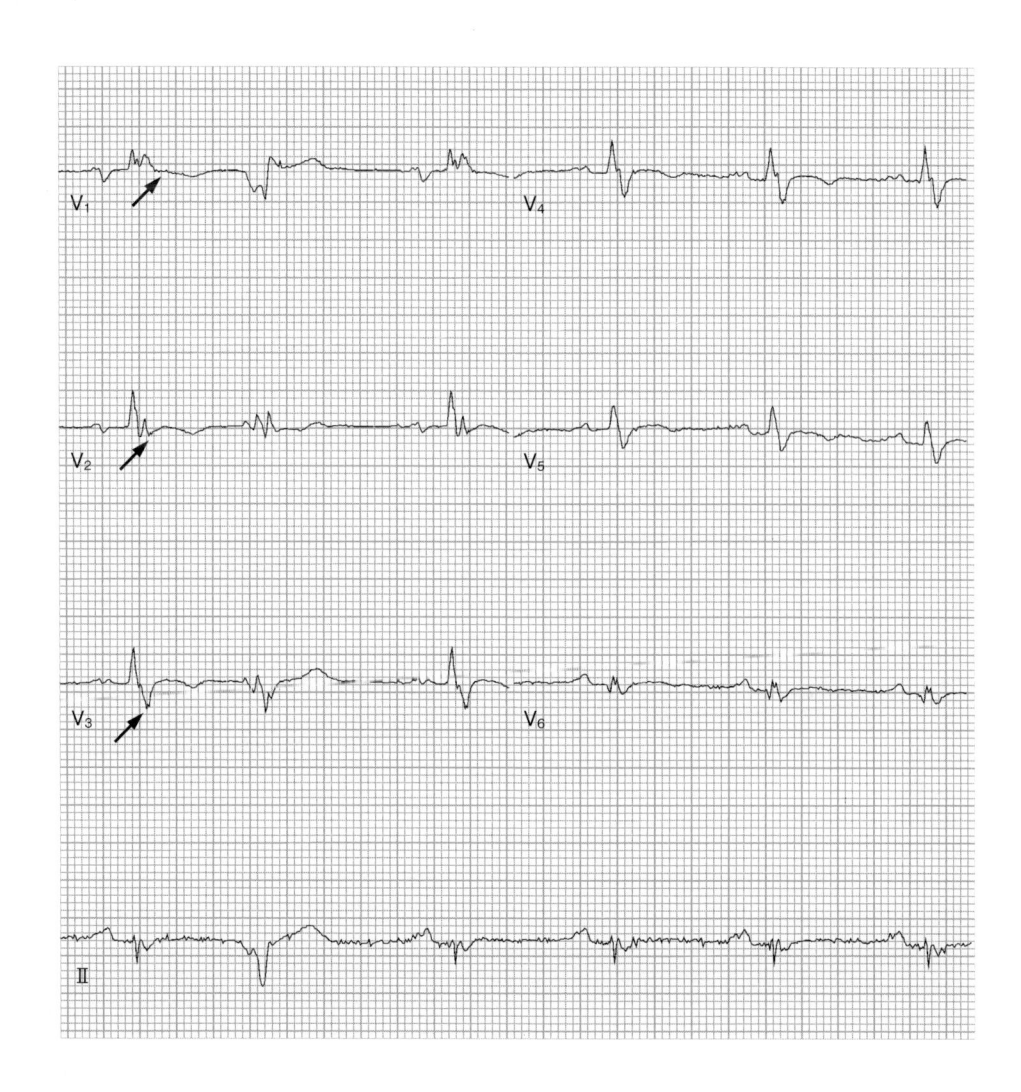

本例の診断

　不整脈源性右室心筋症（ARVC: arrhythmogenic right ventricular cardiomyopathy）とは，右室を中心に広がる脂肪浸潤のため，右室起源（左脚ブロック型）の心室期外収縮や心室頻拍をきたす進行性の疾患である．右室の拡大・壁運動低下・瘤形成と関連して，右心不全症状を呈することも多い．若年から中年にかけて好発し，比較的男性に多い．普段の心電図が右脚ブロックの失神または心室頻拍の患者をみれば，まず ARVC の可能性も含めて検索する．近年，原因としてリアノジン受容体やデスモソーム（接着斑）に関連した遺伝子変異が数多く報告されるようになった．

　本例はかなり進行した ARVC の一例である．V₁ には完全右脚ブロックによる RSR′ 波形を認め，V₂～V₃ を中心に陰性 T 波が広がっている．一般に右脚ブロックは「不完全」のことが多いが，右室の心

筋障害が進行すると「完全」に移行する．V₁〜V₃ の QRS 直後には，ε 波と呼ばれる小さな notch（矢印）を認める．これは心室内の興奮伝播遅延が記録されたものであるが，同様の示標として，加算平均心電図（図1）がある．本例では，filtered QRS 幅が 189 ms（110 ms 以上），RMS40（最後の 40 ms の電位）が 4 μV（20 μV 以下），LAS40（40 μV 未満の時間）が 124 ms（38 ms 以上）と 3 項目すべてを満たし，遅延電位（late potential）は陽性と診断された．病態が進行すると，ときに脂肪浸潤は左室（主として心外膜側）にまで及ぶようになるが，それを反映してか本例では肢誘導と胸部誘導ともに低電位差が示されている．心室期外収縮も記録されているが，その波形からこれは右室起源と思われ，右室の心筋障害との関連が示唆される．

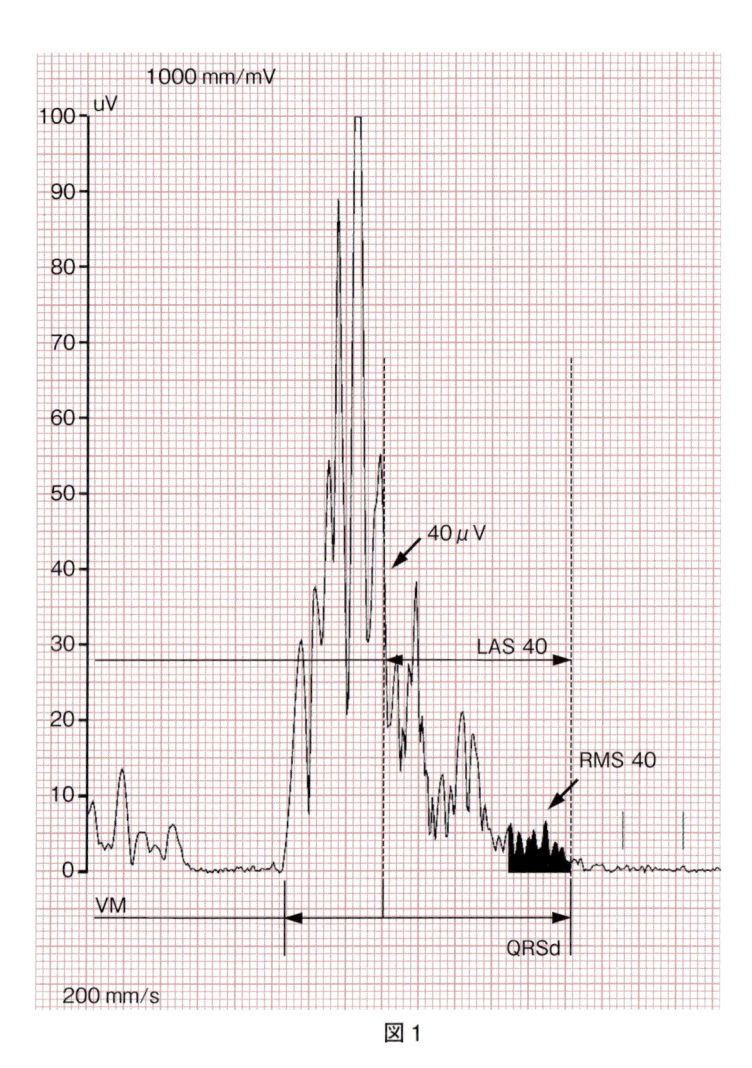

図 1

鑑別診断

1) Brugada 症候群→ARVC
と診断されたもののなかに，V₁〜V₃ の ST 上昇とその経時的変動を示すものがある．若年性の安静時突然死との関連も示唆されることから，overlap 症候群の可能性も含め精査の必要がある．

2) 拡張型心筋症→動脈硬化性の変化から脂肪変性をきたし，拡張型心筋症に至ることがある．CT・MRI 検査などで脂肪変性が右室に偏在しないことを確認する．ただし，左室に偏在する ARVC の亜型もあるといわれ，厳密には鑑別は困難といえる．

3) 右室流出路起源の特発性心室頻拍→左脚ブロック型の心室頻拍を呈するが，ほかの心電図異常を伴わない．

4) 右室に偏在する心筋炎や虚血性心疾患→炎症所見や冠動脈造影などで鑑別する．

臨床指針

持続性の心室頻拍を呈する場合には，抗不整脈薬（Ⅲ群抗不整脈薬，β 遮断薬など）とカテーテルアブレーションを組み合わせて治療する．ただし，右室における心筋障害が進行すると，不整脈が再発して難治性となることも多いことから，長期予後の改善を期待するならば，植込み型除細動器（ICD）の適応とすることが望ましい．

104 たこつぼ型心筋症（急性期）

65歳，女性

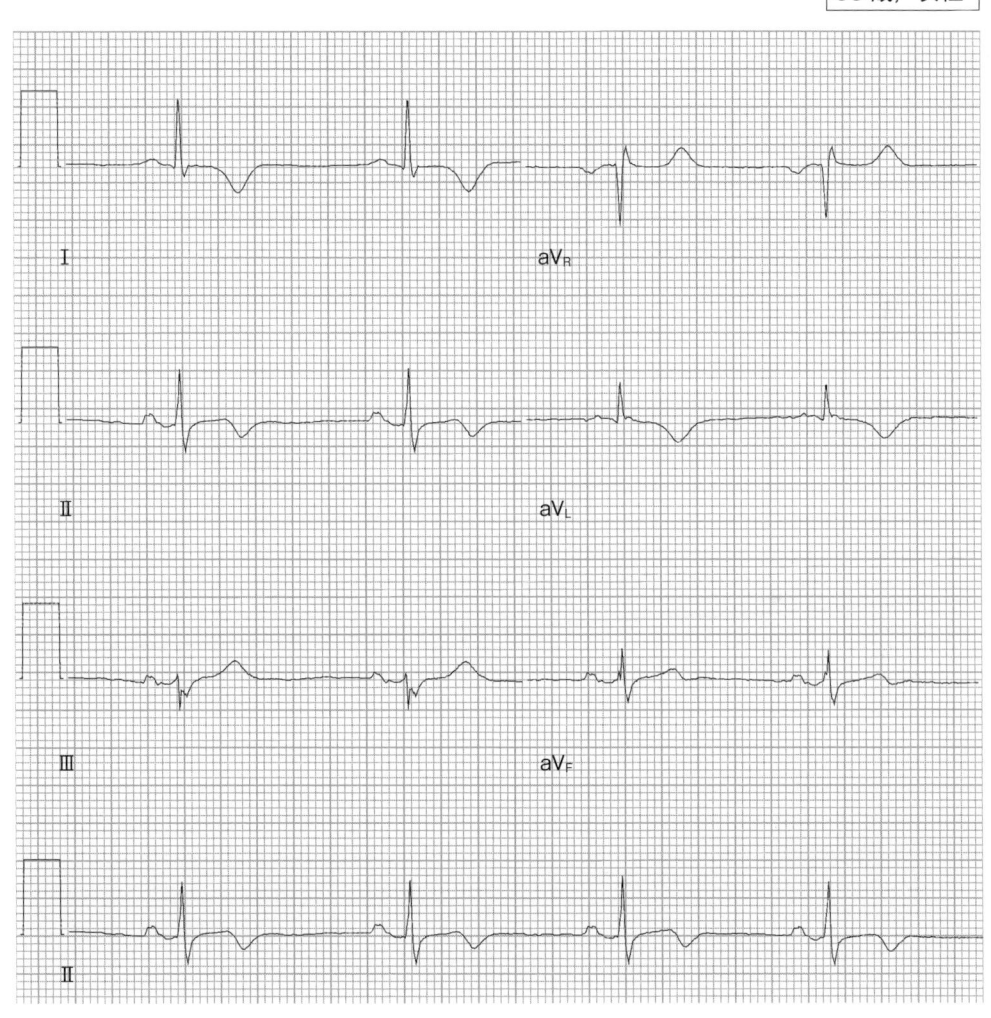

診断のポイント

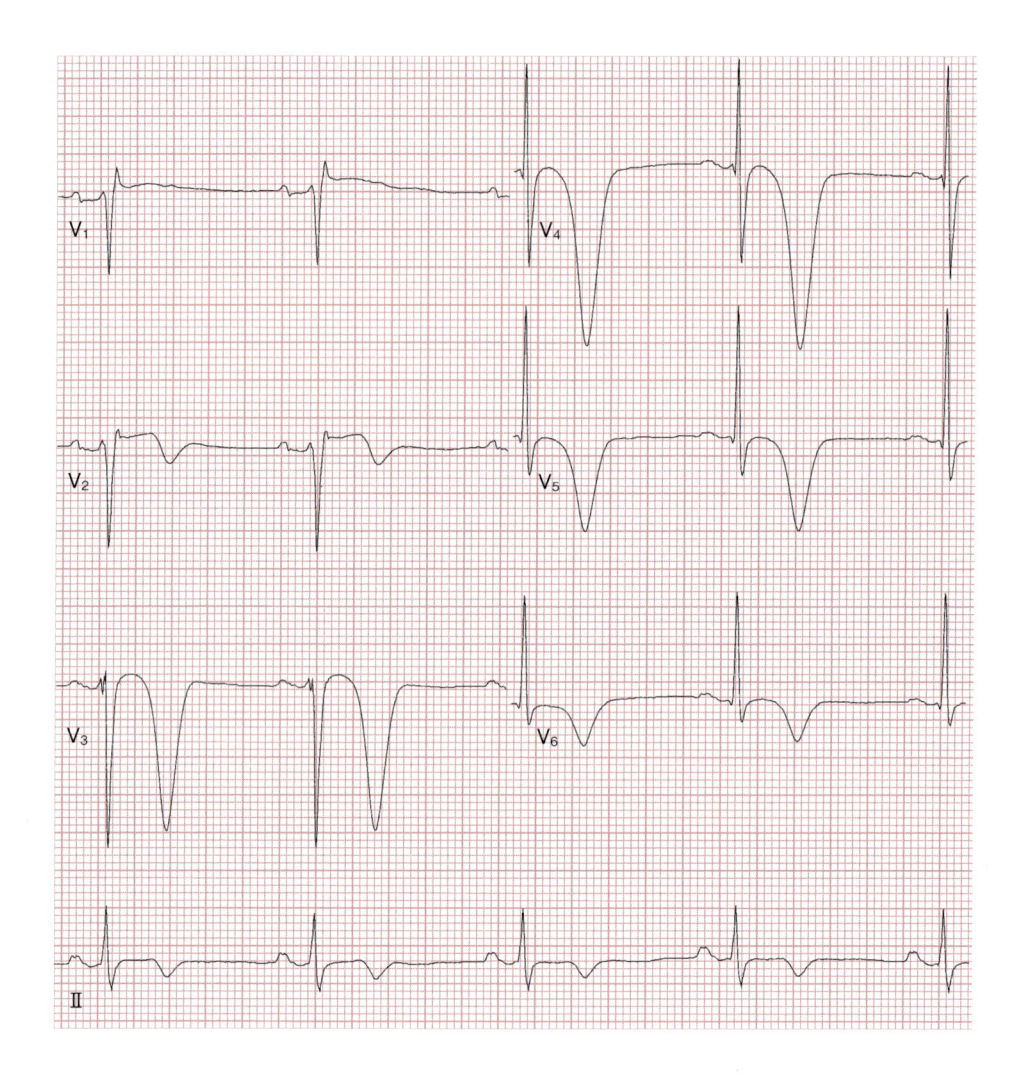

1) 早期から比較的広範な誘導で ST 上昇を認める．
2) 経時的に T 波が陰転化し，ときに巨大陰性 T 波（>10 mm）を形成する．
3) QT 延長を呈することが多い．
4) reciprocal な ST 低下や異常 Q 波の所見に乏しい．
5) 経過とともに心電図変化は元に戻る．

本例の診断

たこつぼ型心筋症は，概して高齢女性に好発し，身体的・精神的ストレスが誘因となることが多い疾患である．実際，大震災後の発症が数多く報告されている．急性に発症し，急性心筋梗塞を思わせるような胸部圧迫感や呼吸困難などの症状を有する．心電図にて，早期にはST上昇を認めるが，経時的にT波が陰転化し，QT延長を認めるようになる．また，CPKなどの心筋逸脱酵素はさほど上昇せず，冠動脈造影でも有意狭窄を認めない．左室造影や心エコー検査では，心尖部の著明な壁運動低下と，心基部の代償性過収縮を認めることが多く，その形態的特徴から「たこつぼ」と呼ばれるようになった．なお，この壁運動低下領域は，冠動脈支配とは一致しないのが特徴である．

図は発症後数時間の心電図である．本例は，日常生活における強いストレスをきっかけに，冷汗と左前胸部の絞扼感を伴って発症した．V_1〜V_3にはST上昇が残っているが，すでにI, aV_L, V_3〜V_6には巨大陰性T波が出現しており，QT時間も508 msと延長傾向を示している．また，本例では心エコー検査で心尖部の著明な壁運動低下を認めた．

発症メカニズムには，いまだ不明な点が多いが，強い興奮や緊張のため過剰なカテコラミンにさらされたり，微小冠血管レベルで一過性の強い攣縮が起こったりして気絶心筋となることで誘発されるのではないかとの説が有力である．

鑑別診断

巨大陰性T波を示す可能性のある疾患が鑑別の対象となる．

1) 急性心筋梗塞（とくに心内膜下梗塞）→CPKなど心筋逸脱酵素の上昇が明らかで，冠動脈造影でも有意狭窄を認める．
2) 褐色細胞腫→血中カテコラミン高値．腹部CTで副腎腫瘍を検出する．壁運動低下の領域は心尖部に限定されないことが多い．
3) 脳血管障害（脳内出血）→交感神経亢進によるカテコラミンの過剰分泌が関与しており，QT延長のほか，多彩なST-T変化を認める．頭部CT・MRI，脳血管造影などで鑑別する．
4) 心尖部肥大型心筋症→胸痛と経時的なST-T変化なし．心エコー検査ないし左室造影にて，心尖部に限局した心筋肥大を確認する．
5) 急性心筋炎→先行感染のあることが多く，発熱と心筋逸脱酵素の上昇が著しい．

臨床指針

一般に予後は良好であり，数日から数週間でST-T変化と壁運動低下は正常化する．急性期には左室内に圧較差を認めることもあるが，通常は自然に消失し，侵襲的治療は必要でないことが多い．また，ときに冠動脈一枝の支配領域を超えて広がる壁運動低下と壁菲薄化のため心不全に陥ることもあるが，その場合も数日から数週間の経過で劇的に改善し，心破裂などを起こして死に至ることは非常にまれである．

105 急性心筋炎

22歳，女性

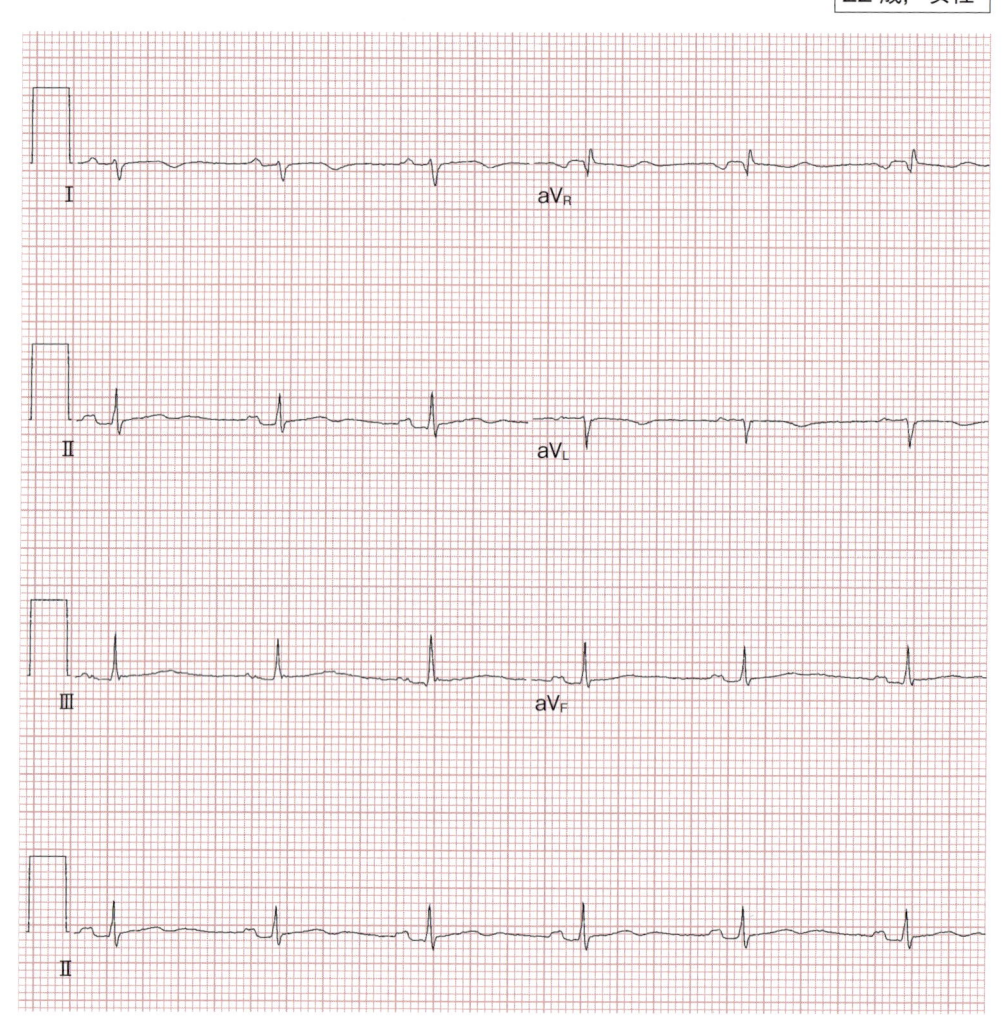

診断のポイント

1) ST 上昇や陰性 T 波などの非特異的 ST–T 変化を示す．
2) 低電位差（肢誘導で QRS 振幅＜5 mm，胸部誘導で QRS 振幅＜10 mm）．
3) R 波の減高や異常 Q 波が出現することがある．
4) 刺激伝導系の異常や心室性不整脈を伴うことがある．
5) 炎症の鎮静化とともに，心電図変化も元に戻る．

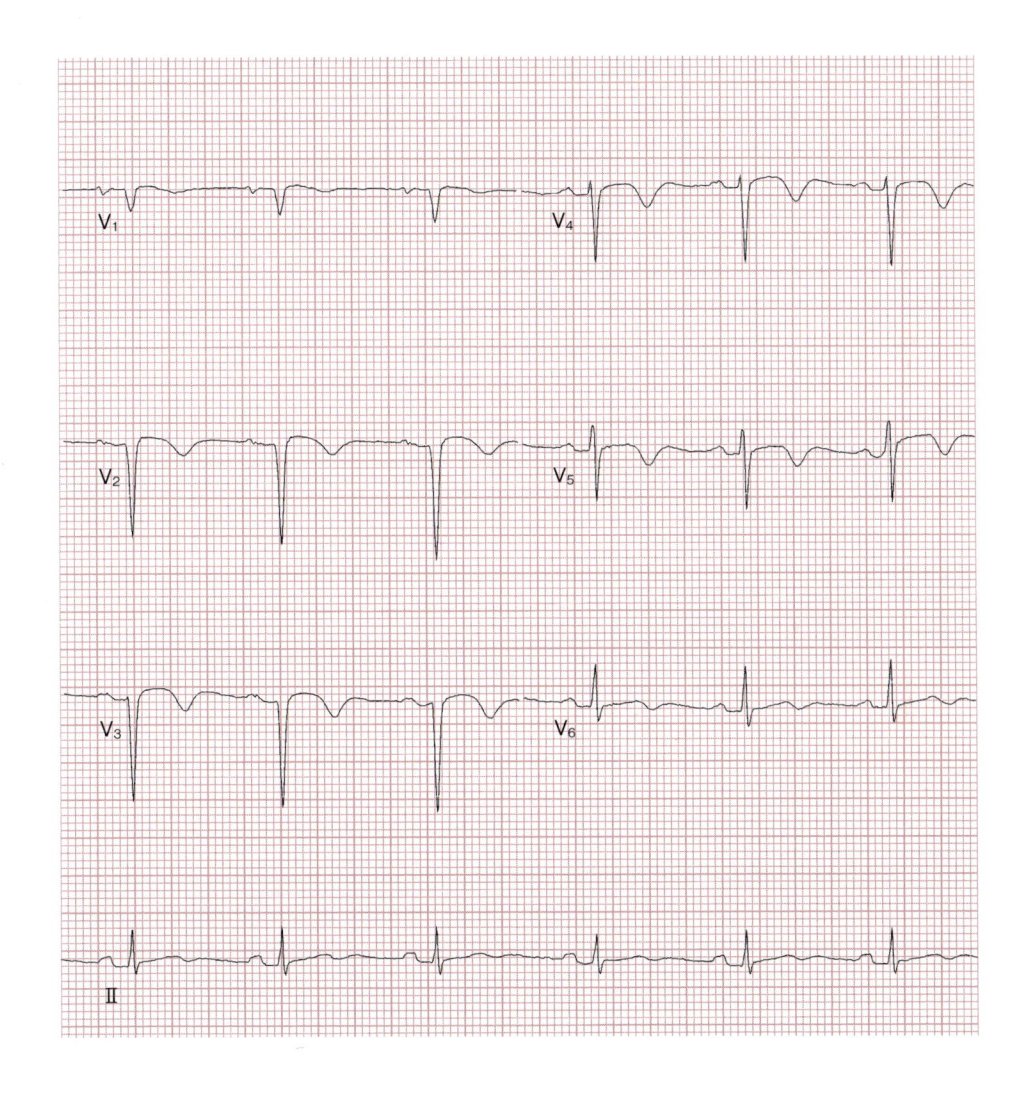

▶ 本例の診断

　急性心筋炎とは，心筋自体に急性の炎症が起こり，心筋障害をきたす疾患である．ST上昇や異常Q波など心筋梗塞に類似した心電図所見はあるが，心筋炎に特異的なものはない．そのため，臨床経過と併せて診断する必要がある．とくに，1週間ほど先行する風邪症状や嘔吐・下痢などの消化器症状があると診断をつけやすい．また，血液検査にて炎症所見と心筋逸脱酵素の上昇を確認しておく．胸痛は軽いことが多いが，炎症が心膜にまで波及し，心嚢液貯留もみられるようになると，急性心膜炎のように鋭い胸痛を伴うこともある．心エコー検査では心嚢液貯留と，炎症の強い部位に一致した壁運動低下が

認められる．胸部X線では心胸郭比の拡大のほか，心不全による胸水貯留を認めることもある．

本例では，$V_2〜V_4$を中心とした胸部誘導においてST上昇とT波の陰転化を認め，肢誘導とV_5, V_6には低電位差がみられる．実際，心エコー検査では心嚢液貯留が確認された．$V_1〜V_4$にはQSパターンないしR波の減高がみられ，前壁中隔梗塞との鑑別も必要となるが，本例のように若年で心筋梗塞が否定的な場合には，冠動脈造影まで行う必要はない．心筋の炎症や線維化に関連して，刺激伝導系の障害（房室ブロックや脚ブロックなど）や心室性不整脈（心室期外収縮や心室頻拍など）が起こりうるが，本例でも右軸偏位から左脚後枝ブロックが疑われる．

急性心膜炎の原因としては，ウイルス性，とくに上咽頭や腸管の粘膜で感染するコクサッキーウイルスが最多である．ほかには細菌性やアレルギー性の場合もあるが，原因が特定できないことも少なくない．従来，ウイルスの同定には血清ウイルス抗体価が測定されていたが，陽性率が高くないことから，最近では心筋生検からPCRでゲノムを直接検出する方法もとられるようになった．

▶ 鑑別診断

ST上昇を示す疾患が鑑別の対象となる．
1）急性心筋梗塞→左前胸部の絞扼感や圧迫感を伴ったST上昇とreciprocalなST低下を示す．鑑別が難しいときは冠動脈造影を行う．
2）急性心膜炎→異常Q波や陰性T波はない．心室性不整脈よりも心房性不整脈が多い傾向にある．心筋炎に比べ，胸痛は鋭いことが多い．
3）早期再分極→II, III, aV_F, V_5, V_6に有意なST上昇ないしJ点上昇，QT短縮やT波の増高を伴うこともある．発熱も胸痛も心膜摩擦音もなし．
4）異型狭心症→狭心症の発作時にST上昇，症状緩解とともにSTレベルは基線に戻る．

▶ 臨床指針

対症療法で対応できる軽症例が多く，通常は1カ月以内に炎症が鎮静化して自然寛解するが，一部に重症化（劇症化）して急激に心機能が低下し，心不全から心原性ショックに陥ってICUでの集中治療が必要となる症例もある．また，心筋炎が遷延するもののなかに，拡張型心筋症に至るものがあるといわれる．ウイルス性やアレルギー性の心筋炎のなかには，ステロイドが著効する例もあるが，一般に心筋炎に対するステロイドの有効性についてはまだ一定の見解が得られていないのが現状である．

106 急性心膜炎

61歳, 男性

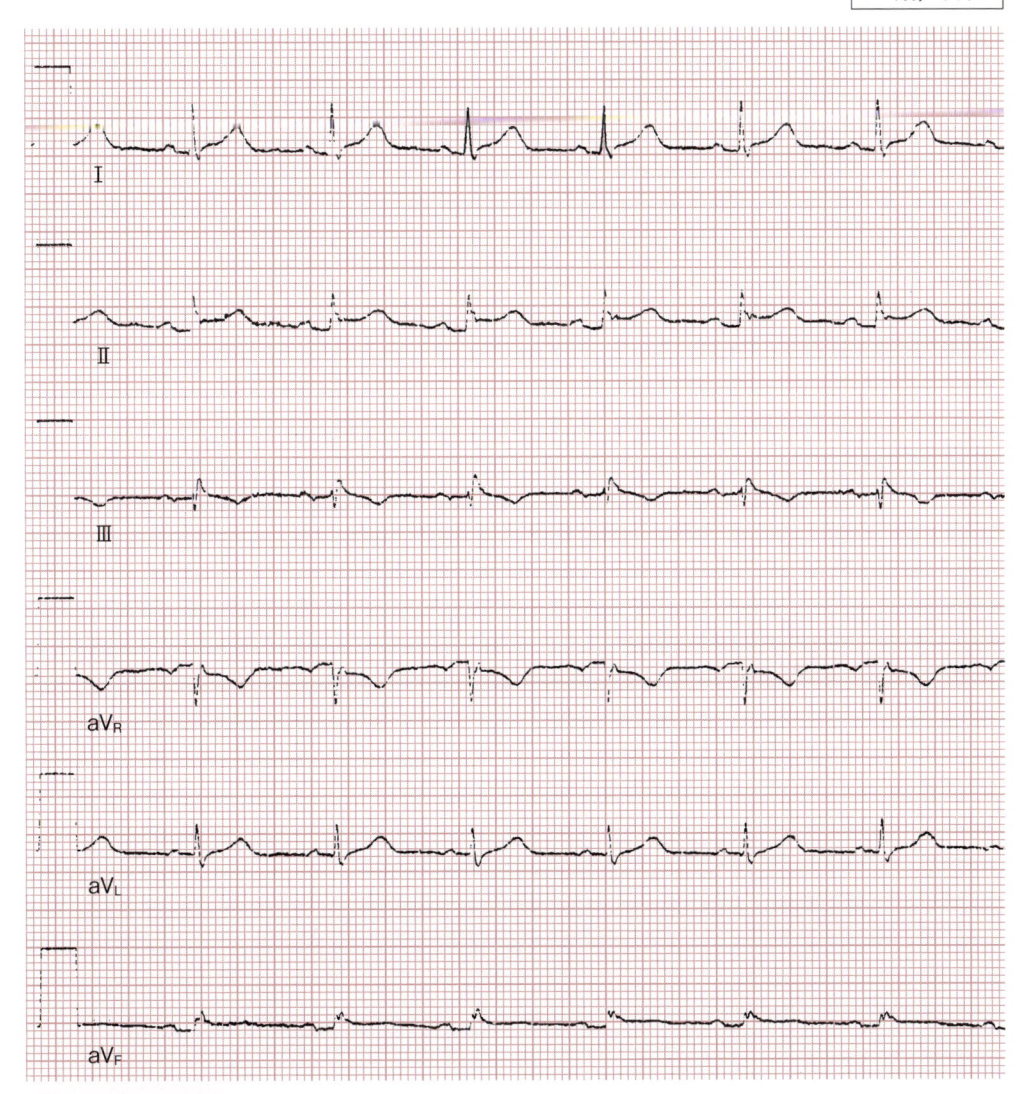

診断のポイント

1) aV_R と V_1 を除く広範な誘導で, 上向き凹（下向き凸）の ST 上昇と PR セグメント低下を示す.
2) ST 上昇は早期から, PR セグメント低下はそれより少し遅れる傾向あり.
3) 肢誘導と胸部誘導に低電位差を示すことが多い.
4) 炎症の鎮静化とともに, 心電図変化も元に戻る.
5) 一般に異常 Q 波や陰性 T 波は認めない.

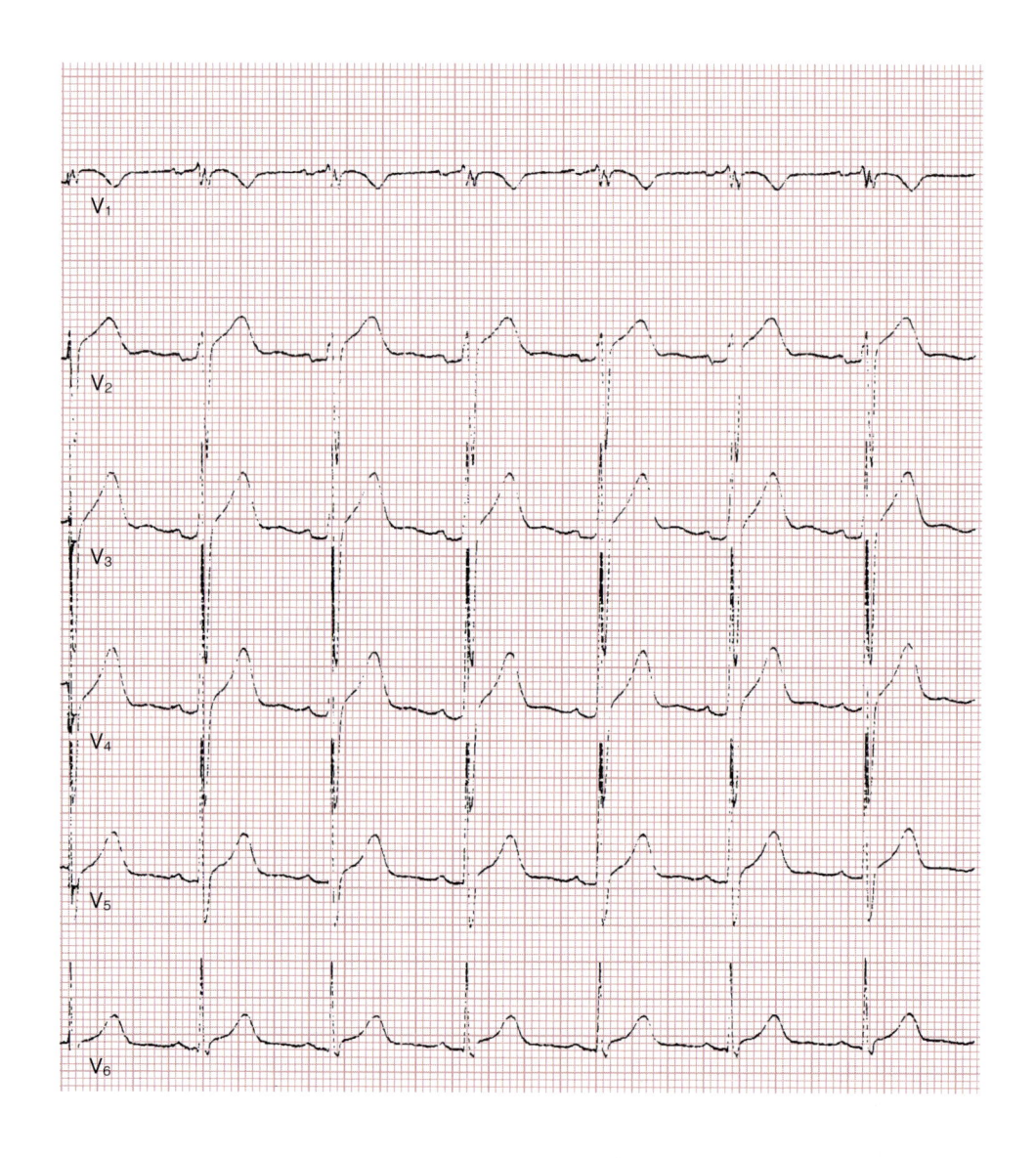

▶ 本例の診断

　急性心膜炎とは，壁側心膜と臓側心膜で包まれた心膜腔内全体および心外膜下心筋層で起こる急性の炎症と，心嚢液貯留を特徴とした疾患である．そのため，心電図変化には局在性がない．また，特徴的なST上昇は主に心外膜下の心筋浅部のみの障害を反映すると考えられるため，急性心筋梗塞や心筋炎のように障害が心筋深部にまで及ぶことで出現する異常Q波や陰性T波は示さない．

　本例では，aV$_R$とV$_1$を除く広範な誘導で上向き凹のST上昇を認めており，aV$_R$では逆にST低下が

248　II.チェックリスト

みられる．またⅡ，aV_F，V_2～V_6にはPRセグメントの低下もあり，心囊液貯留を反映してか，肢誘導では低電位差の傾向もみられる．実際，本例では胸部X線で心胸郭比の拡大がみられ，心エコー検査では心囊液貯留が確認された．なお，心囊液が著しい場合には，胸部誘導でも低電位差を認め，心尖部の振子運動による電気的交互脈が記録されることもある．

　急性心膜炎の主な原因はウイルス性であり，ほかには細菌性や癌性のもの，膠原病や心筋梗塞後のDressler症候群のように免疫反応が関係したものなどがあるが，原因を特定できずに特発性となる場合が多い．38℃前後の発熱と持続性の胸痛がほぼ必発のため，頻脈傾向となったり心房性不整脈を併発したりすることも少なくない．胸痛は鋭い痛みであることが多く，座位で前傾姿勢をとると軽減し，呼吸により増強するのが特徴である．また，心囊液が少ない場合には，心膜摩擦音が聴取されやすい．

▶ 鑑別診断

　ST上昇を示す疾患が鑑別の対象となる．
　1）急性心筋梗塞→ST上昇とreciprocalなST低下が同時に存在，異常Q波の出現．胸痛は左前胸部の絞扼感や圧迫感が主である．
　2）急性心筋炎→異常Q波や陰性T波が出現することがある．
　3）早期再分極→Ⅱ，Ⅲ，aV_F，V_5，V_6に有意なST上昇ないしJ点上昇，QT短縮やT波の増高を伴うこともある．発熱も胸痛も心膜摩擦音もなし．
　4）異型狭心症→狭心症の発作時にST上昇，症状緩解とともにSTレベルは基線に戻る．

▶ 臨床指針

　まずは経時的に心電図と炎症所見を追う必要がある．数時間から数日で胸痛は治まり，炎症の鎮静化とともに，心電図変化も元に戻る場合が多いが，ときに炎症が心筋深部にまで及ぶことで異常Q波や陰性T波が出現し，心筋炎に発展することもある．急性心筋炎の場合と同様に，原疾患の特定や他疾患との鑑別が重要であるが，一般に予後は良好であり，安静にて自然寛解することが多い．炎症が強いときにはアスピリンなどの非ステロイド系消炎鎮痛剤が有効であり，無効ならばステロイドの適応を考慮する．心囊液が著しいか，心タンポナーデをきたした場合には，心囊穿刺を必要とする．なお，心膜炎の治癒に伴い，心膜の線維化，肥厚，癒着などから心室の拡張障害が生じた場合には，外科的な心膜切開術の適応となることもある．

107 心房中隔欠損症

24歳,女性

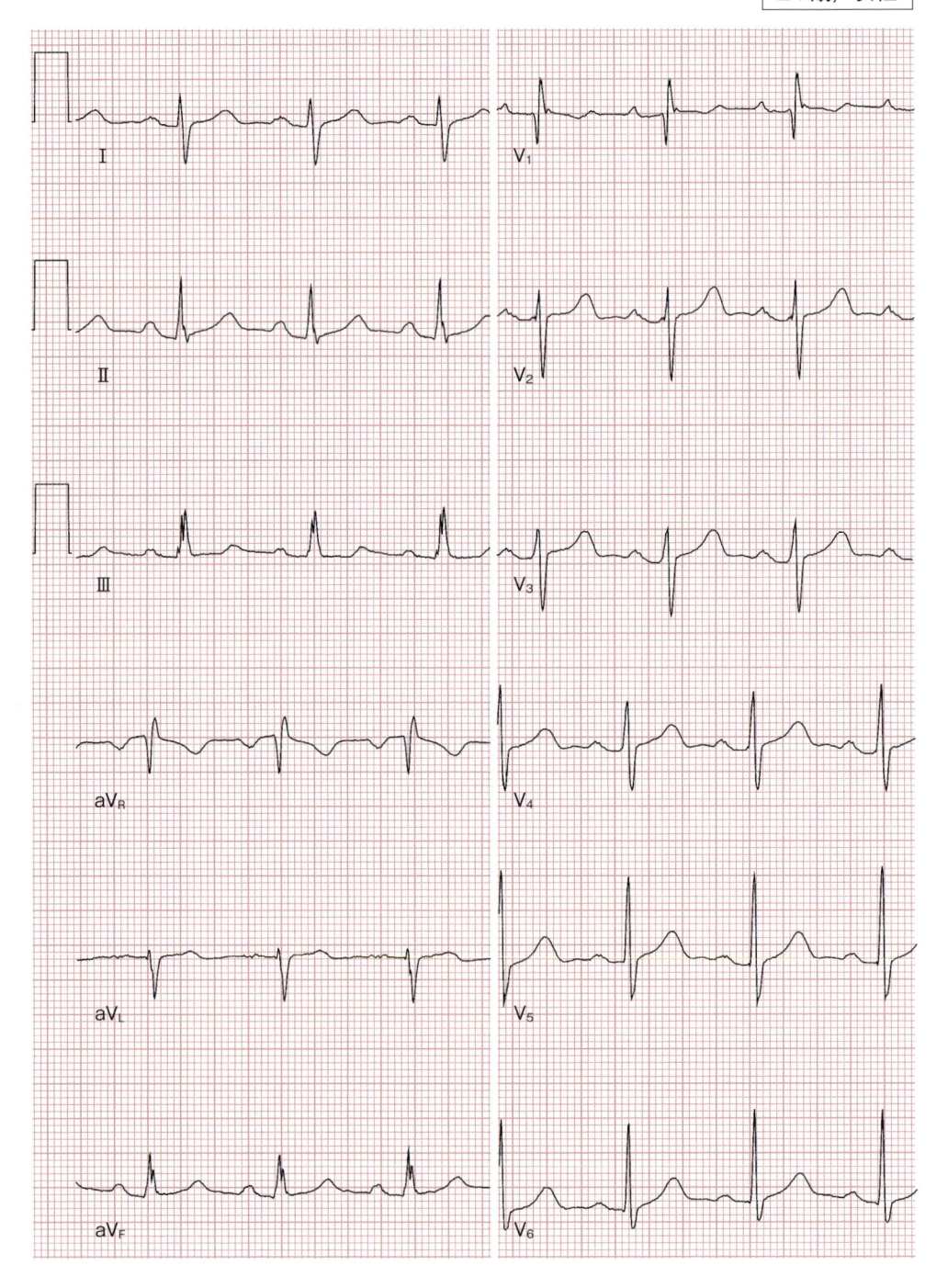

診断のポイント

1) 1次孔欠損型では左軸偏位，2次孔欠損型では正常ないし右軸偏位．
2) 不完全右脚ブロック：V_1 の QRS は rSR′ 型で r＜R′，R′/S＞1.0，かつ R′＞0.5 mV．
3) V_5，V_6 の深い S 波．
4) 右室肥大．

▶ 本例の診断

心拍数 80/分の正常洞調律であり，V_1 の QRS は rSR′ で r＜R′ の不完全右脚ブロック型を示し，R′ は 0.5 mV を越えている．また，左側胸部誘導の S 波はやや深い．したがって，本例は右室容量負荷心電図であると判断する．QRS 電気軸は＋107°と右軸偏位，PR 時間は 0.20 秒である．

▶ 鑑別診断

1) 不完全右脚ブロック→V_5，V_6 の深い S 波は伴わない．
2) 心室中隔欠損症，動脈管開存症→左室拡大または両室肥大の所見，すなわち，左室高電位差と左側胸部誘導の T 波の増高を認める．

▶ 臨床指針

容量負荷型右室負荷疾患の代表的な疾患には，心房中隔欠損症，心室中隔欠損症，動脈管開存症がある．これらはいずれも左→右シャントがあり，肺血流量が増大する先天性心疾患である．心室中隔欠損症，動脈管開存症では左室拡大または両室肥大の所見を認めるが，心房中隔欠損症では左室肥大，左室拡大は認めない．心房中隔欠損症には 1 次孔欠損型と 2 次孔欠損型があり，前者では左軸偏位をとることが特徴であり，後者では正常ないし右軸偏位を呈することが多い．一般に右房負荷がみられることから肺性 P をみることが多い．確定診断は，心エコーで心房中隔欠損孔の確認もしくは心房レベルでのシャントを確認することである．一般的に肺高血圧を合併しない成人例心房中隔欠損症では，肺体血流量比（Qp/Qs）が 2.0 以上であれば外科的治療の適応とされている．

108 Fallot 四徴症

19歳，男性

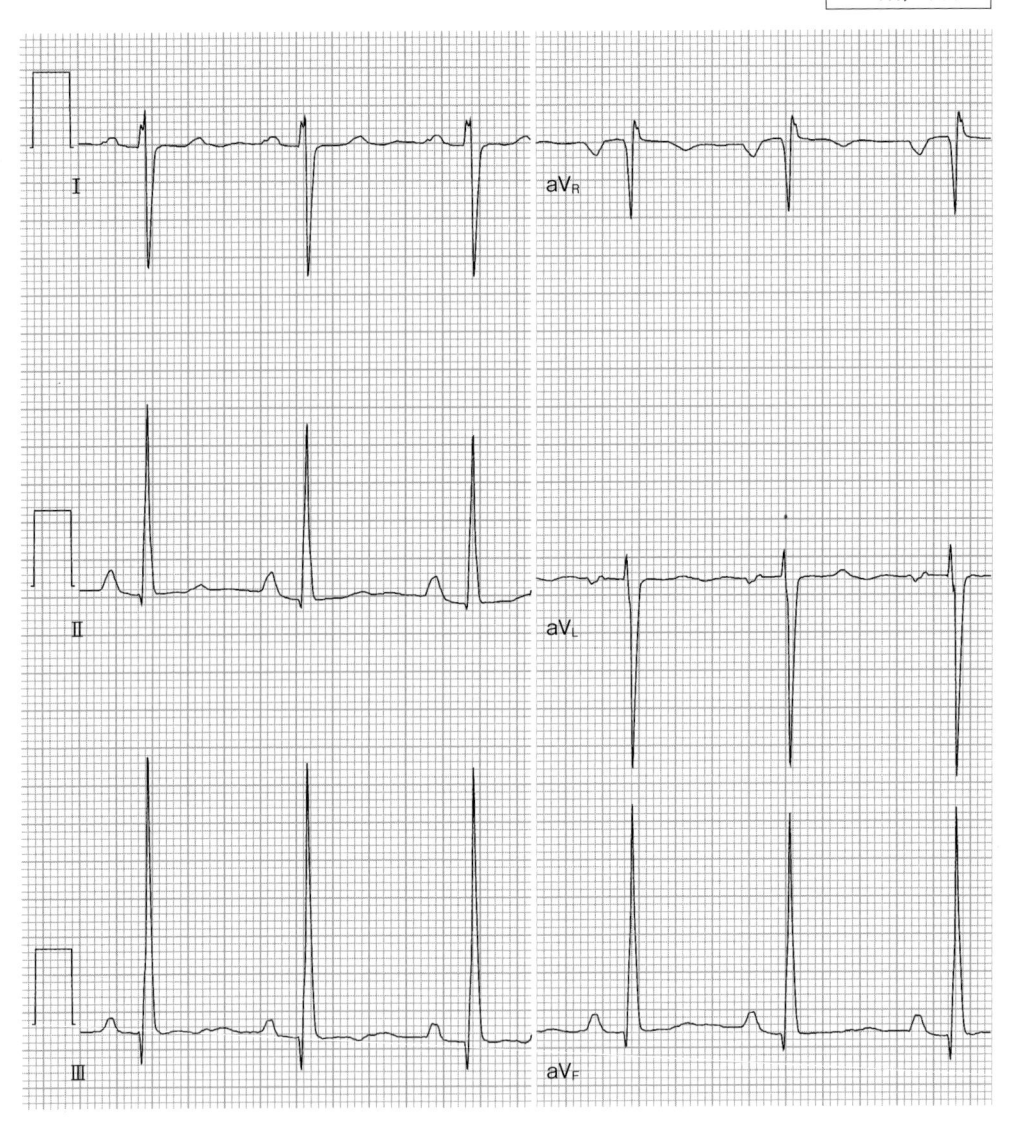

108. Fallot 四徴症

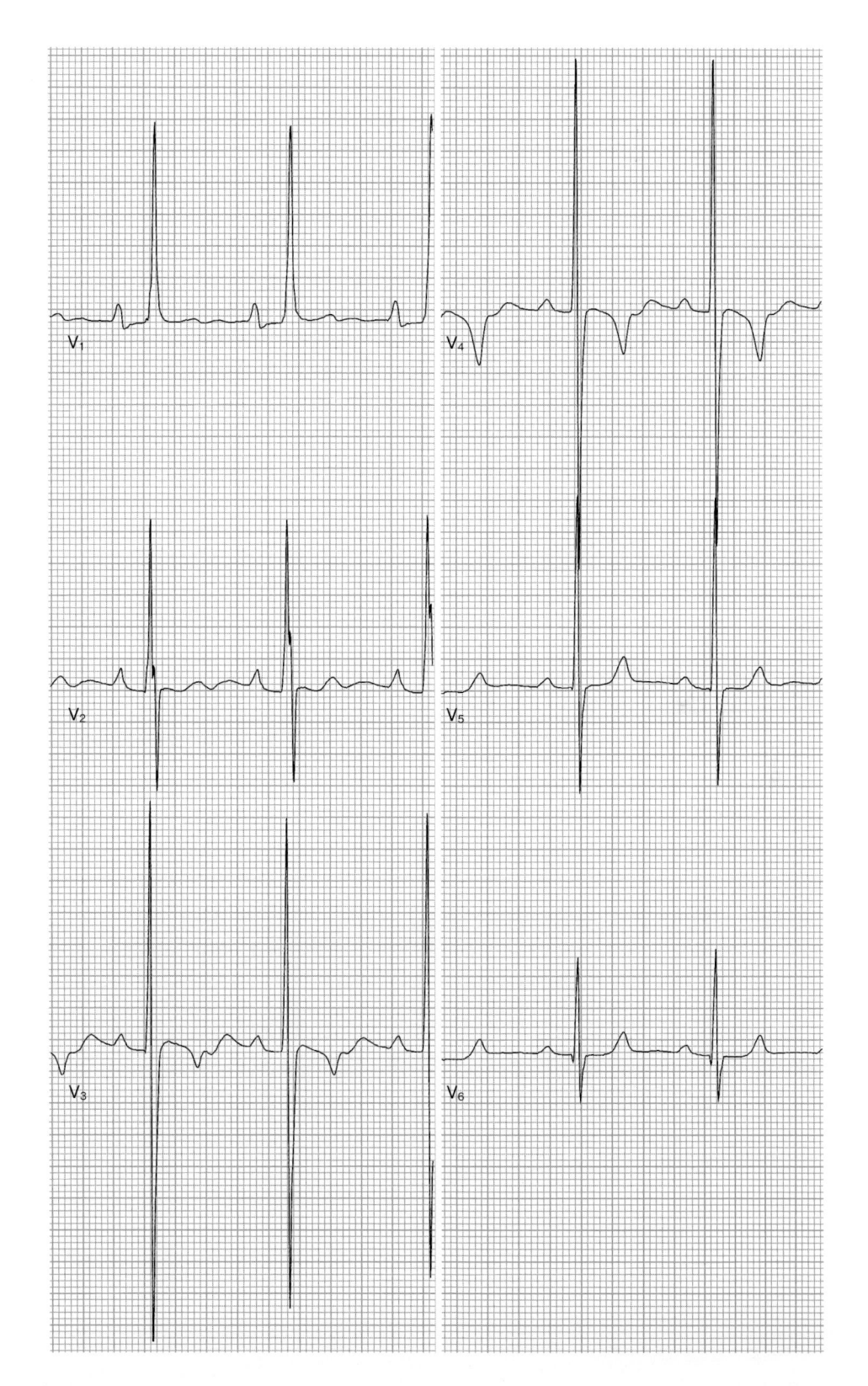

> **診断のポイント**
> 1) 右軸偏位．
> 2) 不完全右脚ブロックパターン．
> 3) 右室肥大：V_1 誘導でR パターンとなり，左側胸部誘導のR 波高の低い rS または RS パターンになる．

▶ 本例の診断

　心拍数 81/分の正常洞調律で，QRS 電気軸は著しい右軸偏位（＋111°）を示す．V_1 誘導では高い R 波，V_5, V_6 誘導で深い S 波を認める．T 波は V_1〜V_5 誘導で陰性ないしマイナス・プラス型の 2 相性を示す．すなわち，典型的な右室肥大心電図であると判断する．PR 時間は 0.2 秒である．II, aV_F 誘導の P 波がやや尖鋭増高化している．

▶ 鑑別診断

　1) 容量負荷型右室肥大→不完全右脚ブロックであり，V_5, V_6 の深い S 波は伴わない．
　2) 完全右脚ブロック→幅広い QRS，V_1 で rSR′型．
　3) A 型 WPW 症候群→PQ 短縮，デルタ波，QRS 幅の延長．
　4) 高位後壁梗塞→V_1, V_2 の高い R 波と高い T 波が特徴であるが，Fallot 四徴症でもみられることがあるので他の臨床所見と併せて鑑別する必要がある．
　5) 肺動脈弁狭窄，Eisenmenger 症候群，原発性肺高血圧，2 次性肺高血圧，僧帽弁狭窄→いずれも心電図では右室肥大所見を呈するため，他の臨床所見から鑑別する必要がある．

▶ 臨床指針

　心室中隔欠損，肺動脈狭窄，大動脈右方転位（騎乗），右室肥大の四徴候を伴った異常であり，チアノーゼを伴う先天性心疾患のうちでは，もっとも頻度が高い．確定診断は，症状，理学的所見，胸部 X 線，心電図のほか，心エコーにて上記奇形を認めることで得られる．心エコーでは，右室流出路を構成する心室中隔の前方偏位が特徴的であり，大動脈直下に心室中隔欠損が認められ，大動脈は前方に偏位し心室中隔へ騎乗している．治療は手術である．左室容量と肺動脈径の評価は手術のリスクを評価する上で重要である．

109 ジギタリス効果

72歳，男性

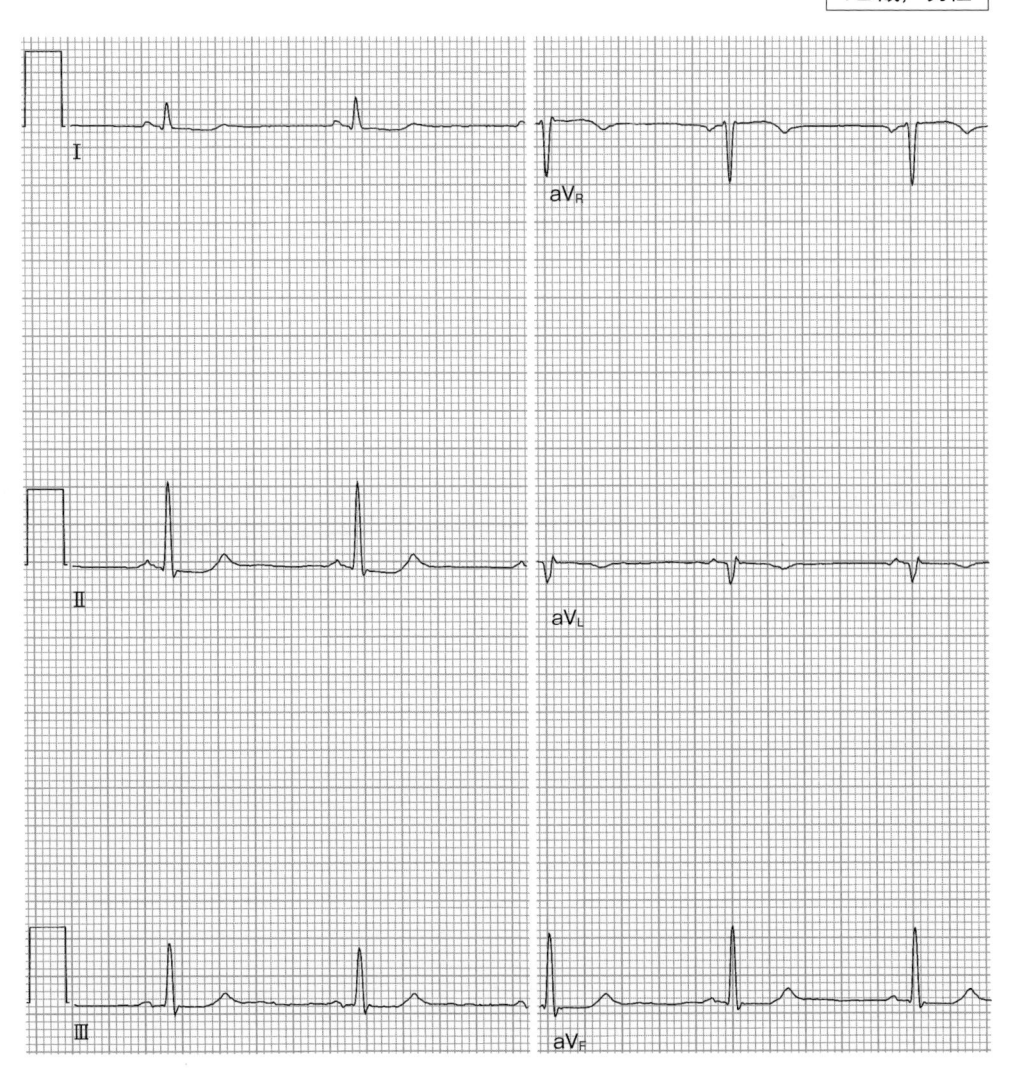

256 II. チェックリスト

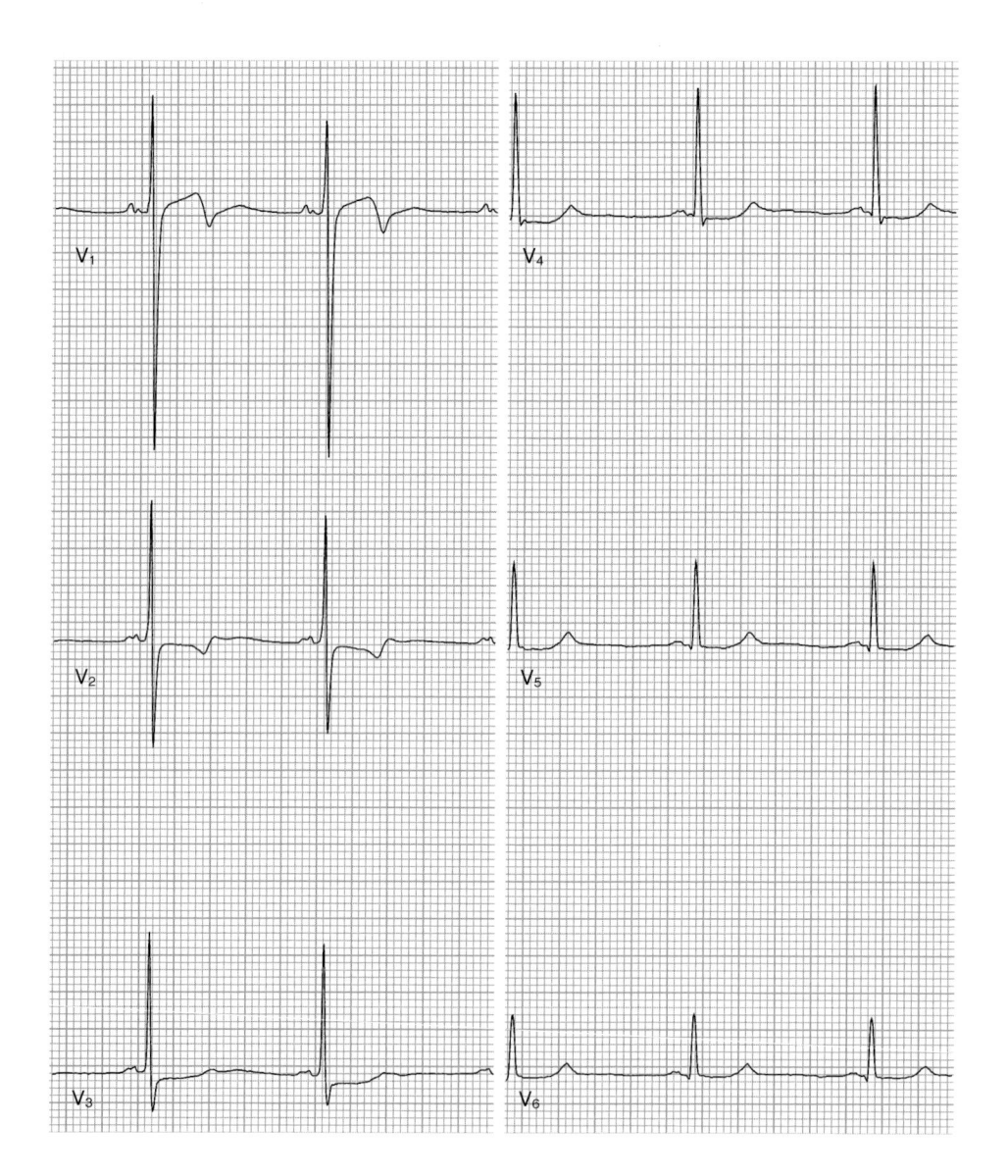

> **診断のポイント**
>
> 1) ST の盆状低下．
> 2) PQ 時間の延長．
> 3) RR 間隔の延長（徐脈化）．
> 4) T 波の平低化ないし陰性 T 波．
> 5) QT 短縮．
>
> 以上の所見が組み合わさってみられる．

▶ 本例の診断

本例は，発作性心房細動，高血圧例である．ジギタリス投与中であり，心電図上，I, II, III, aV$_L$, aV$_F$, V$_2$〜V$_6$ 誘導にて ST 低下と V$_2$〜V$_3$ では T 波の平低化ないし陰性化が認められ，ジギタリス効果の可能性を考えたい．ジギタリス効果による ST 低下は原則として高い R 波を示す誘導，すなわち I, aV$_L$, V$_4$〜V$_6$ に出現することが多く，盆状低下や右下がりの ST 低下を示し，それに続く T 波は平低化する．また，時に U 波の増高を伴う．本例は高血圧を有しており，左室肥大の影響も加わっている可能性がある．なお，心電図の ST–T 変化から血中ジギタリス濃度や中毒の発現を推定することは困難とされている．

▶ 鑑別診断

ST 低下を示す全ての病態，疾患が対象になるが，ジギタリス投与の有無を確認することがまず重要である．虚血性心疾患による ST 低下と鑑別困難な場合も少なくないが，虚血性心疾患では QT 延長を示すことが多く，ジギタリス効果との鑑別点となる．

また，高血圧性心疾患による ST–T 変化との鑑別はきわめて困難である．ジギタリス投与の有無や高血圧の有無が参考になるが，高血圧性心疾患の患者でジギタリス投与中である場合には両者による ST–T 変化が重なり鑑別は事実上不可能である．

▶ 臨床指針

ジギタリス効果は治療域で認められる心電図変化であり，特に処置は必要ないが，常にジギタリス中毒の出現には注意しておく必要がある．

ジギタリス効果の認められる患者の運動負荷心電図では，有意冠動脈病変がないにもかかわらず心筋虚血と類似した ST 変化を示すことが多く，虚血の評価は慎重でなければならない．

110 高カリウム血症

35歳，男性

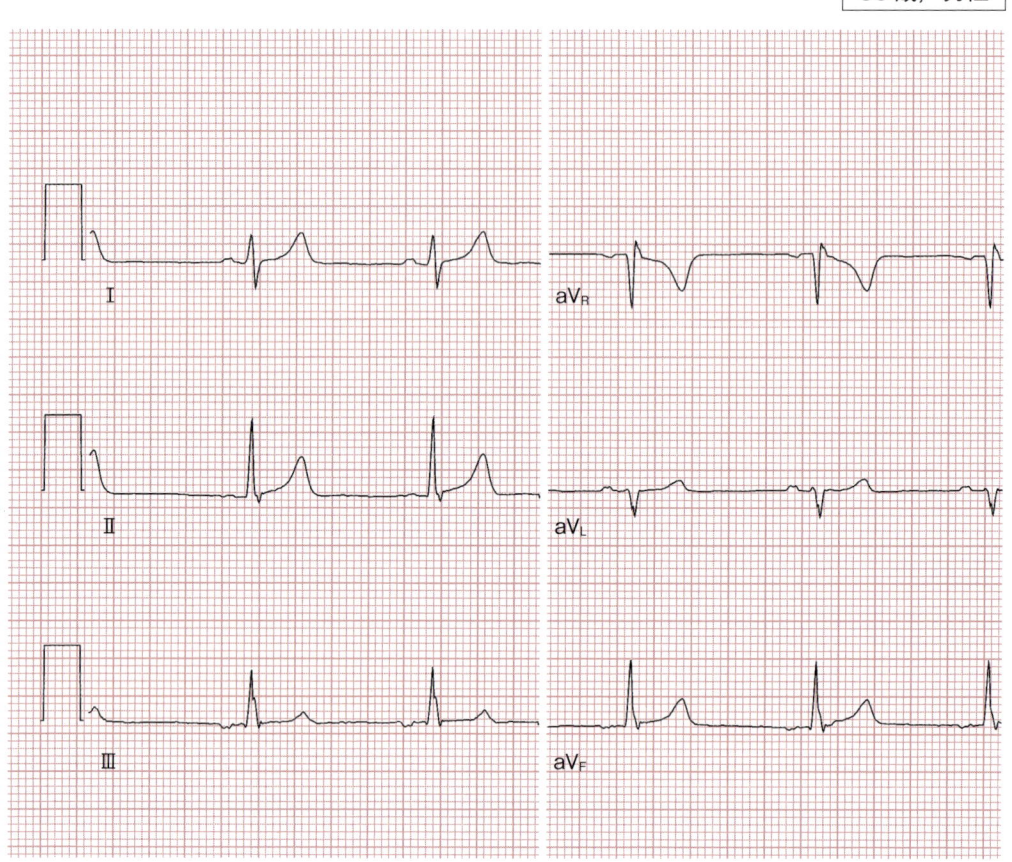

診断のポイント

1) 胸部誘導での高い尖鋭化した T 波（テント状 T 波）．
2) P 波の減高，消失．
3) PQ 間隔の延長．
4) R 波の減高，QRS 間隔の延長．
5) 幅広く，変形した QRS（サインカーブ状 QRS 波），心室性期外収縮の出現．
6) 心室細動，心停止．

以上の変化が血清カリウム濃度の上昇とともに認められる．

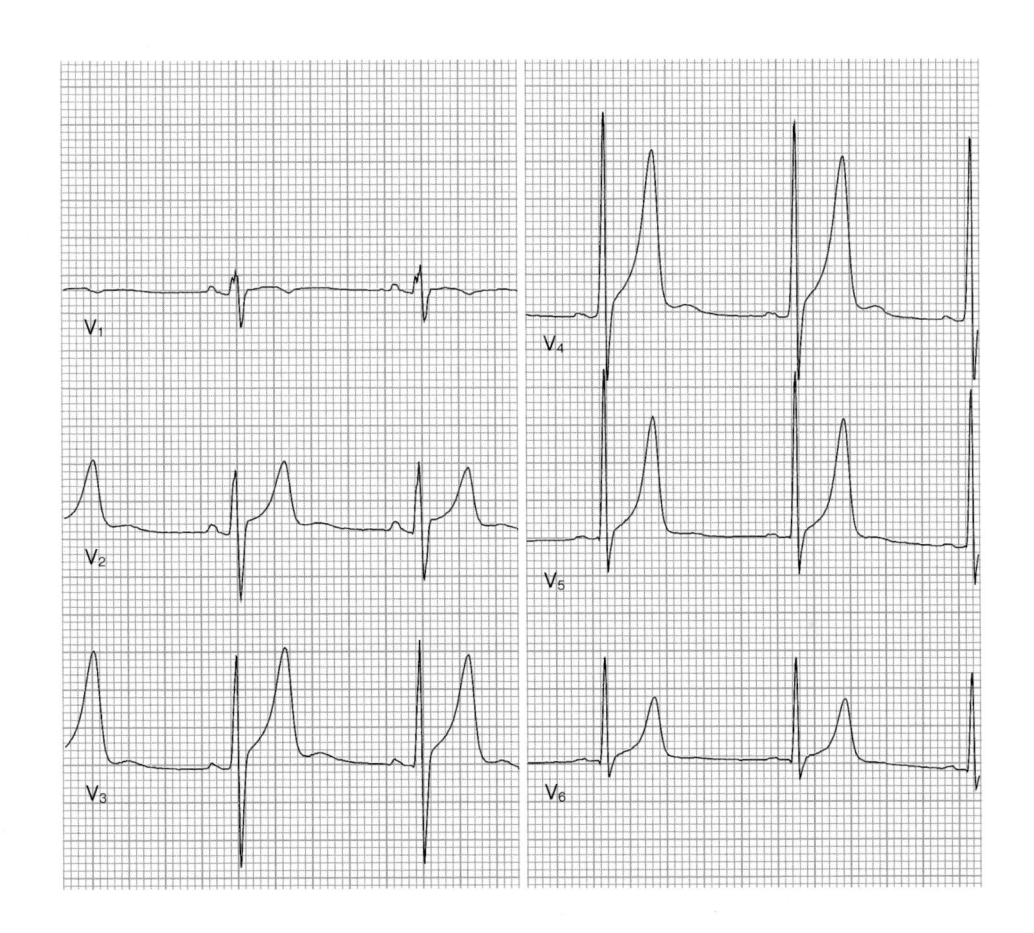

▶ **本例の診断**

　本例は血清カリウム濃度が 7.2 mEq/l に増加した慢性腎不全患者の心電図である．T 波は高く尖鋭化しており，典型的なテント状 T 波が胸部誘導（V$_3$〜V$_5$）に認められる．この T 波の変形は血清カリウム濃度が上昇した際，最も早期に出現する心電図変化であり，左右対称性で狭い基部を有する点が特徴的である．一般的には血中カリウム濃度の上昇とともに心電図変化も増強するが，カリウム以外の因子によっても影響を受けるために心電図変化のみから血清カリウム濃度を正しく推定することは困難である．

▶ 鑑別診断

以下のT波が増高する疾患，状態との鑑別が必要である．
 1）急性心筋梗塞の急性期→ST上昇，T波増高，異常Q波の出現が認められる．
 2）左室拡張期負荷→心エコー図で左室拡大所見を認める．
 3）急性心膜炎→ST上昇，PR低下を伴う．
 4）健常若年男性→T波の幅が狭くない．

▶ 臨床指針

　高カリウム血症は，的確に治療を行わないと短時間のうちに致命的な事態に陥る危険性があるためきわめて慎重な経過観察が必要である．心停止をきたすような高カリウム血症は腎不全の合併症としてみられるほか，腎機能の低下した高齢の高血圧患者や心疾患患者にカリウム保持性利尿薬やカリウム塩を長期に投与した際に起こる．治療は，心電図上，T波の増高を認める段階ではカリウム制限，利尿促進，イオン交換樹脂を開始し，さらにPQ間隔延長，QRS幅の延長を認める段階では，カルシウム剤，重炭酸ナトリウムの投与，ブドウ糖-インスリン療法を行いつつ，透析療法（腹膜灌流，血液透析）を検討する．

111 低カリウム血症

47歳，女性

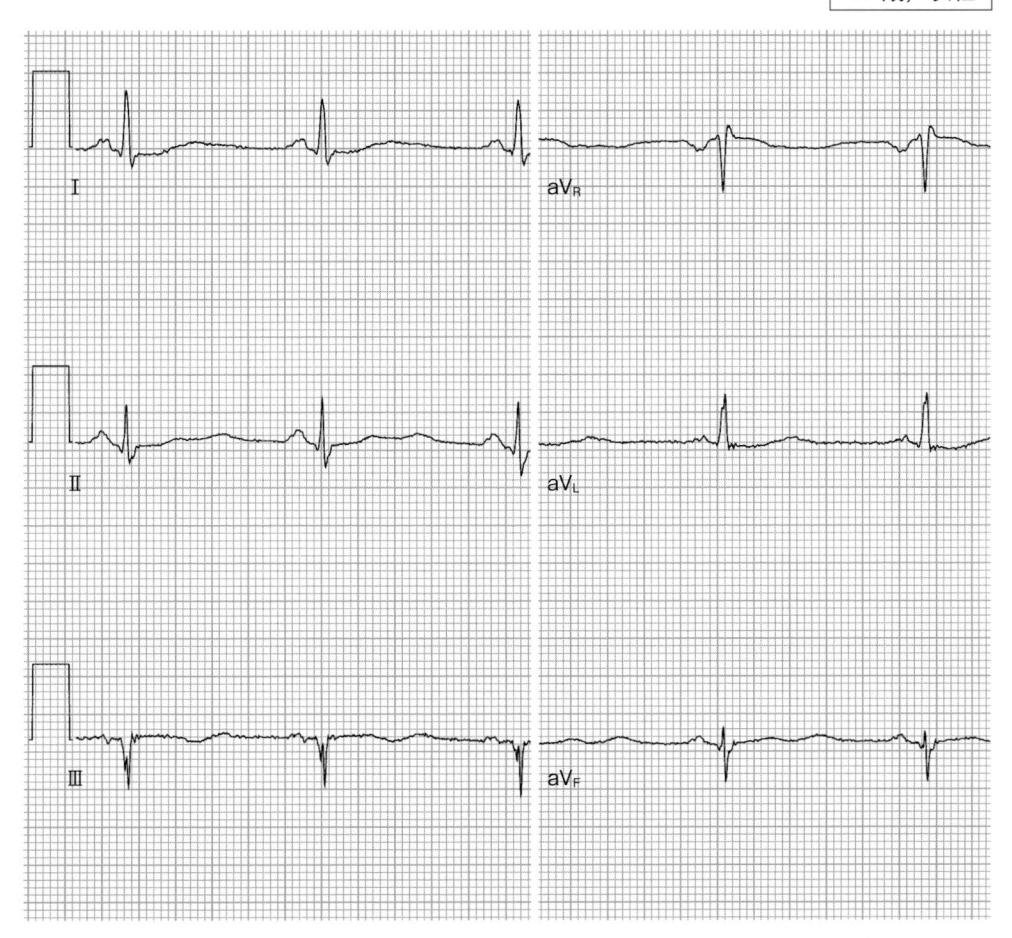

診断のポイント

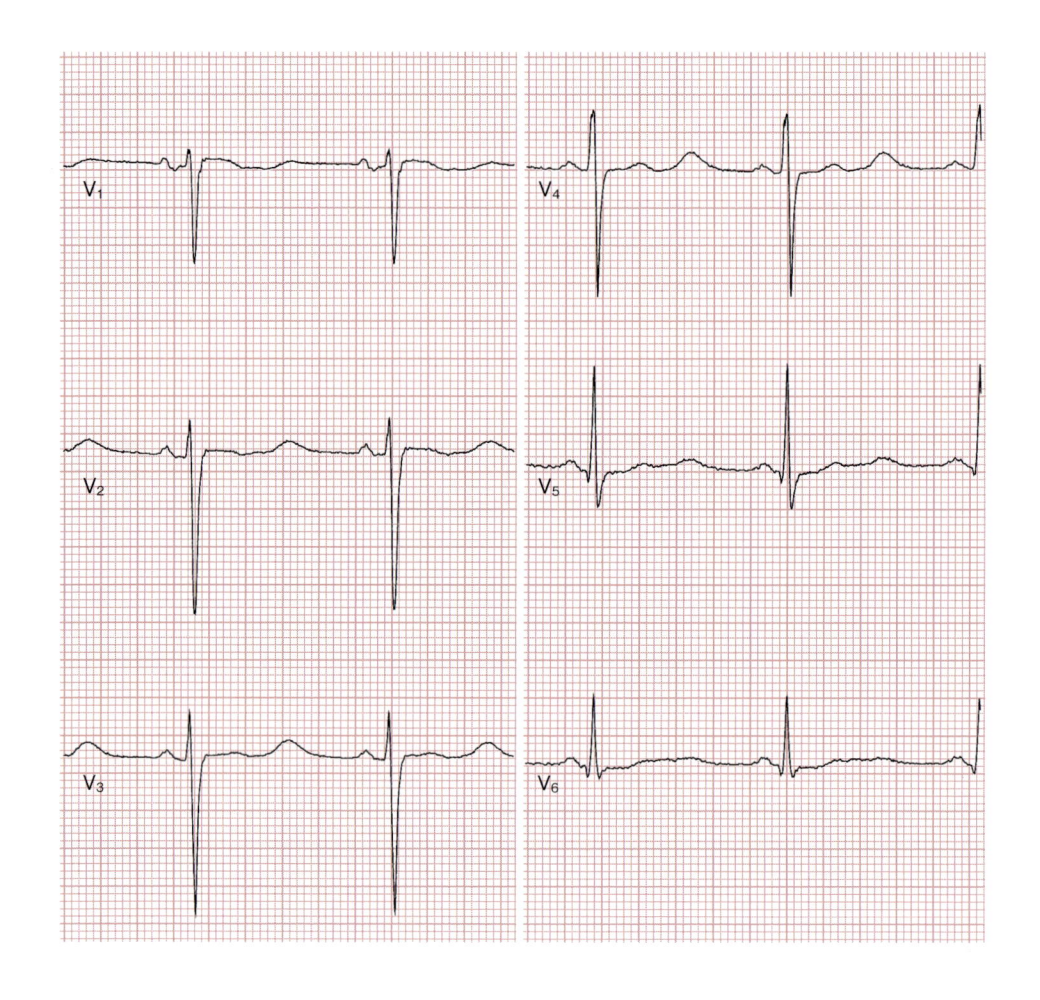

1) ST 低下，T 波の平低化．
2) U 波が増高し，T 波と融合して QT（QU）間隔の延長を認める．

▶ 本例の診断

　本例は血清カリウム濃度が 2.0 mEq/l に低下した原発性アルドステロン患者の心電図である．P 波，PQ 間隔に著変は認められないが，I，aV_L，V_5〜V_6 の軽度の ST 低下と，全誘導の T 波平低化，それに続く，著明に増高し，T 波と融合した U 波のために，QT 間隔（QU 間隔）が延長しているようにみえる．本例では ST 部分が長くみえ，低カルシウム血症の合併を考えてもよい所見である．また，V_1 の S は深く，V_5 の R は高い．

▶ 鑑別診断

　1）低カルシウム血症→ST の延長．
　2）QT 延長症候群→QT の延長．

▶ 臨床指針

　心電図変化のみから血清カリウム濃度を正しく推定することは困難であるが，低カリウム血症の程度が強くなるとともに U 波は増高し，ST-T 波は低下する．なお，中等度以上の低カリウム血症では下記のことが起こりうるので注意が必要である．
　1）ジギタリス治療中の場合，ジギタリス中毒の危険性が増大する．
　2）冠動脈疾患では心室性不整脈の危険性が増大する．
　3）完全房室ブロックでは torsades de pointes 型心室頻拍が発生することがある．
　4）Class I 群抗不整脈薬の作用を阻害する．

　低カリウム血症は，短期や長期の利尿薬治療でよくみられる合併症であり，嘔吐，下痢や糖尿病性昏睡に対するインスリン治療は，重症の低カリウム血症を引き起こしやすい．治療は，軽症であればカリウム製剤を経口投与する．重症不整脈を呈する場合には塩化カリウム 20〜40 mEq/l を 5％ブドウ糖液に溶解して緩徐に点滴静注する．その際，カリウムの補正中に一過性の房室ブロックや心室細動が生じる危険性があるが，これは低カリウム血症時の心臓は血中カリウム濃度の突然の上昇に敏感なためである．したがって，カリウムの静注投与では心電図モニターが必須である．また，塩化カリウムが血管外に漏れると皮膚の壊死を起こすので点滴に注意する必要がある．

112 高カルシウム血症

27歳, 男性

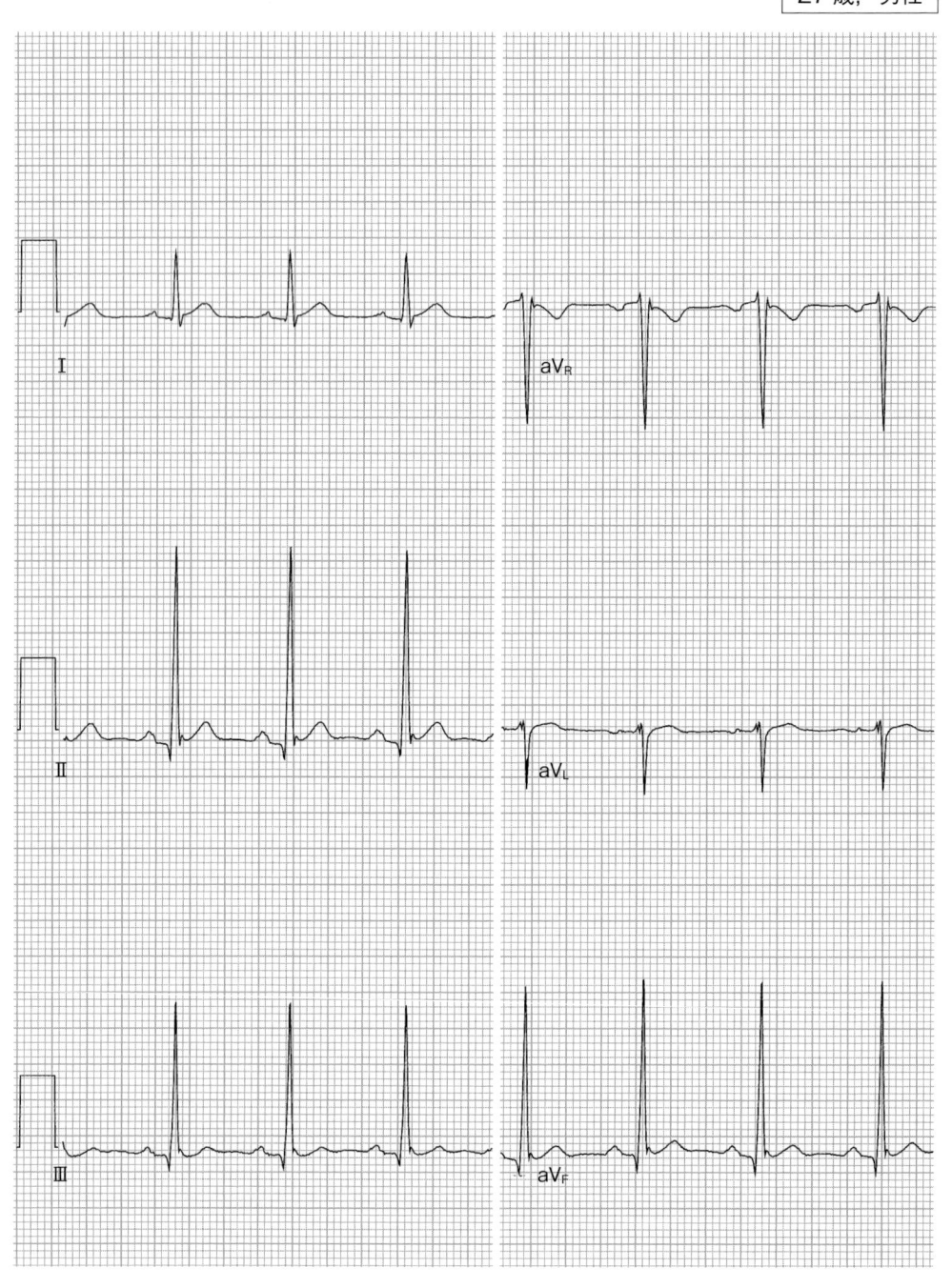

112. 高カルシウム血症

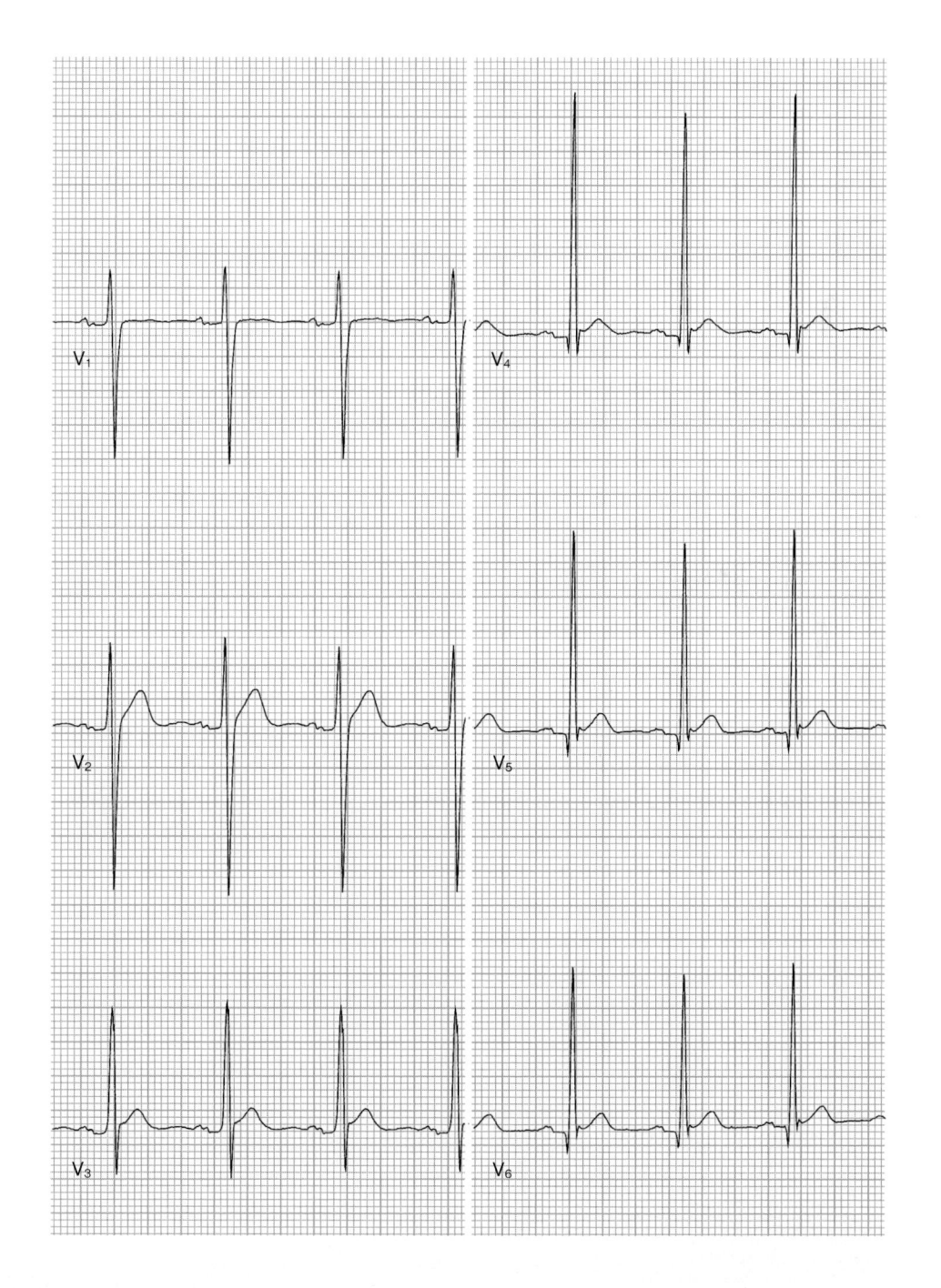

診断のポイント

1) ST 部分の短縮〜消失．
2) QT 間隔の短縮．
3) U 波は正常または増大．

▶ 本例の診断

本例は血清カルシウム濃度が 13.0 mg/dl に増加した副甲状腺機能亢進症の心電図である．QT 間隔は 0.32 秒に短縮しており，T 波が QRS の直後に続くため ST 部分が消失している．

▶ 鑑別診断

1) 早期再分極症候群→血清カルシウム濃度は正常．
2) ジギタリス効果→ジギタリス投与中，ST 盆状低下．
3) 頻脈による相対的 QT 短縮→洞性頻脈．

▶ 臨床指針

高カルシウム血症の原因としては，多発性骨髄腫などの悪性腫瘍，原発性副甲状腺機能亢進症が大部分を占め，そのほか甲状腺中毒症，偽性副甲状腺機能亢進症，サイアザイド利尿薬投与，サルコイドーシス，ビタミン D 中毒などがある．治療は主として基礎疾患に対して行われるが，神経，精神症状，胃腸症状，腎症状が進行性である場合には，短期間に死を招くことがあり，高カルシウム血症クリーゼを念頭に置き，迅速な緊急治療が行われるべきである．血清カルシウム濃度が 12.5 mg/dl 以上になると様々な症状が出現する．この場合の対症療法としては，利尿薬投与下に生理食塩水の大量点滴投与が行われる．さらに骨吸収を抑制する目的で calcitonin が併用される．サルコイドーシス，悪性腫瘍に伴う高カルシウム血症に対して，glucocorticoid が有効である．その他，キレート剤（EDTA）や透析も行われる．

113 低カルシウム血症

34 歳，男性

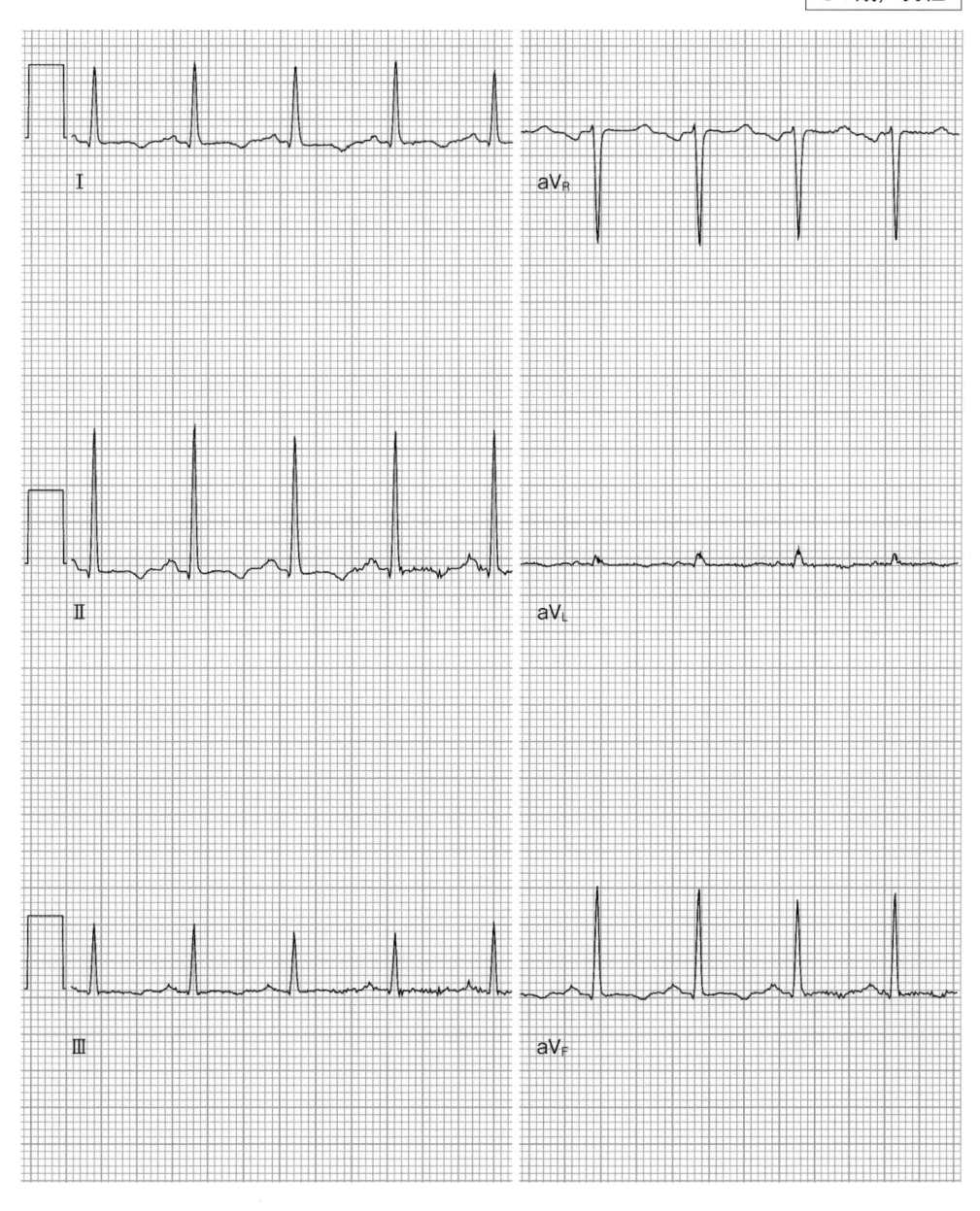

268　II. チェックリスト

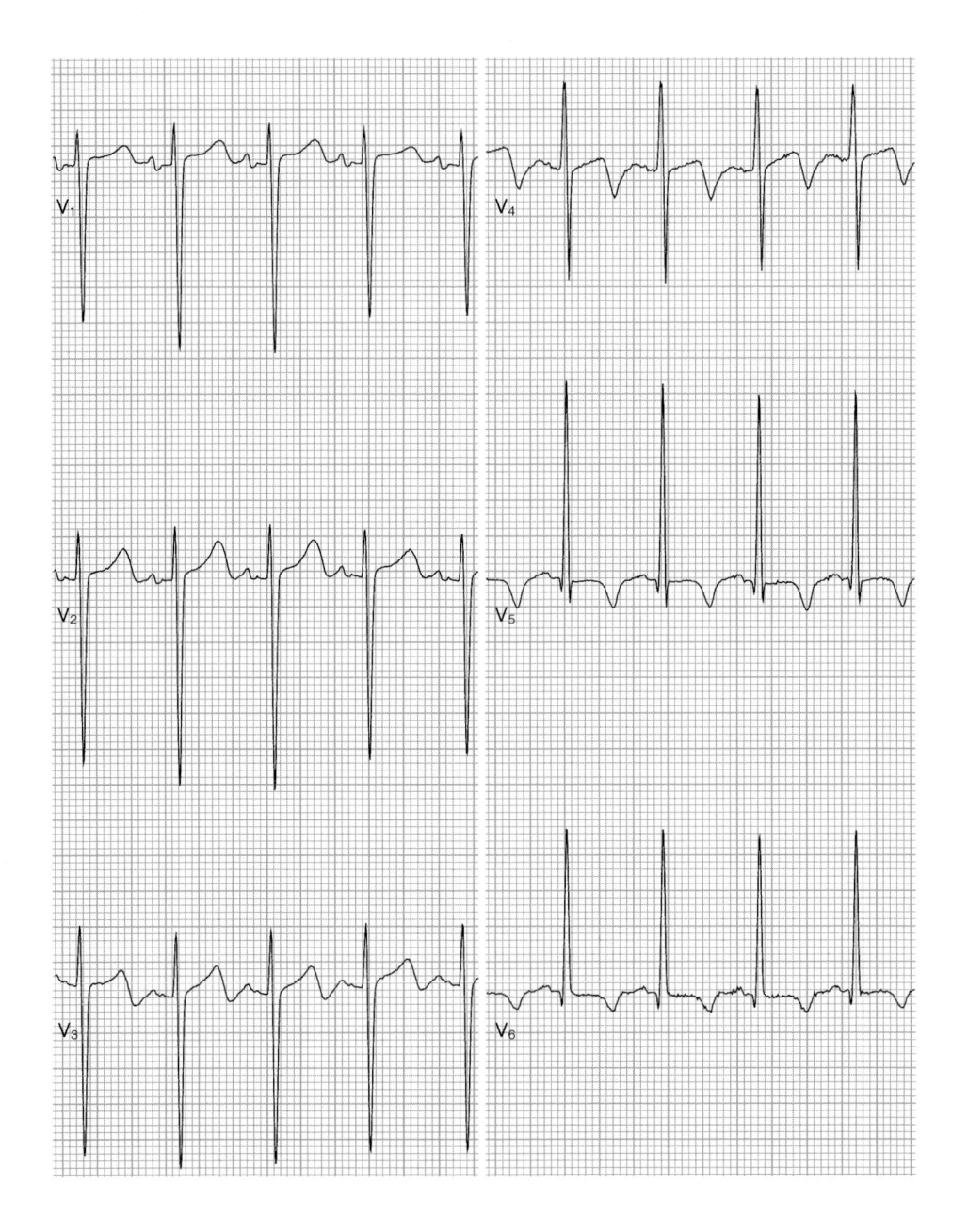

診断のポイント

1) ST 部分の延長.
2) QT 間隔の延長.

本例の診断

　本例は血清カルシウム濃度が 6.4 mg/dl に低下した急性膵炎患者の心電図である．QT 間隔は 0.38 秒であるが，頻脈のため RR 間隔で補正すると QTc＝0.51 秒となり延長が認められる．この QT 延長は ST 部分の延長によるもので，T 波そのものの幅は広くはない．腎不全の患者では低カルシウム血症と高カリウム血症がしばしば合併するが，この場合には延長した ST 部分についてテント状 T 波が認められる．また，低カルシウム血症と低カリウム血症が合併した場合には ST 部分の延長と低下，T 波の逆転，U 波の増高からなる著明な変化が生じる．

鑑別診断

1) 著明な徐脈.
2) 遺伝性 QT 延長症候群.
3) 薬剤による QT 延長.
4) 脳血管障害.
5) 心筋炎・心筋症.
6) 甲状腺機能低下症.

臨床指針

　低カルシウム血症における血清カルシウム濃度と QTc との間には高カルシウム血症と同様にある程度の相関がある．しかし，正常値が幅広く，QT 間隔が多くの生理的病理的因子に影響されるため，心電図変化のみから血清カルシウム濃度を正しく推定することは困難である．低カルシウム血症の原因としては，副甲状腺機能低下症，慢性腎不全，骨軟化症，吸収不良症候群，下痢，腸炎，低蛋白血症などがある．治療は成因により方針を決める必要があるが，テタニーの急性症状に対するカルシウム製剤の投与と血清カルシウムレベルを正常域に維持するための保存療法（活性型ビタミン D とカルシウム製剤の投与）に分けられる．

114 心房ペーシング（AAI ペースメーカ）

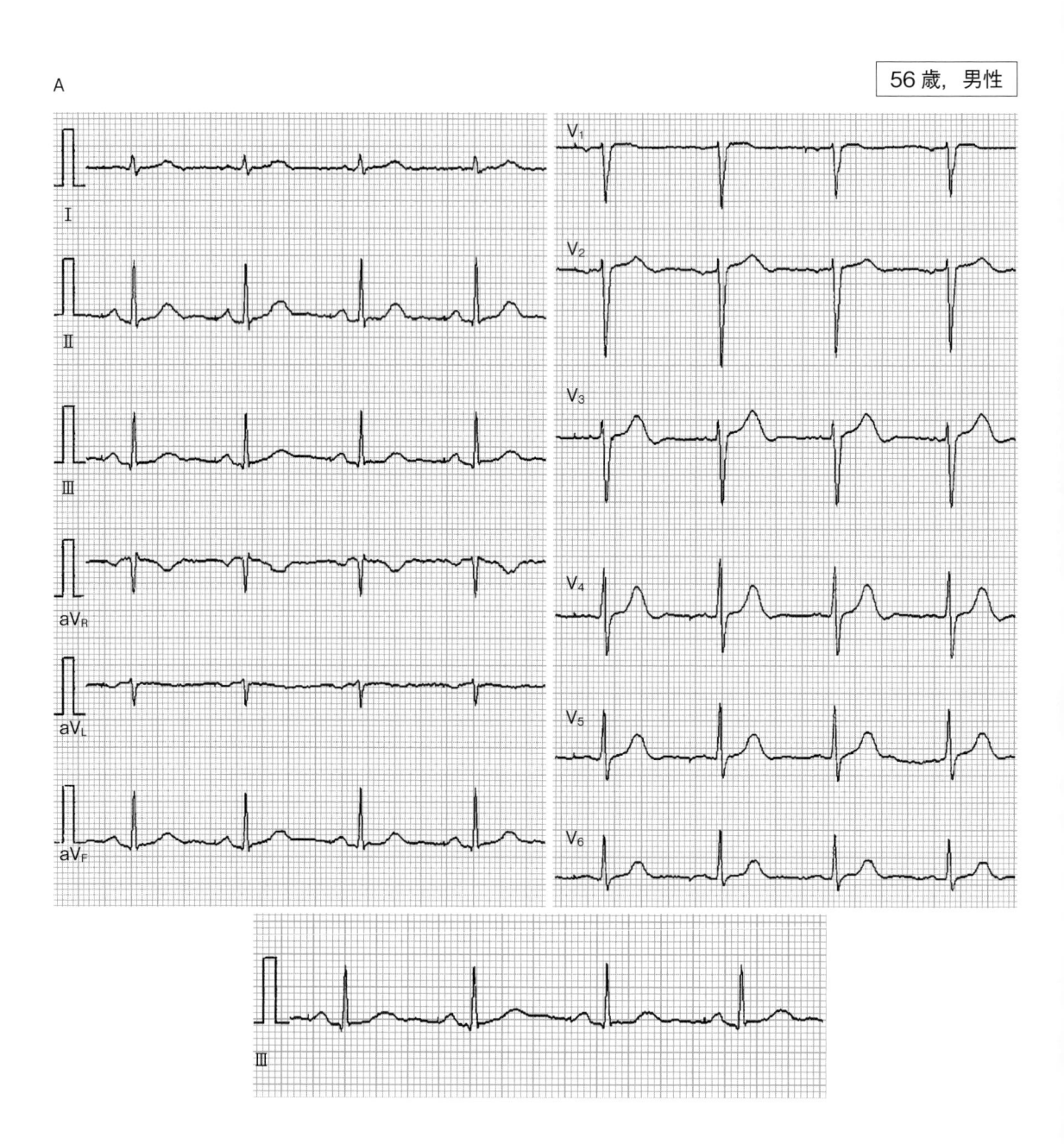

A

56歳, 男性

B | 62歳，女性

C | 60歳，男性

114. 心房ペーシング（AAIペースメーカ）

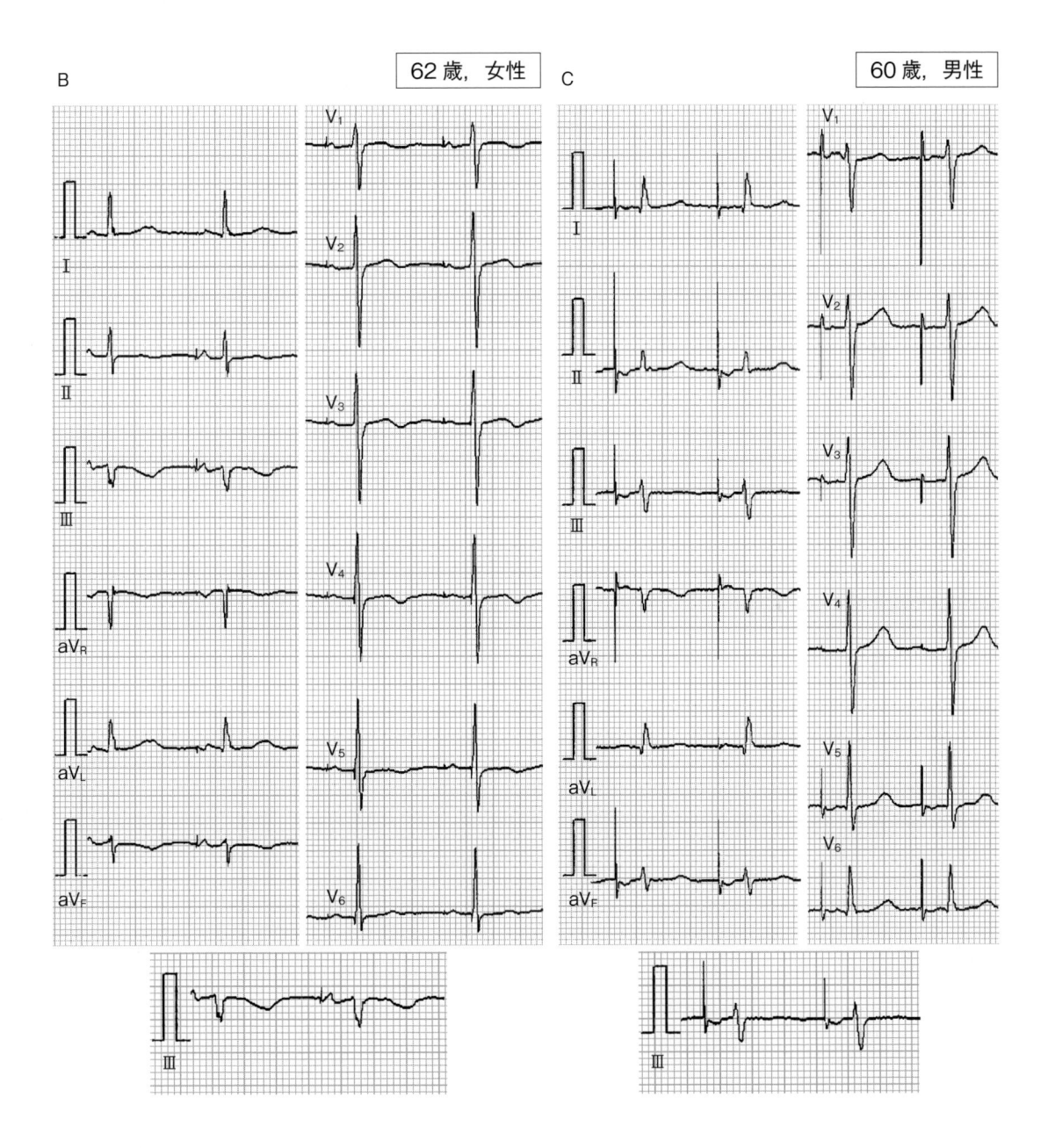

> **・診断のポイント・**
> 1) P 波の前にペーシングを示すスパイクが認められる．
> 2) QRS 波の前にはスパイクが認められず，自己の QRS 波である．
> 3) スパイクの間隔に変動がなく，一定の間隔で出現し，それに追従して P 波が出現している．

▶ 本例の診断

　P 波の前にペーシングを示すスパイクが認められ，スパイクの間隔に変動がなく，一定の間隔で出現し，それに追従して P 波が出現している．また，QRS 波の前にはスパイクが認められず，幅の狭い QRS 波形を示していることから自己の QRS 波と診断される．これより，心房はペーシングにより興奮しており，心室は心房ペーシングの刺激が房室結節を通り，心室に入り興奮したものと考えられる（図 A）．

▶ 鑑別診断

　記録された心電図では心房のペーシングのみが認められているが，これだけで AAI mode のペースメーカ（PM）との診断は不可能である．DDD mode の PM で心室ペーシングが作動していない場合もある．また，近年，可能な限り心室ペーシングを抑制するアルゴリズムがあり，この場合，多少 AV delay が延長（Max 300 ms）しても心室ペーシングが入らないことがあり，これらを念頭に置くべきであると考えられる．

▶ 臨床指針

　AAI mode とは PM のリードが心房に留置され（A），このリードで自己の心房波を感知し（A），設定された時間内に自己の心房波が出現すれば心房刺激ペーシングを抑制応答し，設定された時間内に自己の心房波が出現しなければ心房をペーシングする（I）mode であり，より生理的ペーシングと考えられる．AAI mode の PM は高度房室ブロックを合併せず，心房性頻拍が認められない洞不全症候群に適応である．しかし，高度房室ブロックの進行は年間 0.6％から 2.7％以下と報告されており[1-3]，さらに，自律神経の影響による一過性の房室ブロックなど，植え込み時点での予測は困難である[4]．また，洞不全症候群には心房細動（Paf）等の心房性頻拍が合併することが多く，これらが合併し，抗不整脈薬が投与された場合には，房室伝導が抑制され，高度房室ブロックを発症する可能性もある．AAI mode を選択する場合には，将来，高度房室ブロックの合併や心房性頻拍の発症の可能性が低い症例に限られる．
　また，従来，心房リードの留置部位は右心耳に挿入されていた．この部位はリードの固定性がよく，さらに，心房筋は非常に薄いため，穿孔の可能性のあるスクリューインリード（ネジ込み式リード）を用いなくても固定が可能な理由から用いられていた．しかし，将来，Paf が発症する可能性があるため，この予防目的で，様々なリードの留置部位が検討されている．これは，心房細動の維持に，心房

筋のリモデリングによる不応期の不一致が関与していることから[5,6]，心房ペーシング部位を心房筋の不応期の不均一性を是正する目的で，従来の右心耳以外の部位で心房ペーシングすることである．右心房と左心房を連絡するBachmann bundle部位を直接ペーシングし，右心房と左心房を同時に興奮させ，不応期を一致させるBachmann bundle pacing（図B），右心房と左心房を同時に刺激するBi-atrial pacing（図C），心房内の数カ所よりペーシングするmultisite pacing（高位右房と下位心房中隔等）などがある．これらのペーシング部位の検討で一致しているのは，心電図でP波幅の減少が認められ，心房の収縮時間の短縮が認められることであり，心房筋の不応期の不均一性を是正していることがわかる[7-12]．

文献

1) Kristensen L, Nielsen JC, Pedersen AK, et al. AV block and changes in pacing mode during long-term of 399 consecutive patients with sick sinus syndrome treated with an AAI/AAIR pacemaker. Pacing Clin Electrophysiol. 2001; 24: 358-65.
2) Sutton R, Kenny RA. The natural history of sick sinus syndrome. Pacing Clin Electrophysiol. 1986; 9: 1110-4. Review.
3) Andersen HR, Nielsen JC, Thomsen PE, et al. Atrioventricular conduction during long-term follow-up of patients with sick sinus syndrome. Circulation. 1998; 98: 1315-21.
4) Andersen HR, Nielsen JC, Thomsen PE, et al. Atrioventricular conduction during long-term follow-up of patients with sick sinus syndrome. Circulation. 1998; 98: 1315-21.
5) Members of the Sicilian Gambit. New approaches to antiarrhythmic therapy, Part I : emerging therapeutic applications of the cell biology of cardiac arrhythmias. Circulation. 2001; 104: 2865-73.
6) Allessie MA, Boyden PA, Camm AJ, et al. Pathophysiology and prevention of atrial fibrillation. Circulation. 2001; 103: 769-77.
7) Bailin SJ, Adler S, Giudici M. Prevention of chronic atrial fibrillation by pacing in the region of Bachmann's bundle : results of a multicenter randomized trial.J Cardiovasc Electrophysiol. 2001; 12: 912-7.
8) Noguchi H, Kumagai K, Tojo H, et al. Effect of Bachmann's bundle pacing on atrial fibrillation : electrophysiologic assessment.Clin Cardiol. 2004; 27: 50-3.
9) Yu WC, Tsai CF, Hsieh MH, et al. Prevention of the initiation of atrial fibrillation : mechanism and efficacy of different atrial pacing modes. Pacing Clin Electrophysiol. 2000; 23: 373-9.
10) Yu WC, Chen SA, Tai CT, et al. Effects of different atrial pacing modes on atrial electrophysiology : implicating the mechanism of biatrial pacing in prevention of atrial fibrillation. Circulation. 1997; 96: 2992-6.
11) Bailin SJ. Is Bachmann's Bundle the only right site for single-site pacing to prevent atrial fibrillation? Results of a multicenter randomized trial. Card Electrophysiol Rev. 2003; 7: 325-8
12) Goette A. Pacing to prevent atrial fibrillation after coronary artery bypass grafting. What works, what doesn't : insights from Bachmann's Bundle pacing. Card Electrophysiol Rev. 2003; 7: 154-7.

115 心室ペーシング（VVIペーシング）

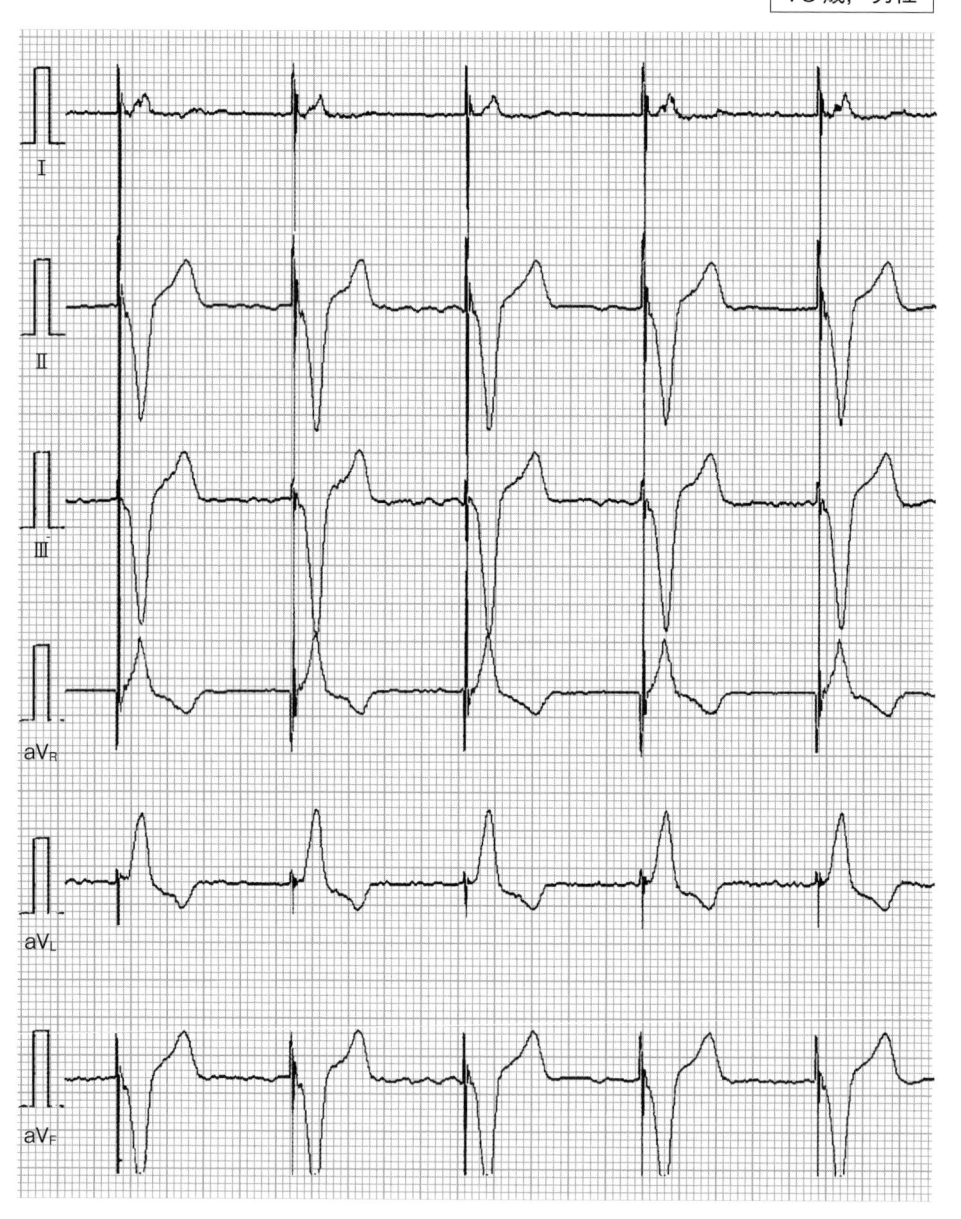

75歳，男性

115. 心室ペーシング（VVIペーシング）

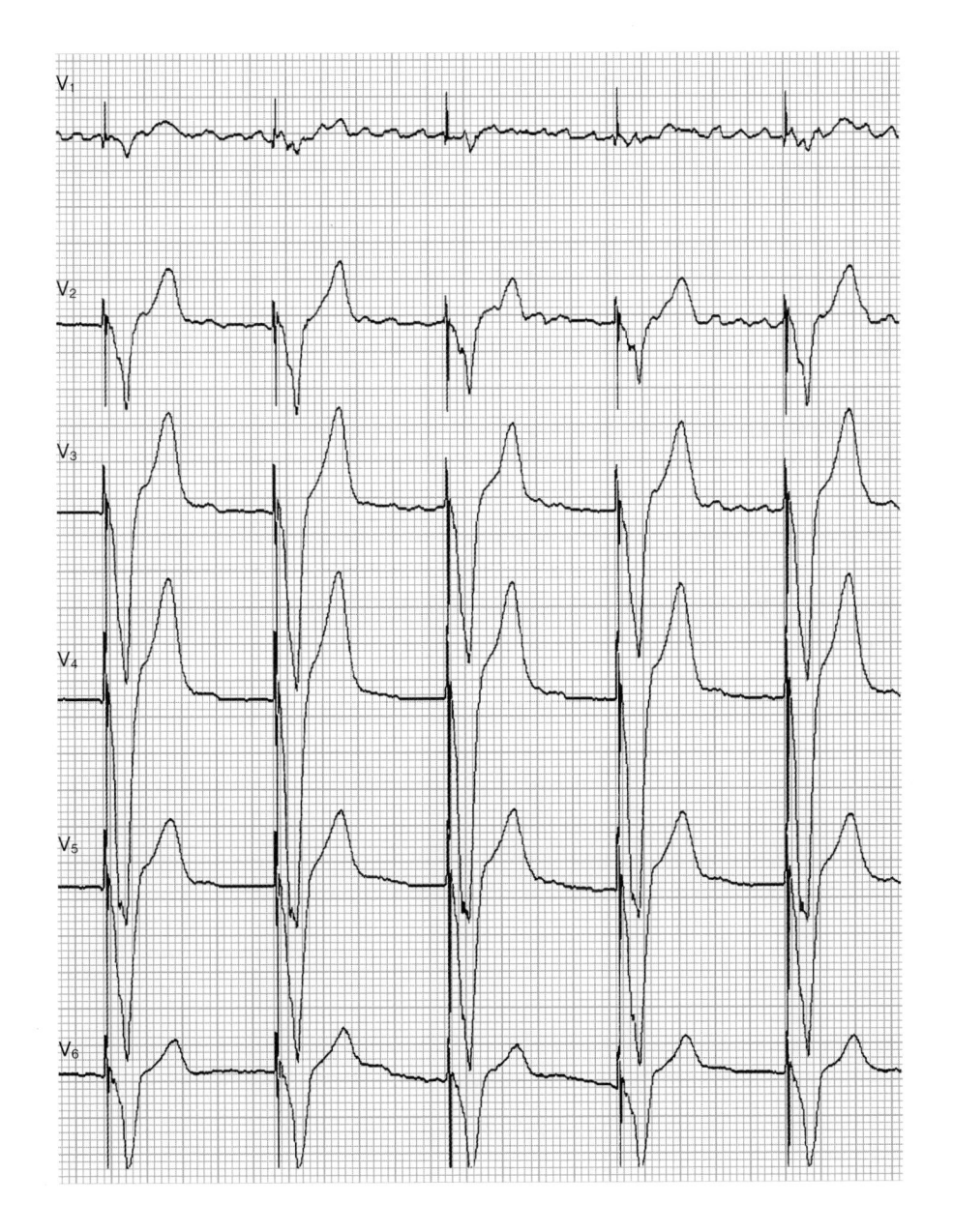

> **診断のポイント**
> 1) QRS波の前にペーシングを示すスパイクが認められる．
> 2) P波の前にはスパイクが認められず，自己のP波である．または，心房細動で自己のP波は認められない．
> 3) スパイクの間隔に変動がなく，一定の間隔で出現し，それに追従してQRS波が出現している．

本例の診断

　調律は心房細動でP波は認められず，非常に細かいf波が認められる．QRS波の前にペーシングを示すスパイクが認められ，スパイクの間隔に変動がなく，一定の間隔で出現し，それに追従して幅の広いQRS波（wide QRS）が出現している．これにより，徐脈性心房細動に対しVVI modeのペースメーカ（PM）が植え込まれ，心室ペーシングが行われていると診断できる．

鑑別診断

　心房細動ではRR間隔が不規則になるのが特徴であるため，RR間隔が一定の間隔で認められた場合はVVI modeのペーシングかまたは完全房室ブロックを伴った心房細動で補充調律によりQRS波が出現している場合である．この鑑別には，ペーシングのスパイクが記録されれば簡易であるが，スパイクが記録されない場合には困難である．QRS波の幅が1つの鑑別点として挙げられる．左脚ブロックパターンで上方軸，wide QRSであればペーシングの可能性が高い．補充調律の場合にはブロックの部位がHis束近傍であれば比較的幅が狭いQRS波（narrow QRS）となり，ブロック部位がHis束から遠ざかるほどwide QRSとなるが，この場合には脈拍も低下する．このため，左脚ブロックパターンでwide QRS，さらに，脈拍が保たれていればペーシングと診断できる．しかし，QRS波幅は心室のペーシング部位によって変化することを念頭に置く必要がある．また，リードは心室に留置（V）され，自己波はリードの心房部位に置かれた電極（心房に固定されていない）とリード先端の電極で感知（D）し，心房同期と心室抑制応答（D）するVDD modeのPMも心室ペーシングのみ認められる．P波とQRS波が同期していればVDD mode，同期していなければVVI modeである．

臨床指針

　VVI modeとはPMのリードが心室に留置され（V），このリードで自己の心室波を感知し（V），設定された時間内に自己の心室波が出現すれば心室刺激（ペーシング）を抑制応答し，設定された時間内に自己の心室波が出現しなければ心室をペーシングする（I）modeである．VVIペーシングmodeが選択される徐脈性心疾患は徐脈性心房細動のみである．

　心室ペーシングによるQRS幅や極性はPMの心室リード留置部位によって異なる．従来の心室リード留置部位は右室心尖部が一般的であったが，この部位でのペーシングは12誘導心電図で左脚ブロックパターン，上方軸を呈し，wide QRSとなる．近年，このwide QRSを是正し，より幅の狭いQRSにするために心室リードの留置部位が検討されている（心房・心室ペーシング（277頁）参照）．

116 心房・心室ペーシング（DDDペースメーカ）

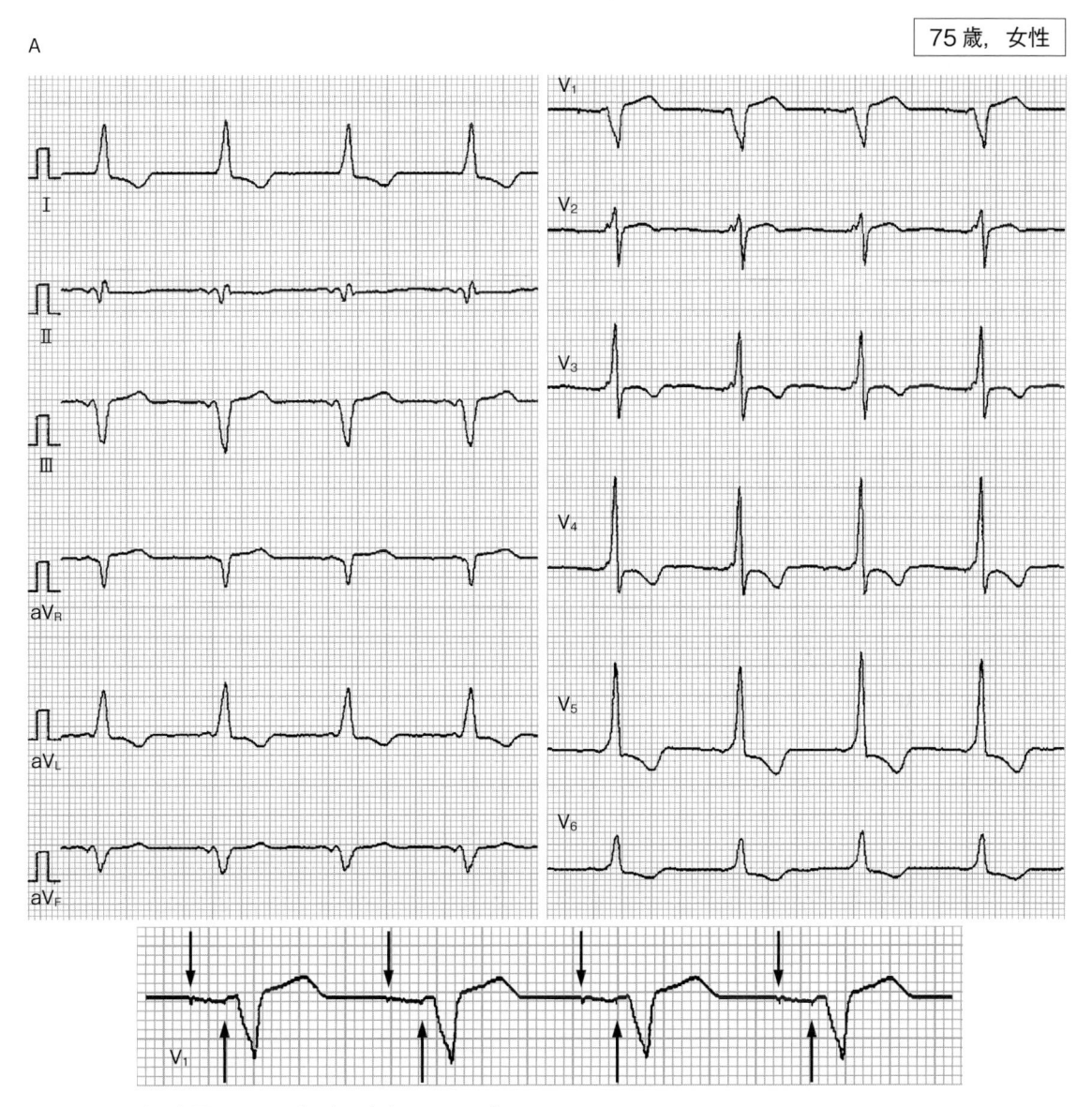

A

75歳，女性

↓：心房ペーシング　↑：心室ペーシング

B

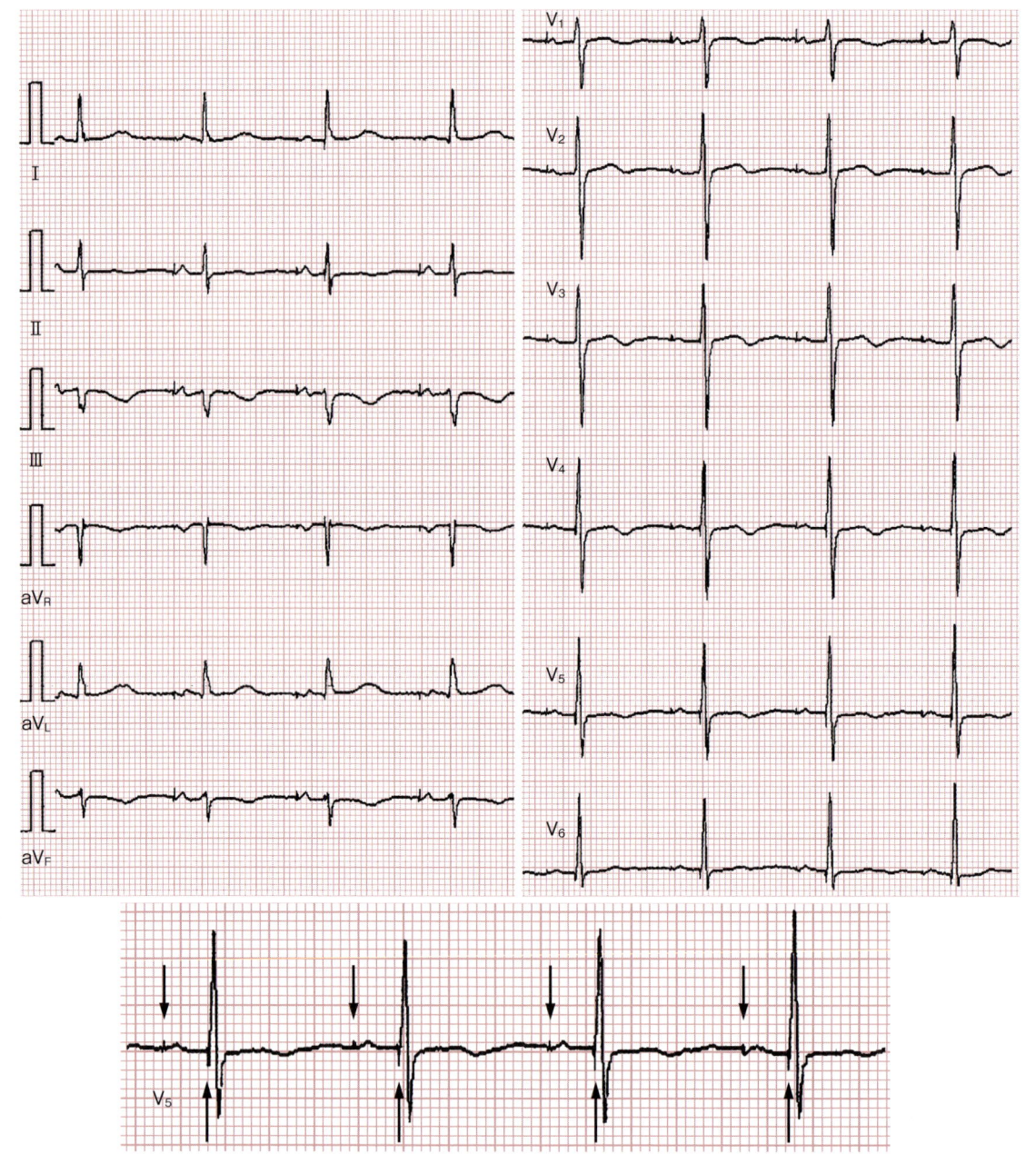

86歳，男性

278　II．チェックリスト

> **診断のポイント**
> 1) P波の前にペーシングを示すスパイクが認められる．
> 2) QRS波の前にもスパイクが認められる．
> 3) P波とQRS波が同期している．
> 4) スパイクの間隔に変動がなく，一定の間隔で出現し，それに追従してP波，QRS波が出現している．

▶ 本例の診断

　図A：P波とQRS波の前にペーシングを示すスパイクが認められ，P波とQRS波が同期しており，スパイクの間隔に変動がなく，一定の間隔で出現し，それに追従してP波，QRS波が出現していることから心房，心室にそれぞれリードが留置されているDDD modeのペーシングと診断できる．

▶ 鑑別診断

　心房と心室にペーシングスパイクが認められればDDD modeのペーシングと診断可能で，鑑別に苦慮することはないが，心室ペーシング部位や心房細動抑制アルゴリズム，心室を可能な限りペーシングしないアルゴリズムなどがあり，ペースメーカ（PM）が正常に作動しているのかどうかの判断が必要である．

▶ 臨床指針

　DDD modeとはPMのリードが心房と心室に留置され（D：double），心房に留置されたリードで自己の心房波を感知，心室に留置されたリードで心室に流れてくる電流を感知し（D），設定された時間内に自己の心房波が出現すれば心房刺激（ペーシング）を抑制応答し，設定された時間内に自己の心房波が出現しなければ心房をペーシング，心室では心房同期と心室抑制応答（D）するmodeである．DDD modeのPM植込み適応の徐脈性心疾患は高度房室ブロックを合併，または，心房性頻拍が認められる洞不全症候群と慢性心房細動を合併しない高度房室ブロックなど非常に幅広い．

1) 心室ペーシング部位

　PMによる心室ペーシングの波形はPMの心室リード留置部位によって異なる．従来の心室リード留置部位は右室心尖部が一般的であったが，この部位でのペーシングは12誘導心電図で左脚ブロックパターン，上方軸を呈し，wide QRSとなる．このwide QRSにより左室収縮形態の非同期性（dyssynchrony）が惹起され，左心室の収縮能低下や僧帽弁閉鎖不全が生じる．特に低心機能症例において著明となるため，近年，wide QRSを是正する，右室心尖部に変わる至適ペーシングサイト（部位）が検討されている．

　右室流出路や中隔ペーシングなどである．これらのペーシングリイトによる12誘導心電図は比較的narrow QRSを示し，必ずしも，左脚ブロックパターン，上方軸を示さず，自己QRSとの鑑別が困難である（図B）．12誘導心電図でペーシングのスパイクが認められ，QRS波が追従していれば，ペー

シング不全ではないので臨床上あまり問題にはならないが，自己波との fusion beat の可能性も否定できず，臨床情報が必要である．

2）発作性心房細動（Paf）抑制のアルゴリズム

Paf の引き金となる PAC を抑制するためには，PAC の発生するタイミングに心房筋を不応期にさせ

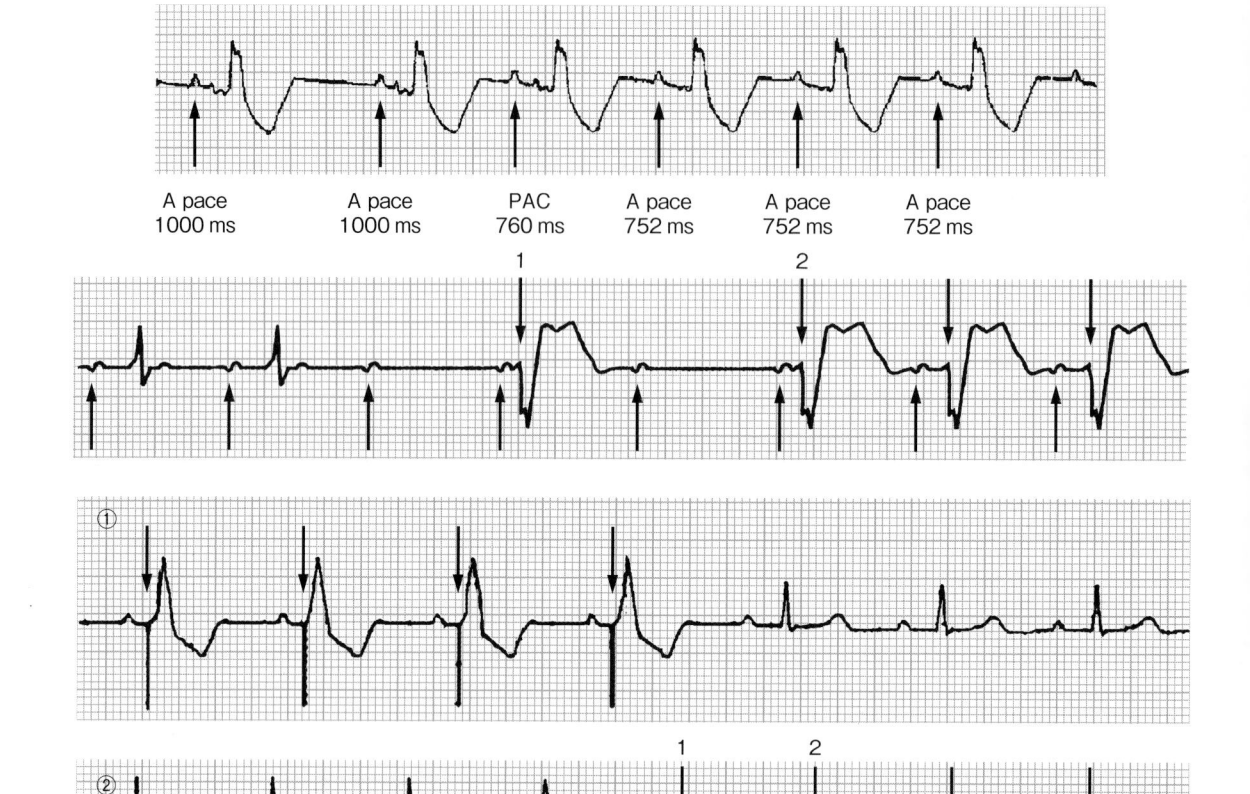

図1

↑：A pace　↓：V pace

上：心房を 1000 ms の間隔（心拍数 60 bpm）で心房ペーシング，これに同期して心室ペーシング中（1, 2 拍）に 760 ms の間隔で PAC が発生（3 拍目）すると，それより少し短い間隔（752 ms）で心房ペーシングを行う．ペーシングレートが早くなるが，PM の異常ではない．

中：AAI mode で作動中，一時的な房室ブロック出現時には1拍後にバックアップ心室ペーシングが行われる（1）．最新4拍中2拍で心室波が脱落（2）すると，DDDR または DDD モードに変更される．この心電図は心室ペーシング不全ではない．

下：

①：房室ブロック出現時（max の AV delay: 300 ms 以内に心室波が出現しない場合），最初は max の AV delay で心室ペーシング（1），2拍目以降は設定された AV delay で心室ペーシングを施行する．

②：房室ブロックが改善すれば心室ペーシングを中止する．この時，設定された AV delay より心室ペーシング中止時の PQ 間隔が長いが，心室ペーシング不全ではない．

てPACの発生を抑制する心房のover drive pacingが用いられる．このover driveのアルゴリズムは自己の心房波を感知（センス）し，心房ペーシングレートを自己調律より上昇させて，心房ペーシングを促進するアルゴリズムである（図1上）．これらのアルゴリズムはPaf抑制の機能であり，Pafを停止させる機能ではなく，Paf抑制に効果的との報告が多いが[1-5]，効果が認められないとする報告もある[6]．この違いはPaf自体の性質によるもので，Pafの罹患期間や心房筋のリモデリングの程度により異なってくると考えられる

3) 心室ペーシング抑制機能

ペーシングによる心機能への影響は，心室のペーシング率にも相関し，心室を高率にペーシングすることで，心機能に悪影響を及ぼすとされており，可能な限り心室ペーシングを抑制するPMアルゴリズムが開発されている．このアルゴリズムは大きく分けて2種類ある．房室ブロックがない時にはAAI（R）modeで作動し心房ペーシングのみ施行するが，房室ブロック出現時にはDDD（R）modeに変更して，心室ペーシングを行うmode変更のアルゴリズム（図1中）と，常にDDD modeで作動しているが，房室ブロックがない時にはAV delayを延長し，自己の心室波を優先し，房室ブロック出現時にはこれを感知し，設定されたAV delayで心室ペーシングを行うAV delay変更のアルゴリズム（図1下）である．このアルゴリズムが機能している場合，mode変更のアルゴリズムではmode変更前に数心拍の心室波欠落があり，AV delay変更のアルゴリズムでは突然のAV delay延長が認められる．

文献

1) Hemels ME, Wiesfeld AC, Inberg B, et al. Right atrial overdrive pacing for prevention of symptomatic refractory atrial fibrillation. Europace. 2006; 8; 107-12.
2) 野呂眞人, 杉 薫, 酒井 毅, 他. 心房ペーシング優先機能を有するペースメーカーの発作性心房細動に対する予防効果. 不整脈. 2005; 21: 16-22.
3) Ogawa H, Ishikawa T, Matsushita K, et al. Effects of Right Atrial Pacing Preference in Prevention of Paroxysmal Atrial Fibrillation Atrial Pacing Preference Study (APP Study). Circ J. 2008; 72: 700-4.
4) Mont L, Ruiz-Granell R, Martinez JG, et al; Prevention or Termination (POT) Study investigators. Impact of anti-tachycardia pacing on atrial fibrillation burden when added on top of preventive pacing algorithms: results of the prevention or termination (POT) trial. Europace. 2008; 10: 28-34.
5) Carlson MD, Ip J, Messenger J, et al; ADOPT Investigators. A New Pacemaker Algorithm for the Treatment of Atrial Fibrillation Results of the Atrial Dynamic Overdrive Pacing Trial (ADOPT). J Am Coll Cardiol. 2003; 42: 627-33.
6) Levy T, Walker S, Rex S, et al. Does atrial overdrive pacing prevent paroxysmal atrial fibrillation in paced patients? Int J Cardiol. 2000; 75; 91-7.

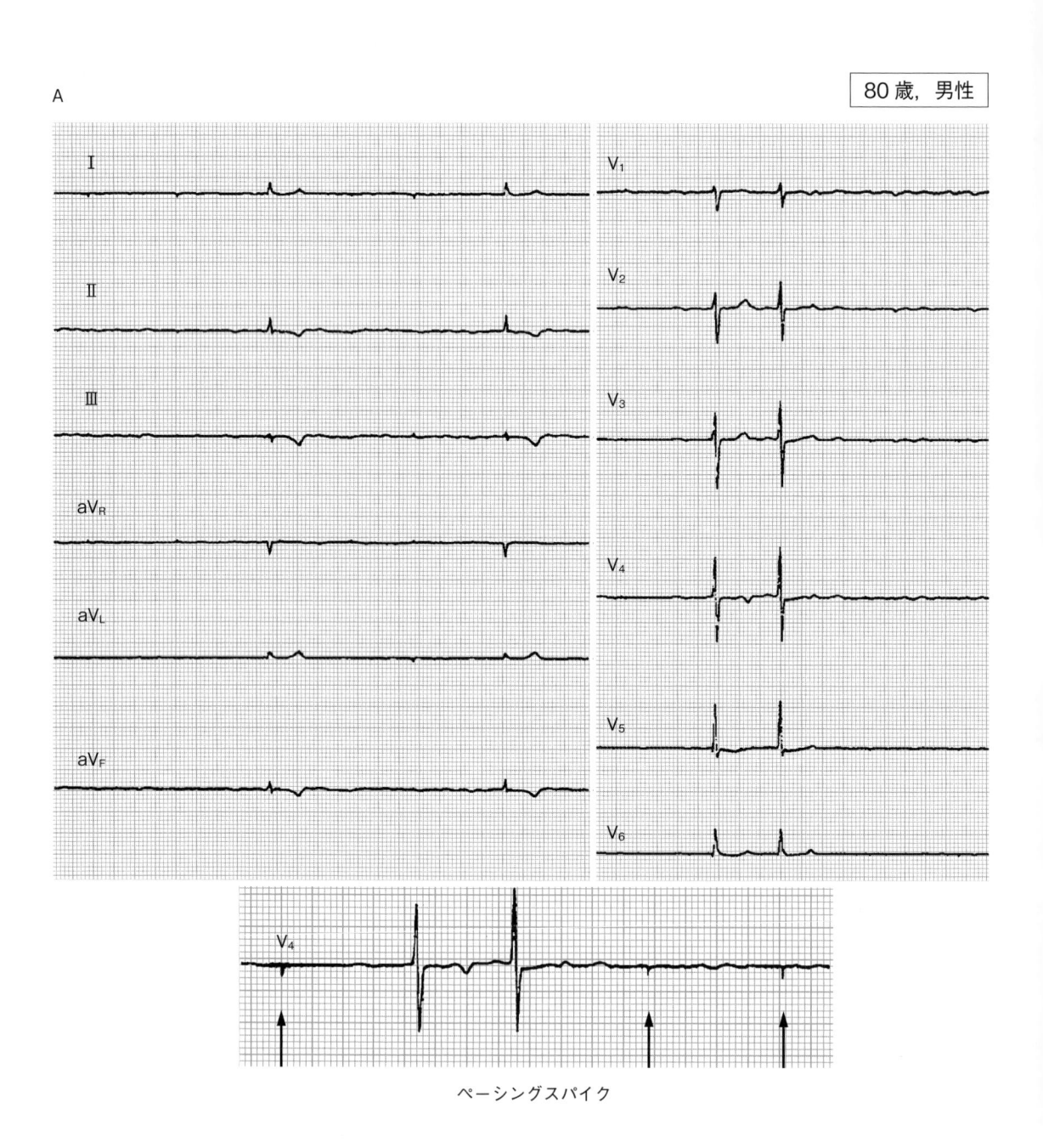

117　ペーシング不全

A　　　　　　　　　　　　　　　　　　　　　　　　　　　80歳，男性

I　II　III　aV_R　aV_L　aV_F　V_1　V_2　V_3　V_4　V_5　V_6

V_4

ペーシングスパイク

B

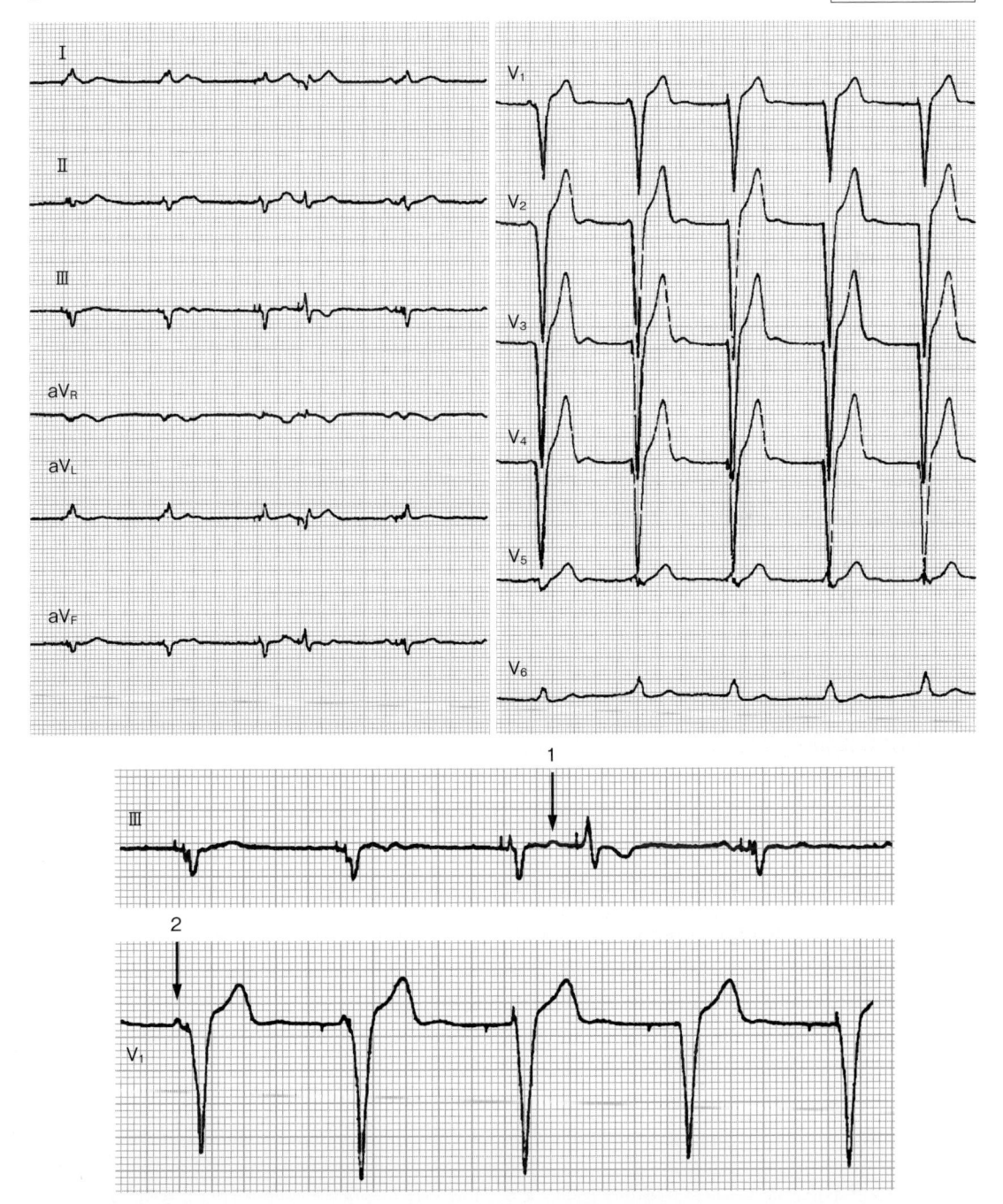

84歳, 女性

I

II

III

aV_R

aV_L

aV_F

V_1

V_2

V_3

V_4

V_5

V_6

1

III

2

V_1

117. ペーシング不全

> **診断のポイント**
> 1) ペーシングスパイクの後に P 波や QRS 波が追従していない．
> 2) 徐脈となる場合が多い．

▶ 本例の診断

A：心房細動調律でペーシングスパイクが定期的に認められるが QRS 波が追従していない．自己の QRS 波（幅の狭い QRS）が脈拍 30 bpm 前後で認められるため，VVI mode のペーシング不全と診断される．

B：ペーシングスパイクが定期的に認められるが P 波が追従しておらず，その後，一定の間隔（AV delay）後にペーシングスパイクが出現し幅の広い QRS 波が追従している．1：自己の心房波が出現し，心室のペーシングスパイクが認められ QRS 波が追従している．他のペーシングによる QRS 波と異なるが，これは，自己心室波とペーシングとの fusion beat と考えられる．2：自己の心房波が認められるが，この刺激が心室に伝導する前に心室ペーシングが入っているため，心室波は心房波に同期していない．洞不全症候群で DDD mode ペースメーカ（PM）の心房側のペーシング不全と診断される．

▶ 鑑別診断

ペーシング不全の場合には PM mode と PM 植込みの適応となった原因疾患で心電図が異なるため，この点の鑑別が必要となる．

1) AAI mode の場合：ペーシングスパイクが認められるが P 波が追従せず，P 波が出現しないため洞停止状態となる．補充調律が認められる場合もあるが，この場合も QRS 波は認められるが P 波は認められない．

2) VVI, VDD mode の場合：ペーシングスパイクが認められるが QRS 波が追従せず，QRS 波が出現しないため心停止状態となる．

3) DDD mode の場合：
   a) 心房側のペーシング不全：ペーシングスパイクが認められるが P 波が追従せず，P 波が出現しないが，心室のペーシングが入り VVI mode でのペーシング状態となる．
   b) 心室側のペーシング不全：
      ①洞不全症候群：高度房室ブロックを伴わない洞不全症候群では AAI mode でのペーシングと同じ状態となり，臨床上問題となることはない．
      ②高度房室ブロック：VVI, VDD mode の時のペーシング不全と同状態となる．

その他，鑑別が必要となるのは心室ペーシング抑制機能による心室ペーシング欠落がある（277 頁参照）．

▶ 臨床指針

ペーシング不全とはペーシング閾値の上昇により，PM 本体から電気的刺激を行っても刺激が心筋に

到達しないか，または，心筋が反応しない状態である．主に PM リードの位置偏位か完全断線，不完全断線，リーク，ショートに起因する．その他には心筋側の原因でリード留置部の梗塞や線維化，脂肪変性によりペーシング閾値が上昇する可能性もある．位置偏位は PM 植込み後，早期に出現し，半年以上に生じることは稀である．リードの断線等はリードが肋鎖靱帯を通り静脈内に挿入された場合（胸郭内穿刺）の肋鎖靱帯部位やリード固定部位に生じやすい．突然閾値が上昇し，ペーシング不全が生じた場合はリードの完全断線，ペーシングとペーシング不全を繰り返す場合には不完全断線，閾値が徐々に上昇してきた場合にはリードのリークやショート，または，心筋側の原因を考える必要がある．

118 センシング不全

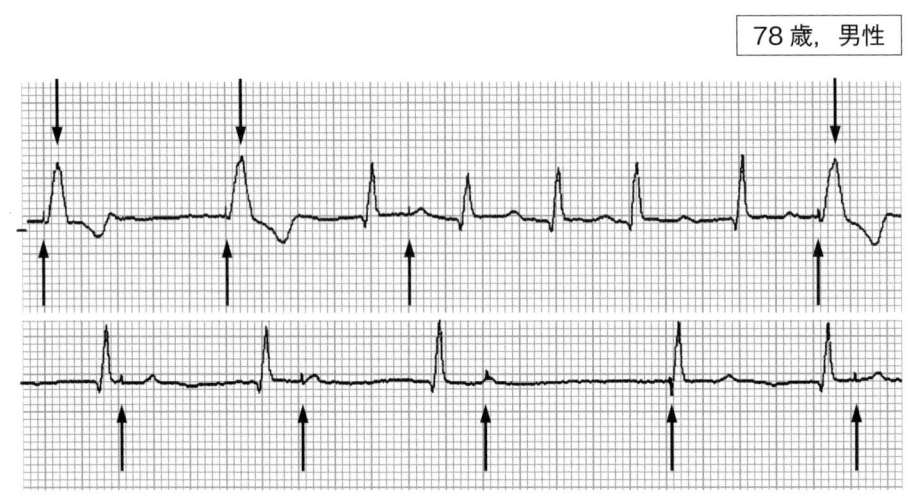

78歳，男性

↓ ペーシングによるQRS波
↑ ペーシングスパイク

診断のポイント

1) オーバーセンシング
   a) 脈拍が低下する．
   b) ペーシングスパイクが予測部位に出現しない．
   c) 植込み型除細動器（ICD）では不適切作動を生じる．
2) アンダーセンシング
   a) 脈拍が上昇する．
   b) ペーシングスパイクが予期しないところに出現する．

▶ 本例の診断

1) オーバーセンス
   a) 外部電磁波干渉により，心室ペーシングが抑制されている．このように波高，周波数に変化が見られないノイズは外部電磁波干渉の可能性が高い．
   b) 筋電図によるノイズ．一過性に波高に高低差のあるノイズは筋電図の可能性が高い．この症例は前屈みで右を向くことで再現性をもって誘発された．
   c) 横隔膜電位によるノイズ．低電位で呼吸性等のある周期を持って誘発される．
   d) 電気風呂によるノイズ．生活環境の中に，予期できない外部電磁波干渉がある．この症例はICDが作動し急遽風呂より出たため，ICD作動は1回だけで回避できた．
2) アンダーセンス
慢性心房細動でVVI modeのペースメーカ（PM）植込み後．
最初の2拍はペーシングスパイクの後にQRS波が追従（wide QRS）している．その後は自己心拍

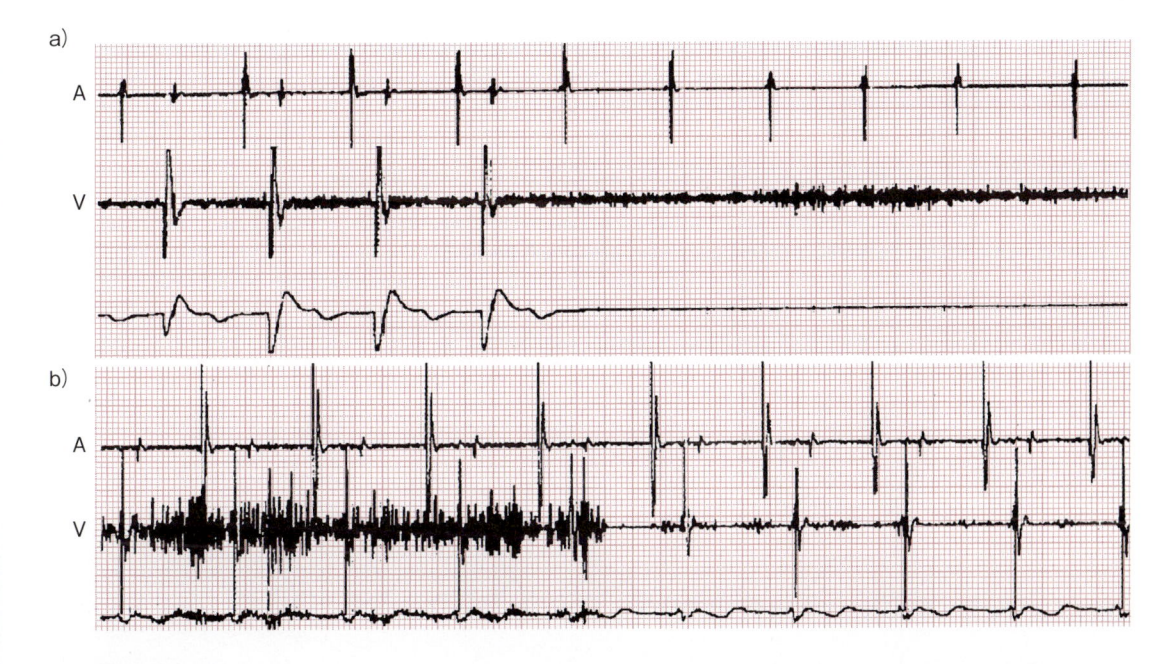

が出現しているがペーシングスパイクも定期的に出現している．PMが自己の心拍を感知していないため，自己波が出現していないと認識してペーシングスパイク（電気刺激）を出す．しかし，心室筋が不応期のため刺激に反応せず，QRS波は追従しない．

▶ 鑑別診断

　PM植込み症例で設定された脈拍より脈拍が低下するのはペーシング不全がオーバーセンシングの場合である．ペーシング不全ではペーシングスパイクが認められるが（282頁参照），オーバーセンシングではペーシングスパイクが認められない．また，自己脈以外で脈拍が上昇するのはアンダーセンスかレートレスポンス（体動等を感知してPMが脈拍を上昇させるアルゴリズム），発作性心房細動抑制（心房ペーシング優先）のアルゴリズムが働いている場合である．アンダーセンスの場合には心房筋や心室筋の不応期にもペーシングスパイクが認められることで鑑別可能である．

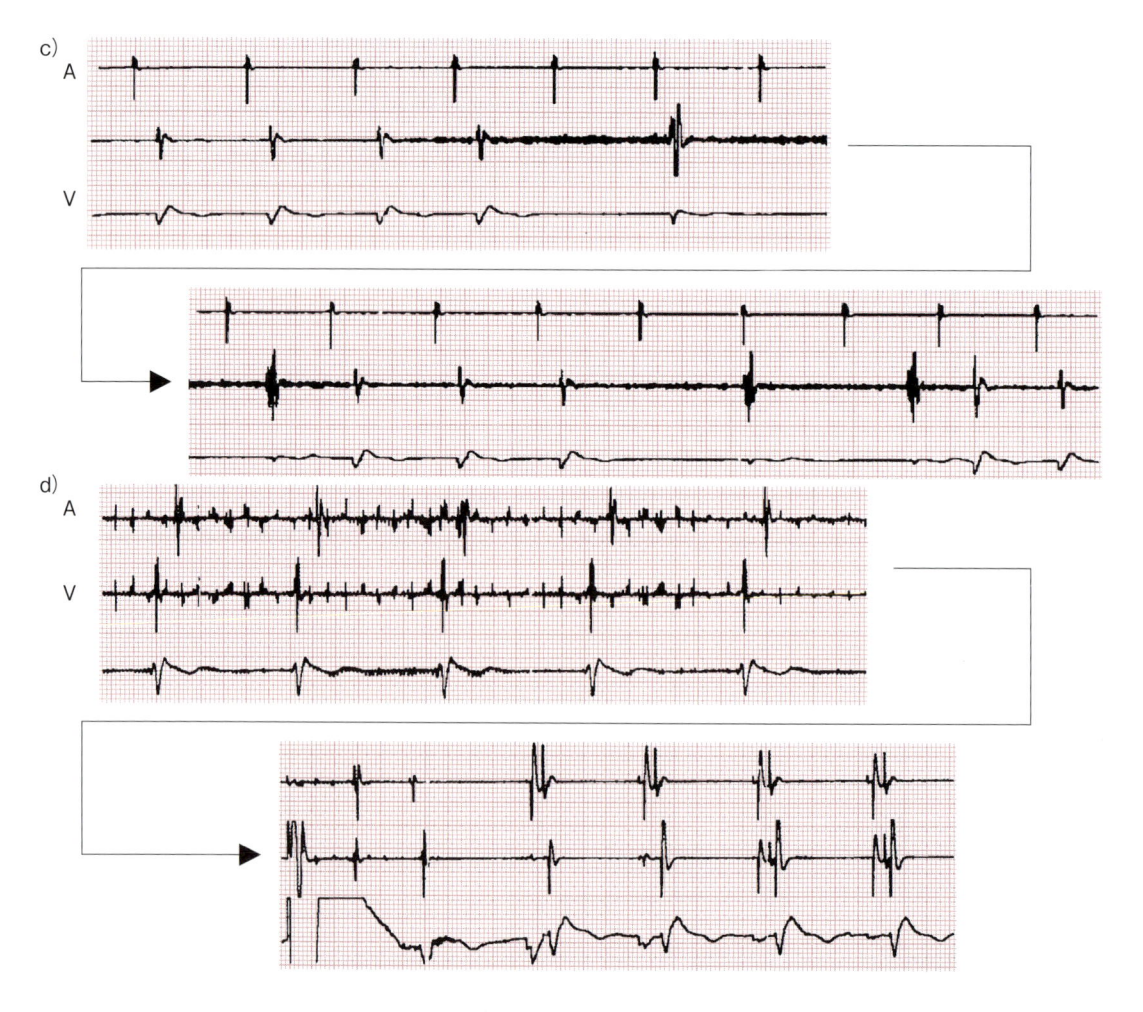

臨床指針

　センシング不全とはペーシング感度の異常により惹起される状態の総称であり，オーバーセンシングとアンダーセンシングに分けられる．オーバーセンシングとは自己の心房や心室波でない電気信号を自己の電気信号として捉えてしまうため，ペーシングが抑制されることである．その結果，ペーシングが行われずに徐脈となる．原因としては外部からの電磁波干渉，筋電図，リードのリークなどによるノイズに総称されるものと，例えば，心室波を心房に留置したリードが心房波として捉えてしまうfar-fieldオーバーセンスなどがある．逆にICDではこれら自己の電気信号でない電気信号を自己波として捉えるため，心室頻拍や細動と認識し，不適切作動を生じることがある．臨床症状としてはPMの場合は一過性の前失神症状等，徐脈に起因する症状，ICDではICD作動がある一定の状況や状態下で再現性を持って誘発される．アンダーセンシングとは自己の心房や心室波を感知できないため，心房や心室の自己波が出現している状態で，定期的にPMに設定されたrateでペーシングを行うことである．このため，脈拍の上昇や心房筋や心室筋の不応期にペーシングスパイクが認められ，さらには，この刺激が催不整脈作用を有し，頻拍発作を惹起する可能性もある．原因としては，リードの異常のほか，心筋側の原因でリード留置部の梗塞や線維化，脂肪変性により感度が低下した可能性もある．

119　電極の付け間違い

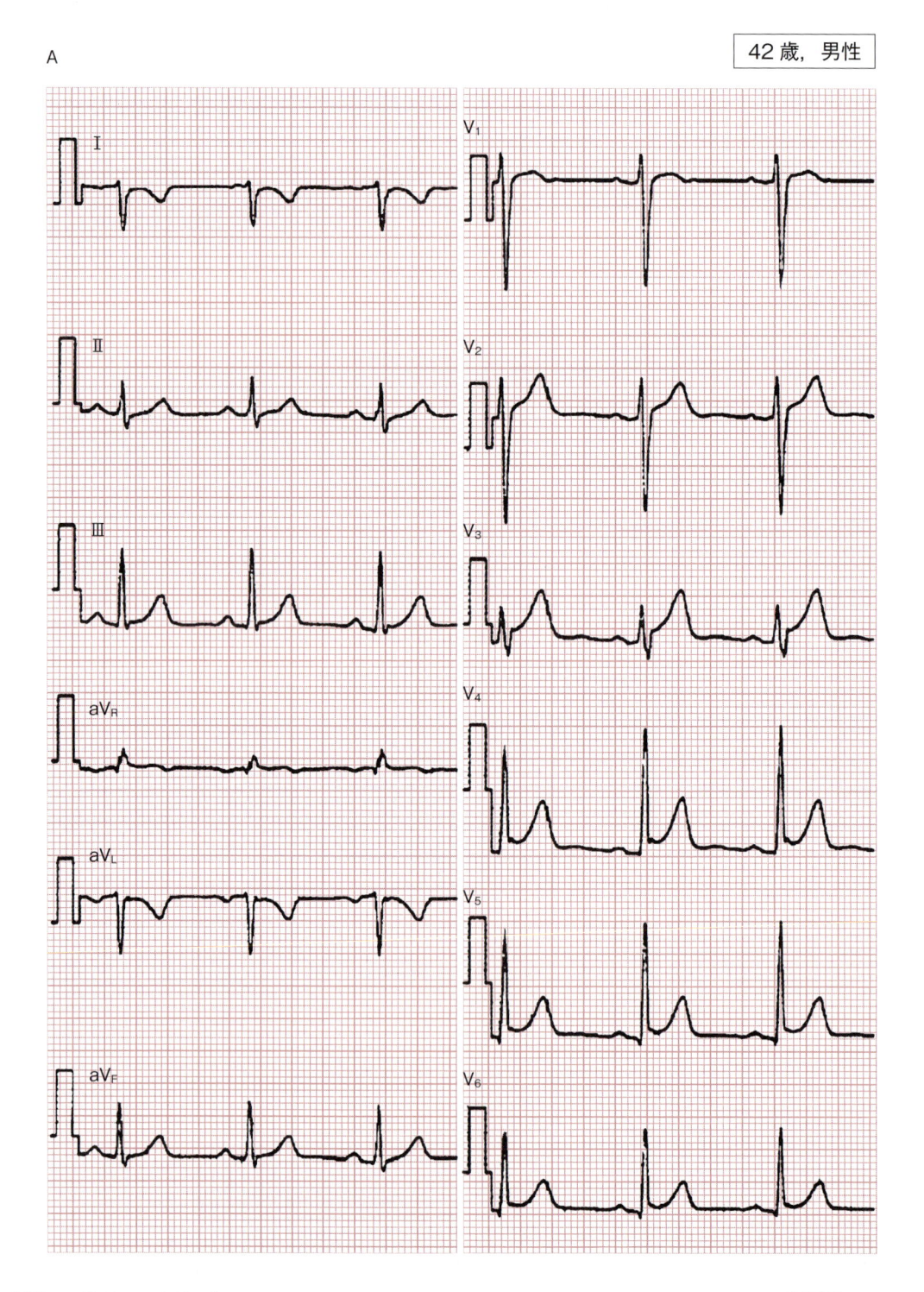

A　　　　　　　　　　　　　　　　　　　　　42歳，男性

B

42歳，男性

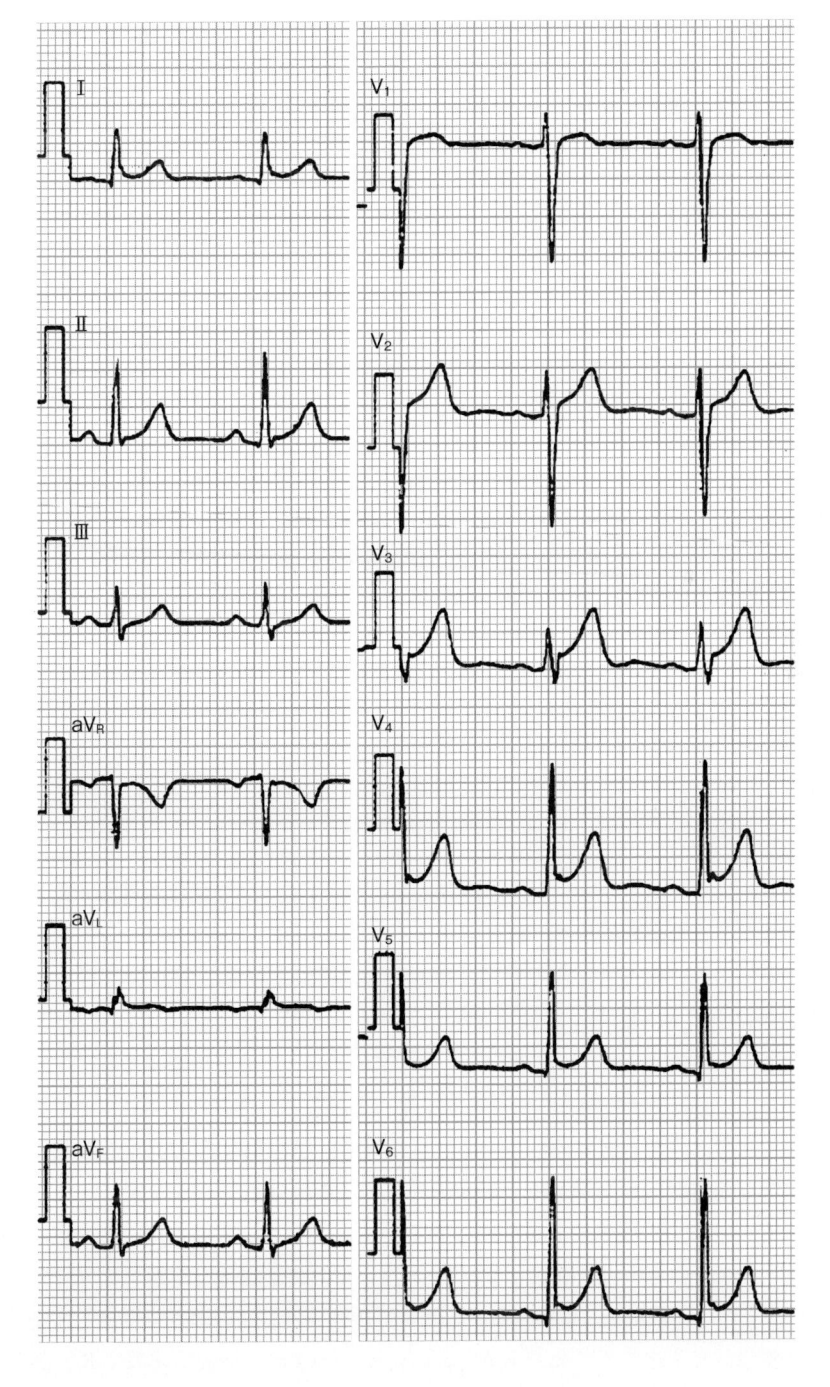

> **診断のポイント**
> 1）左右四肢電極の付け間違い
> a）四肢誘導のⅠ, aV_LのP波, QRS波, T波がすべて陰性である．
> b）胸部誘導ではV_1が最もR波が低く，左室胸部誘導で高電位となる．
> c）Ⅱ誘導とⅢ誘導が逆になる．
> 2）胸部誘導電極の付け間違い：V_1からV_6誘導にかけてのR波高の暫高性，暫減性が失われる．

本例の診断

A：Ⅰ, aV_LのP波, QRS波, T波がすべて陰性であり，胸部誘導ではV_1のR波が低く，V_4, V_5でR波が高電位となる（暫高性，暫減性が保たれている），正常パターンを示しているため，左右上肢の電極付け違いと診断．

B：R波高がV_4と比べV_5で低下，V_6では再上昇している．胸部誘導のV_4とV_5の電極の付け間違いと診断（図Aの胸部誘導が正常）．

鑑別診断

左右上肢の電極付け間違いとの鑑別には鏡像型右胸心が挙げられる．鏡像型右胸心ではⅠ誘導は正常のⅠ誘導を180°回転させた波形となり，Ⅱ，Ⅲ誘導とaV_R, aV_F誘導がそれぞれ入れ替わる形となる．さらに，胸部誘導ではV_1誘導で最もQRS波が大きくV_6に向かうに従い波形が暫減する．左右四肢電極付け違いの場合にはⅠ誘導は鏡像型右胸心と同じになるが，胸部誘導が正常で，四肢誘導と胸部誘導での解離が生じるため鑑別可能である．

臨床指針

下肢電極の左右の付け間違いでは，電流の向きに違いがないため12誘導心電図上大きな変化が認められない．しかし，上肢電極の左右付け間違いではⅠ，Ⅱ，Ⅲ誘導，aV_R, aV_L（aV_Fを除く全ての四肢誘導）誘導では電気の流れが正常と全く反対になる．Ⅰ誘導では正常の180°逆となり，Ⅱ誘導は正常のⅢ誘導，Ⅲ誘導は正常のⅡ誘導，同様にaV_RとaV_Fも入れ替わる（図A，Bの四肢誘導参照．図Aが左右四肢誘導電極の付け間違い）．正常のⅠ，aV_L誘導では，P波を形成する心房電流は右室の右上の上大静脈近傍に存在する洞結節から右心房，左心房へと流れる．電気の流れは，心房の正面像で一番右上から左下方に流れ，右から左に流れるため，Ⅰ誘導では陽性となる．QRS波も左室側で起電力が高い（右室より左室の方が心筋が厚いことに起因）ため，電流は右室から左室に向かうように流れ，QRS波は陽性となる．このⅠ誘導でP波, QRS波がともに陰性を示す場合は心臓が正常心と対称に位置する右胸心か上肢左右の電極付け間違いしかない．正常の胸部誘導心電図ではV_1からV_6にかけてR波は暫増するかまたは，暫増し，暫減する．これは，R波高は心筋の厚さに関連し，隣り合った心筋の壁厚の変化は暫時的に変化するためである．このため，隣り合った胸部誘導でR波高が減高と増高

を繰り返すことはない．この場合には胸部誘導電極の付け間違いも考慮する必要がある．なお，右胸心の場合には胸部誘導でR波高がV_1からV_6にかけて漸減するため，四肢誘導では右胸心を示唆するが，胸部誘導が正常な場合は左右四肢誘導電極の付け間違いである．

120 アーチファクト（筋電図）

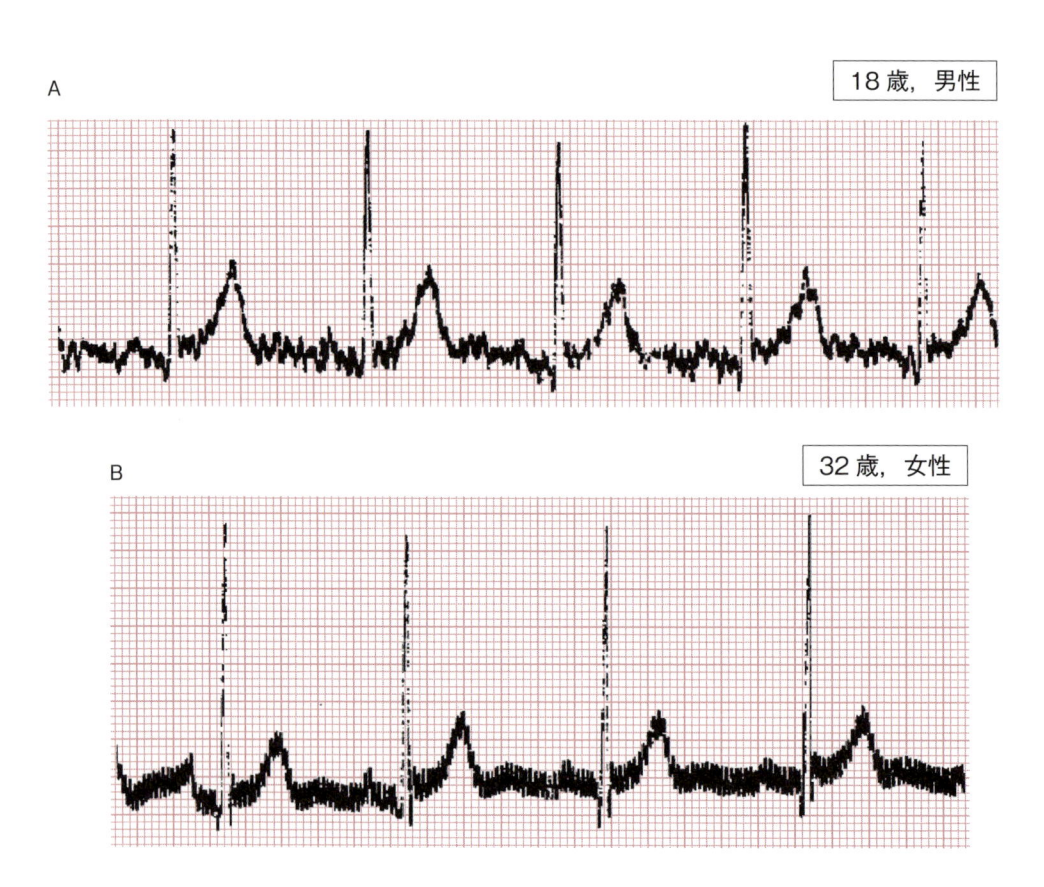

A　　　　　　　　　　　　　　　　　　　　　　　　　　　18歳, 男性

B　　　　　　　　　　　　　　　　　　　　　　　　　　　32歳, 女性

診断のポイント

1) 12誘導心電図すべての誘導で周波数が高く，振幅の低い信号が基線に重複して記録される．
2) この信号は心電図記録中連続して認められる．

▶ 本例の診断

振幅，周期の不規則な信号が基線に重複して認められる（図A）．筋電位が混入した心電図と診断できる．

鑑別診断

　12誘導心電図で記録されるアーチファクトには心電図記録中に筋電位か交流雑音（電磁波干渉等）の混入で認められる．筋電図の場合は振幅，周期の不規則な信号であり，交流雑音は一定振幅，一定周期の信号（図B）が基線に重複して記録されるため，ある程度鑑別が可能である．また，心電計の電極リード線や接続異常では，ある一定の誘導にアーチファクトが混入するため鑑別できる．

臨床指針

　心電図の信号は，
　1）心電図は電気の流れ（電流）の記録である．
　2）電流は1つの周波数ではなく，色々な周波数の集まりである．
　3）心電図でP波は心房，QRSは心室の脱分極，T波は心室の再分極を表している．
　4）P波，QRS波，T波は固有の周波数帯を有している．
　5）P波：30〜80 Hz，R波：15〜30 Hz，T波：10 Hz以下の帯域に主要な波高値を持つ．
　を基本として記録される．
　心電計の筋電位除去にあたり，
　1）筋電位が混入した体表面心電図をサンプリングし，FFT（高速フーリエ転換法）で周波数解析を行った結果，体表面心電図上の筋電位のピークは90Hzをピークに分布していることが判明．
　2）まず75 Hz以上をカットするフィルターで試験を行うが筋電位がかなり残る．
　3）35 Hz以上をカットするフィルターで試験を行い，良好な結果を得た（P，QRS，T波はそれ以下の周波数帯に存在）．
　4）状況によっては35 Hzでも除去できない場合も考えられるので，現在の心電計は25 Hz以上をカットするフィルターも装備している．
　12誘導記録中，筋電位の混入が認められた場合，
　1）室内の温度（寒いため震えがないか）
　2）緊張により体に力が入っていないか
　3）ベッドの幅が狭いため，体を縮めていないか
　等を確かめ，それでも，筋電位が除去できない場合にはフィルターの設定周波数を低く（35 Hz以上をカットから25 Hz以上をカットに）して記録を行う必要がある．
　また，交流雑音が懸念された場合には，
　1）装置の確実な接地，アースの確認
　2）被検者が金属や伝導体（他人の体を含む）に触れていないか
　3）周囲に強い電磁波を発生する器機がないか
　4）心電計のハムフィルターの設定が電源周波数と合っているかどうか
　等を確認する．

索　引

■あ
アーチファクト	294
アミオダロン	107
アミロイドーシス	230
アンダーセンス	287

■い
異型狭心症	246, 249
異所性心房頻拍	137
異所性調律異常	40, 41
異常 Q 波	211
異常自動能	137
移動性ペースメーカ	38, 39
1：1 伝導の心房粗動	133
1 度房室ブロック	74
一時的ペースメーカ	109
陰性 U 波	29

■う
右脚ブロック	62, 64, 152
完全―	52, 67
不完全―	13, 54
右胸心	23
右軸偏位	17, 61, 65
右室梗塞	216
右室肥大	48, 49, 51
右側胸部誘導	23
右房負荷	43, 44, 45
植込み型除細動器	231, 234, 240

■お
オーバーセンス	287
横隔膜電位	287

■か
カテーテルアブレーション	101, 105, 176, 240
カルタゲナー症候群	23
下肢電極の左右の付け間違い	292
加算平均心電図	240
解剖学的峡部	129

外部電磁波干渉	287
拡張型心筋症	237, 240
拡張相肥大型心筋症	237
褐色細胞腫	243
完全右脚ブロック	52, 67
完全左脚ブロック	56
完全断線	285
完全房室ブロック	67, 127
冠性 T 波	211
冠攣縮性（異型）狭心症	206
貫壁性梗塞	227
間入性心室期外収縮	103

■き
気管支喘息	45
偽性心室頻拍	124, 176
急性下壁梗塞	215
急性冠症候群	225, 227
ST 上昇型―	227
急性後壁梗塞	222
急性心筋炎	243, 245, 249
急性心筋梗塞	224, 234, 243, 246, 249
急性心膜炎	246, 248
急性前壁中隔梗塞	210
超急性期	208
急性側壁梗塞	220
急性肺塞栓症	49
巨大陰性 T 波	234, 243
虚血性心筋症	237
虚血性心疾患	43
胸郭内穿刺	285
胸部誘導	2
電極の付け間違い	292
右側―	23
鏡像型右胸心	292
筋電位除去	295
筋電図	287

■け
経皮的中隔心筋焼灼術	231
撃発活動	137
血栓塞栓症	43

原発性肺高血圧（症）	45, 48, 49

■こ
交互脈	207
抗不整脈薬	7
後壁梗塞	21
急性―	222
高位―	49
恒久式ペースメーカ	115
高位後壁梗塞	49
高カリウム血症	258
高カルシウム血症	264
高血圧症	43, 47, 234
高度房室ブロック	82
高頻度ペーシング	191

■さ
左脚後枝ブロック	17, 60, 64, 67, 246
左脚前枝ブロック	15, 58, 62, 67
左脚ブロック	47, 156
完全―	56
左軸偏位	15, 59, 63
左室高電位	230, 237
左室肥大	46, 47, 51
左房負荷	42, 43, 45
左右四肢電極の付け間違い	292
左右短絡先天性心疾患	13
左右の手の電極の付け間違い	23
催不整脈作用	289
3 束ブロック	66
3 段脈	105
3 度（完全）房室ブロック	86
Ⅲ群抗不整脈薬	231, 234, 240
三尖弁下大静脈間峡部	129
三尖弁閉鎖不全症	49
三尖弁膜症	45

■し
ショート	285
ショートラン	107
ジギタリス効果	255

至適ペーシングサイト	279	
刺激伝導系	1	
肢誘導	2	
自動頻拍	137	
持続性心室頻拍	152, 156	
軸偏位	3	
失神	69	
若年性T波	13	
徐脈性心房細動	120, 276	
徐脈頻脈症候群	35, 72	
小児	13	
上室性期外収縮	35, 39, 69	
非伝導性—	71	
上室性頻拍	72	
発作性—	33, 37	
心移植	237	
心筋炎	237	
急性—	243, 245, 249	
心筋症	43	
拡張型—	237, 240	
虚血性—	237	
心尖部肥大型—	230, 234, 243	
肥大型—	230, 234	
頻脈誘発性—	147	
不整脈源性右室—	239	
心室期外収縮	101	
間入性—	103	
多源性—	101	
代償性—	103	
単源性—	101	
（特発性）右室流出路起源の—	105	
心室細動	168, 170, 231, 234	
特発性—	25	
心室周期性洞性不整脈	70	
心室中隔欠損症	47, 51	
心室内伝導遅延	237	
心室内変行伝導	99, 122, 132	
心室頻拍	33, 231, 234	
偽性—	124, 176	
持続性—	152, 156	
スロー—	164	
多形性—	109, 160, 166	
特発性—	240	
2方向性—	162	
非持続性—	148	

心室ペーシング	274, 277	
抑制機能	280	
心室補充収縮	90	
心静止	172	
心尖部肥大	47	
心尖部肥大型心筋症	230, 234, 243	
心臓再同期療法	237	
心タンポナーデ	37	
心停止	72, 92, 284	
心内膜下梗塞	227	
心内膜床欠損	63	
心嚢液貯留	31	
心房細動	33, 35, 43, 72, 124, 126, 231, 234	
徐脈性—	120, 276	
頻脈性—	118	
発作性—	116	
心房粗動	33, 35, 72	
1：1伝導の—	133	
2：1伝導の—	130	
通常型—	128	
非通常型—	135	
心房中隔欠損（症）	45, 49, 55, 63, 65, 250	
心房頻拍	142, 147	
異所性—	137	
多源性—	139	
心房ペーシング	270, 277	

■す

ストレイン型ST-T	230	
スロー心室頻拍	164	
水平位心	15	
垂直位心	17	

■せ

センシング不全	286	
正常亜型	11	
正常洞調律	11, 41	
生理的右室優位	13	
先天性QT延長症候群	187	

■そ

早期再分極	24, 207, 246, 249	
僧帽性P	42, 43	
僧帽弁狭窄症	43, 49	
僧帽弁閉鎖不全症	43, 47	

促進性心室固有調律	164	

■た

たこつぼ型心筋症	234, 243	
多形性心室頻拍	109, 160, 166	
多源性心室期外収縮	101	
多源性心房期外収縮	94	
多源性心房頻拍	139	
対側性変化	207	
胎児	13	
代償性過収縮	243	
代償性心室期外収縮	103	
大動脈縮窄症	47	
大動脈弁狭窄症	47	
大動脈弁疾患	43	
大動脈弁閉鎖不全症	47	
第3肋間心電図	193	
単源性心室期外収縮	101	
単源性心房期外収縮	94	

■ち・つ

陳旧性下壁梗塞	218	
陳旧性前壁中隔梗塞	212	
通常型心房粗動	128	

■て

テント状T波	209	
デスモソーム	239	
デルタ波	176	
低カリウム血症	261	
低カルシウム血症	267	
低体温	201	
低電位差	31, 246, 249	
滴状心	17	
電気軸	3	
電気的交互脈	249	
電極の付け間違い	290	
下肢左右の—	292	
胸部誘導—	292	
左右の手の—	23	
左右四肢—	292	
電磁波干渉	295	
外部—	287	

■と

トルサード・ド・ポアンツ	109, 166	
時計方向回転	19	

索　引　297

等頻度性房室解離	88	非 Q 波心筋梗塞	226	房室ブロック	67, 215
洞機能不全	41	非 ST 上昇型急性心筋梗塞	227	1 度―	74
洞機能不全症候群	68, 70, 72	非持続性心室頻拍	148	2：1 型―	80
洞結節回復時間	73	非通常型心房粗動	135	3 度（完全）―	86
洞性徐脈	34, 35, 72	非伝導性上室性期外収縮	71	完全―	67, 127
洞性頻脈	13, 32, 33	非伝導性の心房期外収縮	97	高度―	82
洞性不整脈	36, 37	非特異的 ST-T 変化	27	発作性―	84
心室周期性―	70	微小血管狭心症	27	Mobitz II 型―	78
洞調律	11	頻脈性心房細動	118	Wenckebach 型―	76
洞停止	68, 72, 284	頻脈誘発性心筋症	147	発作性上室性頻拍	33, 37
洞不全症候群	35			発作性心房細動（Paf）	116
洞房伝導時間	73	■ふ		抑制のアルゴリズム	280
洞房ブロック	35, 70, 72	不応期	97	発作性房室ブロック	84
動脈管開存症	47, 51	不完全右脚ブロック	13, 54		
（特発性）右室流出路起源の		不完全断線	285	■ま・よ	
心室期外収縮	105	不整脈		慢性閉塞性肺疾患	45
特発性心室細動	25	種類	7	幼児	13
特発性心室頻拍	240	診断法	5		
		成立機序	6	■り	
■に		治療法	7	リアノジン受容体	239
2：1 型房室ブロック	80	分類	5	リーク	285
2：1 伝導の心房粗動	130	不整脈源性右室心筋症	239	両室肥大	50, 51
2 次性 QT 延長症候群	191	不適切作動	289	両房負荷	237
2 次性肺高血圧症	49	深い陰性 T 波	191		
2 束ブロック	62, 64, 67	副収縮	111	■れ・ろ	
2 段脈	105	副伝導路	176	連合弁膜症	51
2 方向性心室頻拍	162			労作性狭心症	202
		■へ			
■は		ベラパミル	137	■A	
肺感染症	45	ペーシング不全	282	AAI ペースメーカ	270
肺癌	45	ペースメーカ	69, 73	AAI mode	272
肺気腫	49	移動	39	abnormal automaticity	137
肺高血圧症	51	移動性―	38, 39	acute coronary syndrome	227
原発性―	45, 49	一時的―	109	alternans	207
2 次性―	49	恒久式―	115		
肺静脈還流異常	49	AAI―	270	■B	
肺性 P	44, 45	DDD―	277	Bachmann bundle pacing	273
肺線維症	45	閉塞型肥大型心筋症	230	Bazett の式	11
肺塞栓症	45			Brody 効果	31
急性―	49	■ほ		Brugada 症候群	193, 240
肺動脈狭窄症	45	補充調律	41, 71	Brugada 心電図タイプ分類	198
肺動脈弁閉鎖不全症	49	房室回帰性頻拍	142, 145, 147		
反時計方向回転	21, 223	房室結節回帰性頻拍		■C	
			41, 142, 145, 147	cardiac memory	204
■ひ		房室結節性調律	35	conus pattern	55
肥大型心筋症	230, 234	房室接合部期外収縮	113	coronary T wave	210
拡張相―	237	房室接合部調律	115	coved	193
閉塞型―	230				

■D
DDD ペースメーカ	277
dextrocardia	23

■E
ε 波	240
early repolarization	207
Eisenmenger 症候群	49

■F
F 波	128
Fallot 四徴症	45, 252
fusion beat	284

■H・I
His 束心電図	67
hyperacute T wave change	209
ICD	289

■J
J 波	201
James 束	185
juvenile T wave pattern	213

■K
K チャネル遮断作用	129
Kartagener 症候群	23
Kent 束	176

■L
Lenegre 病	57, 63
Lev 病	57, 63
LGL 症候群	185
longRP′	147
LQT1	188
LQT2	188
LQT3	188

■M
microvascular angina	27
Mobitz Ⅱ型房室ブロック	78
Morris' index	43
multisite pacing	273

■N・O
Na チャネル遮断作薬	129
Osborn 波	201
overlap 症候群	240

■P
PM リードの位置偏位	285
poor r progression	19, 213
post-tachycardia T wave change	204

■Q
QS パターン	211
QT 延長症候群	109

■R
R 波増高不良	19
R on T	109, 191
reciprocal change	207

■S
saddle back	193
ST 上昇型急性冠症候群	227

■T
T 波の平低化	27
Ta 波	204
torsades de pointes	109, 166
triggered activity	137
TU complex	29

■V
VDD mode	276
VVI ペーシング	274

■W
warming up	147
Wenckebach 型房室ブロック	76
WPW 症候群	49, 124, 142, 145, 176, 179, 182

| 心電図チェックリスト 120 ⓒ			

発　行	2010 年 4 月 1 日　　初版 1 刷
編著者	池田隆徳
発行者	株式会社　中外医学社
	代表取締役　青木　滋

〒162-0805　東京都新宿区矢来町62
電　話　03-3268-2701（代）
振替口座　00190-1-98814 番

印刷・製本／横山印刷（株）　　　　　　〈HI・KK〉
ISBN 978-4-498-03772-4　　　　　　printed in Japan

JCOPY　＜（社）出版者著作権管理機構　委託出版物＞

本書の無断複写は著作権法上での例外を除き禁じられています．複写される場合は，そのつど事前に，（社）出版者著作権管理機構（電話 03-3513-6969, FAX 03-3513-6979, e-mail: info@jcopy.or.jp）の許諾を得てください．